互联网+乡村医生培训教材

总主编　何清湖　宋春生

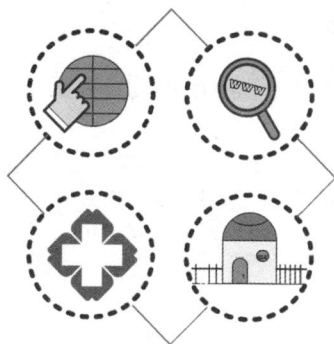

中医名方名药

（供乡村医生、全科医生等基层医护人员用）

主编　李鑫辉

全国百佳图书出版单位
中国中医药出版社
·北 京·

图书在版编目（CIP）数据

中医名方名药 / 李鑫辉主编 . —北京：中国
中医药出版社，2021.9
互联网＋乡村医生培训教材
ISBN 978-7-5132-6620-8

Ⅰ.①中… Ⅱ.①李… Ⅲ.①验方—汇编—职业培
训—教材 Ⅳ.① R289.5

中国版本图书馆 CIP 数据核字（2020）第 268340 号

中国中医药出版社出版

北京经济技术开发区科创十三街 31 号院二区 8 号楼
邮政编码 100176
传真 010-64405721
河北省武强县画业有限责任公司印刷
各地新华书店经销

开本 787×1092 1/16 印张 23 字数 456 千字
2021 年 9 月第 1 版 2021 年 9 月第 1 次印刷
书号 ISBN 978-7-5132-6620-8

定价 86.00 元
网址 www.cptcm.com

服 务 热 线 010-64405720
购 书 热 线 010-89535836
维 权 打 假 010-64405753

微信服务号 zgzyycbs
微商城网址 https://kdt.im/LIdUGr
官 方 微 博 http://e.weibo.com/cptcm
天猫旗舰店网址 https://zgzyycbs.tmall.com

如有印装质量问题请与本社出版部联系（010-64405510）
版权专有 侵权必究

《中医名方名药》编委会

主　编　李鑫辉（湖南中医药大学）

副主编　（以姓氏笔画为序）
李小茜（上海中医药大学）　　林兴栋（广州中医药大学）
岳冬辉（长春中医药大学）　　周燕萍（湖北中医药大学）
鲁玉辉（福建中医药大学）

编　委　（以姓氏笔画为序）
马凤丽（云南中医药大学）　　马金玲（长春中医药大学）
王春燕（山东中医药大学）　　龙　玲（湖南中医药大学）
朱为坤（福建中医药大学）　　向忠军（长沙医学院）
李彩云（湖南中医药大学）　　杨　琼（湖北中医药大学）
肖群益（井冈山大学）　　　　吴筱枫（贵州中医药大学）
张晓艳（河南中医药大学）　　郑旭锐（陕西中医药大学）
董　桦（天津中医药大学）

前　言

习近平总书记指出："没有全民健康，就没有全面小康。"2020年10月，中国共产党第十九届中央委员会第五次全体会议审议通过了《中共中央关于制定国民经济和社会发展第十四个五年规划和二〇三五年远景目标的建议》，其中明确指出："坚持把解决好'三农'问题作为全党工作重中之重，走中国特色社会主义乡村振兴道路，全面实施乡村振兴战略。"

随着社会主义新农村建设的不断推进、医药卫生体制改革的日益深化和农村疾病流行模式的逐步改变，农村居民对乡村医生的整体素质寄予了新的期待，农村卫生工作对乡村医生提出了更高要求。乡村医生是我国医疗卫生服务队伍的重要组成部分，是最贴近亿万农村居民的健康"守护人"，是发展农村医疗卫生事业、保障农村居民健康的重要力量。长期以来，受多种历史条件影响，我国乡村医生业务素养整体不高，乡村医疗服务水平比较低下，与乡村经济蓬勃发展、农村居民医疗卫生服务需求日益增长的速度不相适应。因此，全面加强乡村医生队伍建设，提升乡村医疗服务水平，构建和谐稳固的基层医疗服务体系，是新时代发展对乡村医疗服务提出的新要求，是达到全面实施乡村振兴战略目标的重要内容。

立足国情，紧扣需求，尊重规律，制定实施全面建成小康社会阶段的乡村医生教育规划，强化素质能力培养培训，加快乡村医生队伍向执业（助理）医师转化，提高整体服务水平，逐步缩小城乡基层卫生服务水平的差距，已经成为当前和今后一段时期深化医改、加强农村卫生工作、推进新农村建设、保障和改善民生的一项重要而紧迫的任务。

为全面落实党中央重要决策部署，中国中医药出版社和湖南中医药大学共同策划了《互联网＋乡村医生培训教材》的编写出版工作。旨在通过编写规范化教材，以互联网＋网络远程教学、面授讲座和临床辅导教学相结合等方式，提升乡村医生专业理论水平和临床操作技能，以满足新时代基层人民的健康需求。

为了编写好本套教材，我们前期做了广泛的调研，充分了解了基层乡村医生的切实需求，在此基础上科学设置了本套教材内容体系和分册章目。本套教材共设置了《中医基本理论》《经方临床应用》《中医经典名句》《中医适宜技术》《名医医案导读》《中医名方名药》《中草药辨识与应用》《健康教育中医基本内容》《初级卫生保健》《西医诊疗技能》《常见疾病防治》《危急重症处理》12本分册，编写过程中注重突出以下"五性"特色。

1. 科学性。力求编写内容符合客观实际，概念、定义、论点正确，论据充分，实践技能操作以卫生部门标准或规范、行业标准、各学会规范指南等为依据，保证内容科学性。

2. 实用性。《互联网＋乡村医生培训教材》主要是针对在职的乡村医生，在教材编写的基本要求和框架下，以实际需求为导向，充分考虑基层医疗"简、便、廉、验"的客观要求，根据乡村医生的切实需求设置教材章目，注重技能水平的提高和规范化。

3. 先进性。医学是一门不断更新的学科，在本套教材的编写过程中尽可能纳入最新的诊疗理念和技术方法，避免理论与实践脱节。

4. 系统性。在明确培训的主要对象是在职乡村医生的基础上，有针对性地设置了培训章节和条目，内容强调六位一体（预防、医疗、康复、保健、计划生育、宣传教育），并充分考虑到学科的知识结构和学员认知结构，注意各章节之间的衔接性、连贯性及渗透性。

5. 启发性。医者意也，要启发悟性，引导乡村医生在培训教育和工作实践中不断发现问题、解决问题，从而在工作中不断提高自己的医疗实践能力。

另外，本套教材在整体展现形式上也有较大创新：以纸质教材为主体，辅以多元化的数字资源，如视频、音频、图片、PPT 等，涵盖理论阐述、临床操作等内容，充分体现互联网＋思维。

为了尽可能高标准地编写好全国首套基层医生规范化培训教材，我们公开在全国进行了各分册编写人员的遴选，参编人员主要来自全国各大高校和三级甲等医院中学验俱丰的医学专家、学者。全体编写人员肩负使命与责任，前后历时两年余，反复打磨，在完成教材基本内容的基础上，又完善了教学大纲和训练题库，并丰富了数字教学资源，力求编写出一套以在职乡村医生为主要对象、线上线下相融合的基层医生继续教育精品教材，填补乡村医生规范化培训教材的空白。

习近平总书记指出：当今世界正经历百年未有之大变局，我国正处于实现中华民族伟大复兴的关键时期。当前，我国医疗卫生事业发展迎来历史机遇期，进一步转变医学目的，实现我国医疗卫生工作重心下移、战略目标前移，需要全体医务工作者的共同努力。我们真诚希望本套教材的出版和使用，能够为我国乡村医生系统规范化培训提供教材蓝本，为全面提升乡村医疗卫生水平提供助力。

由于我们是首次系统编写乡村医生培训教材，加之融合互联网技术的应用，没有太多经验可以借鉴，本套教材的内容和形式尚有不足之处，希望广大读者能不吝指出，以便我们及时修订和完善，不断提高教材质量。也真诚希望广大乡村医生能够有所收获，在充满希望的美丽乡村建设中，更加有所作为！

何清湖　宋春生
2020 年 11 月孟冬

编写说明

　　中医药学是中华民族优秀文化的重要组成部分，是国之精髓，国之瑰宝！中医名方名药蕴含医学之精华，是历代医家经验智慧的结晶，是培养中医思维的源泉。王冰说："将升岱岳，非径奚为，欲诣扶桑，无舟莫适。"历代医家之名方名药就是"径"，就是"舟"，是解决中医问题的法门，入门中医学领域，须掌握名方名药。凡成一代大家者，必是熟读经典、领悟名方名药，以知其源、溯其流，而终有所成就。本教材对历代名方名药与临床应用进行系统挖掘和整理，其内容对广大乡村医生继承和发扬中医药学，造福广大患者具有重要的现实意义。

　　本教材编写以中医名方名药为核心，以全国高等中医药教育中医学专业教学大纲和执业中医师考试大纲为依据，以全国中医药行业高等教育"十三五"规划教材为蓝本，汲取名医名家临床应用之精华，并吸收近年来相继出版的各种临床书籍的合理创新之处进行编写。根据"互联网＋乡村医生培训教材"的特征，本教材以"更新观念、科学总结、尊重规律、完善体系、创新发展"为总体要求，以"理论联系实际，重点突出，内容精炼，通俗易懂，简洁明了"为导向，按照循序渐进、由浅入深的原则组织编写内容。本教材既充分体现中医方药体系的系统、完整，原汁原味，又反映名方名药指导现代临床应用的作用；既加强了乡村医生的感性认识，又提高了教材的实用性。该教材方便教师课堂发挥，方便乡村医生学习掌握。

　　本教材分为上、中、下三篇。上篇为总论，重点介绍药性理论、中药的应用、治法与方剂、组方原则与变化、方剂的剂型与煎服法、中成药的常用剂型、中成药的应用等名方名药的基本理论与基础知识。中篇为方剂类，依据依法统方的原则，按功用将名方分为解表剂、泻下剂、和解剂、清热剂、温里剂、补益剂、固涩剂、安神剂、开窍剂、理气剂、理血剂、治风剂、治燥剂、祛湿剂、祛痰剂、消食及驱虫剂、治痈疡剂等。每章节简述本章方剂的基本概念、适应范围、立法依据、分类及注意事项。每方列出方剂的出处、组成、用法、功效、主治、歌诀、方解、临床应用及医案精选等内容。下篇中成药类，按照中成药的功能，分为解表中成药，清热解毒中成药，泻火中成药，祛暑中成药，泻下中成药，清脏腑热中成药，温里（胃肠）中成药，化痰、止咳、平喘中成药，补益（扶正）中成药，安神及开窍中成药，活血祛瘀中成药，理气、消食导滞中成药，治风中成药，祛湿中成药及其他类中成药（妇、外、五官）等十五章。每种中成药列出药物组成、功效、主治、剂型规格、用法用量及注意事项。

本教材内容紧扣名方名药，提纲挈领，纵横明晰，内容丰富，理法方药完备，在文字方面力求简捷明晰，内容通俗精确，临床实用性强。同时本教材配有数字化内容，补充了每部分内容的数字资源，包括大量文献、病案、图片、音频及视频等，使教材更加丰富多样，方便学习。

本教材第一章、第十章、第二十九章由李鑫辉编写；第二章、第十二章、第二十七章由鲁玉辉编写；第三章、第四章、第十三章第一节和第二节、第二十八章由林兴栋编写；第五章、第十五章、第三十五章由周燕萍编写；第六章、第二十三章、第三十七章由岳冬辉编写；第七章、第二十四章、第三十八章由李小茜编写；第八章、第二十五章由龙玲编写；第九章、第三十章由李彩云编写；第十一章第一节至第三节、第五节和第六节，以及第三十一章由马凤丽编写；第十一章第四节、第二十六章由吴筱枫编写；第十三章第三节至六节及第十六章、第三十四章由马金玲编写；第十四章、第三十六章由张晓艳编写；第十七章、第三十二章第一节和第二节由王春燕编写；第十八章、第三十二章第三节由朱为坤编写；第十九章、第三十二章第四节由杨琼编写；第二十章、第三十三章第一节和第二节由肖群益编写；第二十一章第一节和第二节、第三十九章前7个中成药由向忠军编写；第二十一章第三至第六节、第三十九章后10个中成药由郑旭锐编写；第二十二章、第三十三章第三节和第四节由董桦编写。统稿由李鑫辉、鲁玉辉、林兴栋、周燕萍、岳冬辉、李小茜负责，李彩云做了相关整理工作。

在本教材编写过程中，虽然所有编写人员均发挥了严谨的治学作风，并付出了最大的努力，但由于时间紧、任务重，书中如存在不妥之处，恳请广大读者提出宝贵意见，以便再版时修订完善。

《中医名方名药》编委会
2021年4月

目 录

第三十三章 补益（扶正）中成药

第三十九章　其他类中成药（妇、外、五官）

上 篇

总 论

第一章　药性理论

扫一扫，查阅本章数字资源，含PPT、音视频、图片等

第一节　四气与五味

一、四气

四气指药物的寒、热、温、凉四种特性，又称四性。寒凉和温热是两种对立的药性，而寒与凉、热与温之间只是程度的不同。一般寒凉药多具清热、解毒、泻火、凉血、滋阴等作用，主治各种热证。温热药多具温中、散寒、助阳、补火等作用，主治各种寒证。

二、五味

五味指药物有酸、苦、甘、辛、咸五种不同的药味。《黄帝内经》认为辛散、酸收、甘缓、苦坚、咸软，这是关于五味所代表的药物作用最早的总结和概括。经后世医家不断补充和发展，五味所代表的药物作用及主治病证日臻完善（表1-1）。

表1-1　五味的作用和主治病证

五味	作用	主治病证
辛味	发散解表，行气行血	多用治外感表证及气滞血瘀等病证
甘味	滋补和中，调和药性，缓急止痛	多用治正气虚弱、身体诸痛及调和药性、中毒解救等
酸味	收敛固涩	多用治体虚多汗、肺虚久咳、久泻久痢、遗精滑精、遗尿尿频、月经过多、白带不止等病证
苦味	清泄火热，泄降逆气，通泄大便，燥湿坚阴	用治热证、火证、气逆喘咳、呕吐呃逆、大便秘结、湿热蕴结、寒湿滞留等病证

五味	作用	主治病证
咸味	泻下通便，软坚散结	多用治大便燥结、瘰疬瘿瘤、癥瘕痞块，治肾虚证、热入营血的病证

第二节 归经与毒性

一、归经

归经，即药物作用的定位，就是把药物作用与人体脏腑经络密切联系起来，以说明药物作用对机体某部分的选择性，从而为临床辨证用药提供依据。

归经是以脏腑、经络理论为基础，以所治具体病证为依据的。经络能沟通人体内外表里，在病变时体表的疾病可以影响到内脏的病变，也可以反映到体表。因此，人体各部分发生病变时所出现的证候，可以通过经络而获得系统的认识。如肺经病变，每见喘、咳等；肝经病变，每见胁痛、抽搐等；心经病变，每见神昏、心悸等。根据药物的疗效，与病机和脏腑、经络密切结合起来，可以说明某药对某些脏腑、经络的病变起着主要作用。如桔梗、杏仁能治胸闷、喘咳，归肺经；全蝎能定抽搐，归肝经；朱砂能安神，归心经等。这说明归经理论是具体指出药效的所在，是从疗效观察中总结出来的。

掌握归经，有助于提高用药的准确性，使临床用药更加合理。首先，指导医生根据疾病表现的病变所属脏腑经络而选择用药。如热证有肺热、肝热等不同，治肺热咳喘，即选归肺经而善清肺热的黄芩、桑白皮等；治肝热或肝火证，即选归肝经而善泻肝火的龙胆草、夏枯草等。其次，指导医生根据脏腑经络病变的传变规律选择用药，还要根据脏腑经络之间的生理关系和疾病传变规律，选择其归经的药与之相配进行治疗。如咳嗽痰喘，治疗时就不能只选用归肺经的药，若为肝火犯肺所致，常以归肺经能清肺化痰的药与归肝经能清热凉肝的药同用，使肝肺两清，咳喘早愈；若兼脾虚者，又当以归肺经的止咳化痰药与归脾经的健脾药同用，使痰消咳喘早愈。

二、毒性

古代常常把毒药看作是一切药物的总称，而把药物的毒性看作是药物的偏性。《药治通义》引张载人语："凡药皆有毒也，非指大毒、小毒谓之毒。"论述了毒药的广义含义，阐明了毒性就是药物的偏性。现代药物毒性的概念一般系指对机体发生化学或物理作用，能损害机体引起功能障碍疾病甚至死亡的物质。

伴随临床用药经验的积累，对毒性研究的深入，中药毒性分级情况各不相同。如《素问·五常政大论》把药物毒性分为"大毒""常毒""小毒""无毒"四类；《神农本草经》分为"有毒""无毒"两类；《证类本草》《本草纲目》将毒性分为"大毒""有毒""小毒""微毒"四类。有毒中药所含毒性成分有生物碱类、毒苷类、毒性蛋白类、萜与内酯类等的不同，作用于人体不同系统或器官组织，而引起不同的症状。如含生物碱且较易发生中毒的植物有曼陀罗、莨菪（又名天仙子）、乌头、附子、钩吻、雪上一枝蒿、马钱子等，中毒的临床表现多与中枢神经系统、自主神经系统的功能紊乱有关。

产生中药中毒的主要原因：①剂量过大，如砒霜、胆矾、斑蝥、蟾酥、马钱子、附子、乌头等毒性较大的药物，用量过大，或时间过长可导致中毒。②误服伪品，如误以华山参、商陆代人参，独角莲代天麻使用。③炮制不当，如使用未经炮制的生附子、生乌头。④制剂服法不当，如乌头、附子中毒，多因煎煮时间太短，或服后受寒、进食生冷。⑤配伍不当，如甘遂与甘草同用，乌头与瓜蒌同用而致中毒。此外，还有药不对证、自行服药、乳母用药及个体差异，也是引起中毒的原因。

第三节　升降浮沉

升降浮沉指药物作用的趋向而言。升是上升，降是下降，浮是发散上行，沉是泻利下行。升浮药上行而向外，有升阳、发表、散寒等作用。凡气温热，味辛甘的药物大多有升浮作用。凡气寒凉，味苦酸的药物，大多有沉降作用，花、叶及质轻的药物大多升浮，种子、果实及质重的药物大多沉降。

药物的升降浮沉作用可受四气五味、质地轻重、炮制方法、配伍应用等多种因素的影响。一般来说，凡味属辛甘，气属温热的药物大都为升浮药，如麻黄、桂枝、黄芪等，分别有发散风寒、升阳举陷等升浮作用；凡味属苦酸咸，气属寒凉的药物大都为沉降药，如大黄、芒硝、山楂等，分别有泻下通便、消积导滞等沉降作用。一般花、叶、枝、皮等质轻的药物大都为升浮药，如紫苏叶、菊花、桂枝、蝉衣等，分别有解表散邪、透发麻疹等升浮作用；凡种子、果实、介壳、矿石等质重的药物大都是沉降药，如葶苈子、枳实、牡蛎、代赭石等，另有降气平喘、消积导滞、潜阳息风等沉降作用。部分药物炮制后升降浮沉会发生变化：酒炒则升，姜炒则散，醋炒收敛，盐炒下行。配伍的不同也可改变药物的升降浮沉作用，如升浮药在一批沉降药中也能随之下降，反之沉降药在一批升浮药中也能随之上升。

升和浮，沉和降，都是相对的。升浮类药能上行向外，分别具有升阳发表、祛风散寒、涌吐、开窍等作用，宜用于病位在上在表或病势下陷类疾病的防治；沉降类药品能下行向内，分别具有泻下、清热、利水渗湿、降逆止呕、止咳平喘作用，宜用于病位在下在里或病势上逆类疾病的防治。有少数药物的作用趋向表现为"双向性"，即既能升浮，又可沉降，如麻黄既能发汗解表，亦可平喘利尿。

复习思考题

1. 中药的四气和五味指什么？
2. 甘味和苦味的功效及主治病证有何区别？
3. 什么是中药的归经？

第二章　中药的应用

扫一扫，查阅本章数字资源，含PPT、音视频、图片等

第一节　配伍与用药禁忌

一、配伍

1. 配伍的含义　将两种或两种以上的中药组合使用，称为中药的配伍；进一步按照临床的需要，并遵循组方的原则组合药物，便是方剂。

2. 配伍的目的　中药配伍的目的有三：一是各种单味中药，用量过大都会有安全隐患，但在常规的用量下，所起作用强度有限，对于病势沉重者，可能药力不济，难以收效。二是单味中药虽然都具有多种功效，但对于复杂多变的病情，往往难以全面兼顾。三是一些狭义的毒药，单味应用时也不安全。

3. 配伍关系　七情的含义　中药的"七情"，是指单行、相须、相使、相恶、相畏、相杀、相反七种配伍用药情况的总称。

（1）单行　单行是用单味药治病，如治疗气虚欲脱的独参汤等。

（2）相须　相须是两药在某方面具有特殊协同作用，一方需求另一方，或相互需求以增强某种治疗效应的配伍关系。

（3）相使　相使指以一药为主，另一药为辅，辅药可增强主药某方面治疗效应的两味药之间的配伍关系。

（4）相畏与相杀　相畏指二药合用，一药的毒害效应被另一药削弱或消除的配伍关系。相杀指二药合用，一药能削弱或消除另一药的毒害效应的配伍关系。

（5）相恶　相恶指两药合用后，一药或两药某方面或某几方面治疗效应削弱（甚至丧失）的配伍关系。

（6）相反　相反是指两药合用后，原有毒害效应增强，或产生新的毒害效应的配伍关系。

二、用药禁忌

中药的用药禁忌见表 2-1。

表 2-1 中药的用药禁忌

分类	含义	内容
配伍禁忌	药物合用后毒性增强或药性减弱，应禁忌、避免配伍	十八反，十九畏
妊娠禁忌	妊娠期间对母体、胎儿产生严重不良影响的药物	毒性强，药性峻猛，行气破血、攻下导滞等药物
证候禁忌	用药与病证不符	多数药物都有证候用药禁忌
饮食禁忌	服药期间禁忌进食的某些食物	妨碍消化吸收，影响药物吸收，导致药物减效增毒的食物

第二节 剂量与用法

一、剂量

中药的剂量是一切药性、药效的基础。剂量不同，不仅疗效会不同，其毒性也会存在差异（表 2-2）。

表 2-2 中药剂量含义及影响用量的主要因素

含义	单位	影响用量的主要因素
为了达到一定的治疗目的，单味药所应用的剂量	重量单位"克"（g）、"毫克"（mg），容量单位"升"（L）、"毫升"（mL）	①药物性质；②药物应用；③患者情况；④气候、季节、地域

注：临床中药学讨论的剂量，又称为用量。在各药用量项下的用量，除特别注明者外，都是指干燥饮片在汤剂中成人一天内的服用量。鲜品入药及药物入丸、散剂时的用量则另加注明。

二、用法

1. 中药汤剂的煎法 中药汤剂的煎法见表 2-3 及表 2-4。

表 2-3 中药汤剂的一般煎煮法

项目	分类
煎药器具	砂锅、砂罐等陶瓷器皿
煎药用水	宜用洁净、无异味和含杂质少的水
加水多少	将饮片适当加压后，液面应高出饮片 2cm
煎前浸泡	多数药物宜用冷水浸泡，一般浸泡 20～30 分钟即可

续表

项目	分类
煎煮火候	宜武火煎至沸腾，改用文火维持 10～15 分钟
及时滤汁	将药煎好，应趁热滤取煎液
绞渣取汁	一般药材加水煎煮后都会吸附一定药液
煎煮次数	为了充分利用药材，避免浪费，一剂药煎煮两次

表 2-4　中药汤剂的特殊煎煮法

项目	内容
先煎	一般来说，动物角（水牛角、鹿角等）、甲（龟甲、鳖甲等）、贝壳（石决明、牡蛎等）类药物和矿物类药物（如石膏、磁石、赭石等），大多需要先煎 30 分钟左右
后下	含挥发性有效成分，久煎易挥发失效的药物（鱼腥草、肉桂、沉香及解表药、化湿药中的大部分药物）；或有效成分不耐煎者（如大黄、番泻叶、麦芽、钩藤等）
包煎	药材有毛状物，对咽喉有刺激性，或药物易漂浮于水面，不便于煎煮者（如辛夷、旋覆花等），或药材呈粉末状及煎煮后容易使煎液混浊者（如海金沙、蒲黄、五灵脂等）
另煎	人参、西洋参、羚羊角等名贵药材
烊化	阿胶、鹿角胶等胶类药材
冲服	芒硝等入水即化的药

2. 中药的服法　中药的服法见表 2-5。

表 2-5　中药的服法

项目	内容
给药途径	口服给药，注射给药，局部给药
中药剂型	传统剂型，中成药
煎煮方法	一般煎煮方法，特殊煎煮方法
服药方法	服药时间，服药冷热，服药多少，药后调服

复习思考题

1. 何谓配伍？中药的七情包括哪些内容？
2. 简述十八反、十九畏的具体内容。
3. 中药配伍中何谓相使？试举例说明。
4. 中药特殊煎服法有哪些？请具体说明。

第三章　治法与方剂

扫一扫，查阅本章数字资源，含PPT、音视频、图片等

第一节　方剂与治法的关系

　　方剂和治法，皆为中医学理、法、方、药体系的重要组成部分。方剂是在治法指导下，按照组方原则配伍成的药物有序组合；治法则是在辨清证候、审明病因病机的基础上所制订的，即"方从法出""法随证立"。只有治法与病证相符，方剂的功用与治法相同，才能使邪去正复，药到病除。如患者症见恶寒发热，头痛身痛，无汗而喘，舌苔薄白，脉浮而紧，辨证其为风寒表证，根据"其在皮者，汗而发之"和"治寒以热"的治疗原则，确立以辛温发汗解表之法治之，遂选择相应的药物组成辛温解表之方（如麻黄汤等），使汗出表解，邪去人安。方剂的功用与治法是一致的，所谓"方即是法"。概而言之，治法是用方或组方的依据，方剂是体现治法的主要手段。方与法二者之间是相互依存、密不可分的。

第二节　八　法

　　《黄帝内经》中有关治法之记载较丰富。如《素问·阴阳应象大论》云："形不足者，温之以气；精不足者，补之以味。其高者，因而越之；其下者，引而竭之；中满者，泻之于内。其有邪者，渍形以为汗。"《素问·至真要大论》云"寒者热之，热者寒之，微者逆之，甚者从之，坚者削之，客者除之，劳者温之，结者散之，留者攻之，燥者濡之，急者缓之，散者收之，损者益之，逸者行之，惊者平之，上之下之，摩之浴之，薄之劫之，开之发之"等，为中医学奠定了治法理论的基础。汉代张仲景在《伤寒杂病论》中总结出若干具体治法，如"可发汗，宜麻黄汤""当和胃气，宜调胃承气汤""急下之，宜大承气汤""当温之，宜四逆辈"等。其后，历代医家在长期的医疗实践中又创制出诸多治法，以适应复杂多变的各种病证。其中具有代表性、概括性的当推清代医家程钟龄《医学心悟》之"八法"。所谓："论病之原，以内伤、外感四字括之。论病之情，则以寒、热、虚、实、表、里、阴、阳八字统之。而论治病之方，则又以汗、和、下、消、吐、清、温、补八法尽之。""八法"归纳、概括了历代医家关于治法的论述。

一、汗法

汗法是通过开泄腠理、调畅营卫、宣发肺气等作用，使在表的六淫之邪随汗而解的一种治法。凡外感表证、疹出不透、疮疡初起，以及水肿、泄泻、咳嗽、疟疾而恶寒发热、头痛身痛等表证，均可用汗法治疗。然病情有寒热，邪气有兼夹，体质有强弱，故汗法又有辛温、辛凉之别。汗法常与补法、下法、消法、温法、清法等合用。

二、吐法

吐法是通过涌吐的方法，使停留在咽喉、胸膈、胃脘的痰涎、宿食，以及毒物等从口中吐出的一种治法。适用于中风痰壅，宿食壅阻胃脘，毒物尚在胃中，痰涎壅盛的癫狂、喉痹，以及干霍乱吐泻不得等，属于病情急迫而又急需吐出之证。因吐法易伤胃气，故体虚气弱、妇人新产、孕妇等应慎用。

三、下法

下法是通过泻下、荡涤、攻逐等作用，使停留在胃肠的宿食、燥屎、冷积、瘀血、结痰、停水等有形积滞从大便而出的一种治法。凡燥屎内结，冷积不化，瘀血内停，宿食不消，结痰停饮，以及虫积等证均可应用。由于积滞有寒热，正气有盛衰，邪气有兼夹，故下法有寒下、温下、润下、逐水、攻补兼施之别，常与汗法、消法、补法、清法、温法等合用。

四、和法

和法是通过和解或调和的方法，使半表半里之邪，或脏腑、阴阳、表里失和之证得以解除的一种治法。和法有狭义和广义之分。狭义和法是指和解少阳，专治邪在半表半里少阳证的治法。金代成无己《伤寒明理论》云："伤寒邪在表者，必渍形以为汗；邪气在里者，必荡涤以为利；其于不内不外，半表半里，既非发汗之所宜，又非吐下之所对，是当和解则可矣。"广义和法是一种既能祛除病邪，又能调整脏腑功能的治法，无明显寒热补泻之偏，性质平和，全面兼顾。戴天章《广温疫论》云："寒热并用之谓和，补泻合剂之谓和，表里双解之谓和，平其亢厉之谓和。"和法的应用范围较广，适用于邪犯少阳、肝脾不调、寒热错杂、气血营卫失和等证。现常用的和法有和解少阳、调和肝脾、疏肝和胃、调和寒热、表里双解等。

五、温法

温法是通过温里祛寒的方法，使在里之寒邪得以消散的一种治法。适用于脏腑的陈寒痼冷，寒饮内停，寒湿不化，以及阳气衰微等。由于寒邪的所在部位不同，寒邪与阳虚的程度不同，温法又有温中散寒、温暖肝肾、回阳救逆之分。此外，尚有温肺化痰、温胃降逆、温肾纳气、温中行气、温经活血、温阳止血、温里解表等，是温法与汗法、消法、补法合用之体现。

六、清法

清法是通过清热、泻火、解毒、凉血等作用，使在里之热邪得以解除的一种治法。适用于里热证、火证、热毒证及虚热证等。由于里热证有热在气分、热入营血、气血俱热，以及热在某一脏腑之分，因而清法中又有清气分热、清营凉血、气血两清、清热解毒、清脏腑热之别。热邪最易伤阴，大热又易耗气，故清热剂中常配伍生津、益气之品，切不可纯用苦寒泻火之法，苦易化燥伤阴，服之热反不退。此即王冰所谓："寒之不寒，是无水也。"根据病情之虚实，邪气之兼夹，清法常与汗法、下法、温法、消法、补法等合用。

七、消法

消法是通过消食导滞、行气活血、化痰利水、驱虫等方法，使气、血、痰、食、水、虫等所结成的有形之邪渐消缓散的一种治法。适用于饮食停滞、气滞血瘀、癥瘕积聚、水湿内停、痰饮不化、疳积虫积等证。消法与下法皆可治疗有形实邪。但下法所治病证，大抵病势急迫，形证俱实，必须急下，且可从下窍出者；消法所治病证，主要是病在脏腑、经络、肌肉之间渐积而成，病势较缓，且多虚实夹杂，尤其是气血积聚而成之癥瘕痞块、痰核瘰疬等，难以迅即消除，必须渐消缓散。消法常与下法、温法、清法、补法等合用。

八、补法

补法是通过补养的方法，以恢复人体正气，治疗各种虚证的一类治法。由于病证有气虚、血虚、阴虚、阳虚及脏腑虚损之分，所以补法有补气、补血、气血双补、补阴、补阳、阴阳并补，以及补心、补肝、补肺、补脾、补肾、滋补肝肾、补脾养心等。补法一般在无外邪时使用，以避免"闭门留寇"之弊，但若正虚感受外邪，如肺虚停饮、脾虚停湿、宿食、气虚留瘀等，补法又可与汗法、消法等配合使用。此外，尚有峻补、缓补、温补、清补，以及"虚则补其母"等法。

复习思考题

1. 简述方剂与治法的关系。
2. 对于八法中的"和法"，试浅述其基本含义。
3. 试列举针对八法运用的具体方。

第四章 组方原则与变化

扫一扫，查阅本章数字资源，含PPT、音视频、图片等

第一节 组方目的

一、增强药效

选药组方的目的，第一是能够增强药物的协同作用，以提高临床疗效，例如黄柏、知母同用，可使滋阴降火的功效显著提高。

二、扩大药效或生产新药

为了适应病情需要，更好地照顾比较复杂的病证，常需要通过组方扩大治疗范围，扩大药效或生产新药。如四君子汤是治疗脾胃气虚的常用方剂，若兼见气滞痰湿者，需加陈皮、半夏以理气燥湿化痰，称六君子汤，通过这种方式将扩大原方的药效。

三、监制药物之烈性或毒性

组方还能够调和偏胜，制约药物的烈性或毒性，以消除或缓和对人体的不利因素，如槟榔和常山配伍后，可以减弱常山的致呕作用。

总之，选药组方要有利于临床治疗需要，使方剂的配伍更加科学，并具有更明确的目的性。

第二节　组方原则

一、组方原则的概念

方剂的组成必须遵循一定的原则。组方是在辨证立法的基础上，针对病因病机，以药物的性味、归经、功用为依据，利用药物之间相辅相成和相反相成等配伍原理，有主次轻重地遣药配伍组合成方，务使方中的药物及其配伍关系与病证的病机丝丝入扣，使药物配伍后的综合效用与所立治法高度统一。

组方原则可概括为"依法选药，主从有序，辅反成制，方证相合"。遣药组方既要重视药物之间的配伍关系，还应重视药物配伍与病证的针对性，做到方中有法、方证相应。

二、组方原则的内容

组方是根据病情的需要，在辨证立法的基础上，选择适宜的药物，规定必要的剂量，按照组方原则配伍而成的。一个方剂的典型结构包括"君、臣、佐、使"四个部分（表4-1）。"君、臣、佐、使"的概念始见于《素问·至真要大论》："主病之谓君，佐君之谓臣，应臣之谓使。"

表4-1　组方原则的内容及其含义

组方原则的内容	含义
君药	针对病因或主证而起主要治疗作用的药物
臣药	指协助君药以加强治疗作用的药物
佐药	①佐助药，指配合君、臣药以加强治疗作用，或用以治疗次要病证的药物。②佐制药，指消除或缓解君、臣药毒性及副作用的药物。③反佐药，指病重邪甚及拒药不受的情况下，与君药药性相反而在治疗中起相成作用的药物
使药	①引经药，具有引导诸药直达病变部位的作用。②调和药，具有调和方中诸药药性的作用

第三节　组方变化

一、组方变化的意义

任何成方都是针对某一特定证候而制订的。由于患者体质、年龄、性别、生活习惯的不同，所处环境、季节、气候的差异，致使临床所见证候千差万别。

因此，临床运用成方时，应针对具体病情，在组方原则的指导下，对所选方剂进行必要的加减化裁，使方药与病证完全吻合，才能达到预期的治疗目的。谨守组方原则，强调成方的变化运用，反映了中医辨证论治中原则性与灵活性的统一。

二、组方变化的形式

方剂的变化应用可以归纳为以下三种形式。

（一）药味的增减

方剂的功效是药物配伍后综合作用的反映，当增加或减去某些药物时，全方的功效也随之发生变化。临床常根据方剂的这种特性，通过增减原方的某些药物，使之更适合现证（即患者的当前病证）的治疗需要，即当原方所治主证与现证大体相同时，减去方中某些与现证不相适宜的药物，或加上某些现证需要而原方中又没有的药物。由于被增减的药物在方中大多处于佐使药的地位，导致原方的功效改变不大，主要是调整原方的兼症或次症等治疗范围，故又称为"随症加减"。

例如，四君子汤主治脾胃气虚证，症见面色㿠白，语声低微，气短乏力，食少便溏，舌淡苔白，脉细弱，该方由人参、白术、茯苓、炙甘草组成，具有益气补脾的功用，若上述症状之外又出现脘闷腹胀，则为脾虚不运，兼有气滞之象，可在四君子汤中加入陈皮以行气消胀，即异功散。

不过，有时药味的增损可引起原方君药或其主要配伍关系的改变，其结果会导致原方功效发生较大变化。例如，将麻黄汤中的桂枝换成石膏，就成为麻黄杏仁甘草石膏汤。前者以麻黄为君药，与桂枝配伍以发汗散寒，治疗风寒表实证；后者以麻黄与石膏君臣相伍，共同发挥宣泄肺热作用，治疗肺热咳喘证。虽然两方仅一药之差，但由于各自的君药及其配伍关系不同，使辛温解表之方变为辛凉解表之剂。在古方变化中，因药味加减导致方内配伍关系的改变，引起原方的功效和主治出现较大变化的情形，往往都是另列方名。所以，在对成方进行增减时，应当很好地把握方中各药的配伍关系。

（二）药量的加减

药量是药物在方中药力大小的重要标识之一。当方剂的组成药物相同，而用量不相同时，会发生药力变化，从而导致配伍关系及君臣佐使发生相应变化，其功用、主治则各有所异。

例如，小承气汤与厚朴三物汤虽均由大黄、厚朴、枳实三药组成，但前者行气以助攻下，病机是因热结而浊气不行；后者是泻下以助行气，病机是因气郁而大便不下（表4-2）。

表4-2 小承气汤与厚朴三物汤比较

方名	组成药物			功用	主治病证
	君	臣	佐		
小承气汤	大黄四两	枳实三枚	厚朴二两	泄热通便	阳明里热结实证的潮热，谵语，大便秘结，胸腹痞满，舌苔老黄，脉沉数
厚朴三物汤	厚朴八两	枳实五枚	大黄四两	行气通便	气滞腹满，大便不通

（三）剂型的变化

方剂的剂型各有特点，同一方剂尽管用药及其用量完全相同，但剂型不同，其作用亦异。但这种差异往往只是药力大小和峻缓的区别，在主治病情上有轻重缓急之分而已。

例如，理中丸与人参汤，两方组成、用量完全相同，前者共为细末，炼蜜为丸如鸡子黄大；后者服汤剂。前者虚寒较轻，病势较缓，取丸以缓治；后者虚寒较重，病势较急，取汤以速（表4-3）。

表4-3 理中丸与人参汤比较

方名	组成药物				主治病证	制剂用法
	人参	干姜	白术	炙甘草		
理中丸	三两	三两	三两	三两	中焦虚寒，脘腹疼痛，自利不渴，或病后喜唾	炼蜜为丸如鸡子黄大，每服一丸
人参汤					中上二焦虚寒，心胸痞闷，气从胁下上逆	水煎，分三次服

从以上三种变化形式可以看出，方剂的药味增减、药量增减、剂型更换，皆会使方中药物的药力发生变化，特别是主药的更易与药量的增减，会改变其君、臣的配伍关系，甚或改变药物性能，其功用和主治则必然发生变化。

复习思考题

1. 简述臣药的含义。
2. 组方变化常有哪几种形式？其目的是什么？
3. 简述佐药的含义并列举具体药物。

扫一扫，查阅本
章数字资源，含
PPT、音视频、
图片等

第五章　方剂的剂型与煎服法

　　药物配伍成方后，还需根据病情的需要、药物的性质，以及给药的途径，将
原料药进行加工，制成适宜的剂型，采用适当的服用方法。正确地使用方剂，不
仅有助于更好地发挥或增强药物的疗效，而且可以有效地避免或降低药物的毒副
作用。

第一节　方剂的剂型

　　剂型，是在方剂组成之后，根据病情需要和药物的不同性能，加工制成一定
形态的制剂形式。方剂的剂型历史悠久，早在《黄帝内经》的13首方剂中，就
已出现汤、丸、散、膏、酒、丹等剂型。经后世医家完善，有锭、线、条、饼、
露、熏洗、坐浴等剂型。随着制药工业的发展，又研制出片剂、冲剂、注射
剂等。

一、液体制剂

　　1. 汤剂　又称煎剂，古称汤液，是将药物饮片加水或酒浸泡后，再煎煮一定
时间，去渣取汁而制成的液体剂型。主要供内服，如麻黄汤等。外用的多作洗
浴、熏蒸及含漱。其优点是吸收快，能迅速发挥药效，尤其是具有其他剂型所无
法比拟的适应"个性化"治疗的优势。汤剂是在临证中最能体现"方之精，变
也"思维模式之常用剂型。其根据病情变化而随证加减，能较全面、灵活地切合
每位患者及其具体病证阶段的特殊性，尤宜于病证复杂或病情不稳定的患者。但
汤剂的制备相对不便，服用口感欠佳，携带贮存受限。

　　2. 酒剂　又称药酒，古称酒醴，是将药物用白酒或黄酒浸泡，或加温隔水炖
煮，去渣取液后供内服或外用。酒有活血通络、易于发散和助长药力的特性，故

常于祛风通络和补益剂中使用。外用酒剂尚可祛风活血、止痛消肿，但酒剂使用时存在个体局限性。

3.酊剂 是以不同浓度的乙醇为溶媒，经过不同的方法，浸出中药的有效成分所得到的液体，多为外用。一般中草药酊剂的浓度为20%，有毒药物浓度则为10%。酊剂具有有效成分高、用量少、作用快、不易腐败等特点。

4.露剂 亦称药露，选取新鲜并含有挥发性成分的药物，用蒸馏法制成具芳香气味的澄明水溶液。一般作为饮料及清凉解暑剂，药露气味清淡，口感适宜。

5.糖浆剂 是将药物煎煮、去渣取汁、浓缩后，加入适量蔗糖溶解制成的浓蔗糖水溶液。糖浆剂具有味甜、量小、服用方便、吸收较快等特点，尤其适于儿童服用。

6.口服液 是将药物用水或其他溶剂提取，经精制而成的内服液体制剂。具有剂量较小、吸收较快、服用方便、口感适宜等优点。

7.注射液 亦称针剂，是将药物经过提取、精制、配制等步骤而制成的灭菌溶液、无菌混悬液，或供配制成液体的无菌粉末，供皮下、肌内、静脉注射的一种制剂。

二、固体剂型

1.散剂 是将药物粉碎，混合均匀，制成粉末状制剂。内服散剂一般是将药物研成细粉，以温开水冲服，量小者亦可直接吞服，如七厘散；亦有制成粗末，以水煎取汁服者，称为煮散，如银翘散。散剂的特点是制作简便、吸收较快、节省药材、便于服用与携带。外用散剂一般用作外敷，掺撒疮面或患病部位；亦有作点眼、吹喉等。

2.丸剂 是将药物研成细粉或使用药材提取物，加适宜的黏合剂所制成的球形固体剂型。丸剂与汤剂相比，吸收较慢，药效持久，节省药材，便于服用与携带。适用于慢性、虚弱性疾病，如六味地黄丸等；但也有些丸剂的药性比较峻猛，多为芳香类药物或毒性较大的药物，不宜作汤剂煎服，如安宫牛黄丸、三物备急丸等。常用的丸剂有蜜丸、水丸、糊丸、浓缩丸等。

（1）蜜丸 是将药物细粉以炼制的蜂蜜为黏合剂所制成的丸剂，分为大蜜丸和小蜜丸两种。蜜丸性质柔润，作用缓和持久，并有补益和矫味作用，常用于治疗慢性病和虚弱性疾病，需要长期服用，如补中益气丸、归脾丸等。

（2）水丸 俗称水泛丸，是将药物细粉用水（冷开水或蒸馏水）或酒、醋、蜜水、药汁等为黏合剂所制成的小丸。水丸较蜜丸的崩解、溶散、吸收、起效等速度均快，易于吞服，适用于多种疾病，如防风通圣丸等。

（3）糊丸 是将药物细粉用米糊、面糊、曲糊等为黏合剂所制成的小丸。糊丸黏合力强，质地坚硬，崩解、溶散迟缓。内服可延长药效，减轻剧毒药的不良反应和对胃肠的刺激，如舟车丸等。

（4）浓缩丸 是将药物或方中部分药物煎汁浓缩成膏，再与其他药物细粉混合干燥、粉碎，用水或蜂蜜或药汁制成丸剂。因其体积小、有效成分高、服用剂量小，可用于治疗多种疾病。

3. 茶剂 是将药物经粉碎加工而制成的粗末状制品，或加入适宜黏合剂制成的方块状制剂。用时以沸水泡汁或煎汁，不定时饮用。大多用于治疗感冒、食积、腹泻等病证。

4. 条剂 亦称药捻，是用桑皮纸蘸药后搓捻成细条，或将桑皮纸捻成细条再粘药粉而成。用时插入疮口或瘘管内，能化腐拔毒、生肌收口，常用的有红升丹药条等。或将艾叶和药研成粗末，用纸裹制成圆条，供灸治使用，也称"艾条"。

5. 线剂 亦称药线，是将丝线或棉线置于药液中浸煮，经干燥制成的外用制剂。用于治疗瘘管、痔疮或赘生物，通过所含药物的轻度腐蚀作用和药线的机械紧扎作用，使其引流通畅或萎缩、脱落。

6. 丹剂 有内服和外用两种。内服丹剂没有固定剂型，有丸剂，也有散剂，每以药品贵重或药效显著而名之曰丹，如至宝丹、活络丹等。外用丹剂亦称丹药，是以某些矿物类药经高温烧炼制成不同结晶形状的制品，常研粉涂撒疮面，治疗疮疡痈疽；亦可制成药条、药线和外用膏剂应用。

7. 锭剂 是将药物研成细粉，加适当的黏合剂所制成规定形状的固体剂型，有纺锤形、圆柱形、条形等，可供外用与内服。内服以研末调服或磨汁服，外用则磨汁涂患处，常用的有紫金锭、万应锭等。

8. 片剂 是将药物细粉或药材提取物与辅料混合压制而成的片状制剂。片剂用量准确，体积小，异味少，服用和储存方便。如需在肠道吸收的药物，则又可用包肠溶衣，使之在肠道中崩解。此外，尚有口含片、泡腾片等。

9. 冲剂 是将药材提取物加适量赋形剂或部分药物细粉，制成的干燥颗粒状或块状制剂，用时以开水冲服。冲剂具有体积较小、服用方便等特点。

10. 栓剂 古称坐药或塞药，是将药物细粉与基质混合制成一定形状的固体制剂，用于腔道并在其间融化或溶解而发挥药效，有杀虫止痒、滑润、收敛等作用。《伤寒杂病论》中曾有蛇床子散坐药及蜜煎导法，即最早的阴道栓和肛门栓。栓剂便于婴幼儿直肠给药。

11. 胶囊 分为硬胶囊和软胶囊（胶丸），大多供口服应用。

（1）硬胶囊 是将一定量的药材提取物与药粉或辅料制成均匀的粉末或颗粒，填充在空心胶囊中而成；或将药材粉末直接分装于空心胶囊中制成。亦可用于腔道给药。

（2）软胶囊 是将一定量的药材提取物密封于球形或椭圆形的软质囊材中，可用滴制法或压制法制备。软胶囊易于服用，可掩盖药物的不良气味。

三、半固体剂型

膏剂　是将药物用水或植物油煎熬去渣而制成的剂型。有内服和外用两种，内服膏剂有流浸膏、浸膏、煎膏三种；外用膏剂分软膏、硬膏两种。其中流浸膏与浸膏多数用于调配其他制剂使用，如合剂、糖浆剂、冲剂、片剂等。现将煎膏与外用膏剂分述如下。

（1）煎膏　又称膏滋，是将药物加水反复煎煮，去渣浓缩后，加炼蜜或炼糖制成的半液体剂型。其特点是体积小、含量高、便于服用、口味甜美，有滋润补益的作用，一般用于慢性虚弱患者，有利于较长时间用药。

（2）软膏　又称药膏，是将药物细粉与适宜的基质制成具有适当稠度的半固体外用制剂。其中用乳剂型基质的，亦称乳膏剂，多用于皮肤、黏膜或疮面。软膏具有一定的黏稠性，外涂后渐渐软化或溶化，使药物被慢慢吸收，持久发挥疗效，适用于外科疮疡疖肿、烧烫伤等。

（3）硬膏　又称膏药，古称薄贴，是以植物油将药物煎至一定程度后去渣，再煎至滴水成珠，加入黄丹等搅匀、冷却制成的剂型。用时加温摊涂在布或纸上，软化后贴于患处或穴位上，可治疗局部疾病和全身性疾病，如疮疡肿毒、跌打损伤、风湿痹证，以及腰痛、腹痛等。

此外，尚有滴丸剂、灸剂、熨剂、灌肠剂、搽剂、气雾剂、海绵剂等。近年来，新的剂型不断涌现，质量标准也不断提高，便于临床使用。

第二节　方剂的煎服法

煎药法和服药法是方剂效用得以充分发挥的重要环节。正如清代医家徐大椿《医学源流论》所云："病之愈不愈，不但方必中病，方虽中病，而服之不得其法，则非特无功，而反有害，此不可不知也。"

一、煎药法

汤剂是中药最为常用的剂型之一，自商代伊尹创制汤液以来沿用至今，经久不衰。汤剂的制作对煎具、用水、火候、煮法都有一定的要求。

1. 煎药容器　一般用砂锅、瓦罐，搪瓷罐或铝制品亦可。忌用铁器、铜器，以免发生化学反应，影响疗效。煎具的容量宜大些，且应加盖。

2. 煎药用水　古时曾用长流水、井水、雨水、泉水、米泔水等煎煮。现在多用自来水、井水、蒸馏水等，但总以水质洁净新鲜为好。

3. 煎药火候　有文火、武火之分，急火煎之谓"武火"，慢火煎之谓"文火"。一般先用武火，沸腾后改用文火继续煎煮。

4. 煎煮方法　煎药前，应先将药物浸泡20～30分钟后再行煎煮，使有效成分易于煎出。需特殊煎法的药物，应在处方中加以注明。

（1）先煎　贝壳类（如牡蛎、珍珠母等）、角骨甲类（如水牛角、龟甲、鳖甲等）和矿物类（如生石膏、代赭石等）药物，因质地坚实，难以煎煮，应打碎先煎，煮沸后20分钟左右，再加入他药同煎。某些质地较轻而又用量较多（如玉米须、夏枯草等），或含泥沙多的药物（如灶心土、糯稻根等），亦可先煎取汁，然后以其药汁代水煎药。另外，有毒药物（如附子、生草乌、生川乌等）可经过先煎，达到降低或消除毒性的目的。

（2）后下　气味芳香药物以其挥发油取效者，煎煮5分钟左右即可。其他如大黄取其攻下作用，一般煎10～15分钟即可。后下药物亦应浸泡后再煎。

（3）包煎　某些煎后药液混浊或对咽喉有刺激作用的药物，或易于粘锅的药物，如旋覆花、辛夷、车前子、赤石脂等，要先用纱布包好，再放入锅内与其他药同煎。

（4）单煎　某些贵重的药物，为尽量减少损耗，需将其切成小片，单味煎煮2～3小时，单独服用或与其他药液合服，如羚羊角、西洋参、鹿茸等。

（5）溶化（烊化）　胶质、黏性大且易溶化的药物，如阿胶、龟甲胶、鹿角胶、蜂蜜等，应单独溶化，趁热与煎好的药液混合均匀，顿服或分服。

（6）冲服　某些芳香或贵重药物，如麝香、牛黄、琥珀等，应研为细末，用药液或温水冲服。

二、服药法

1. 服药时间　《神农本草经》记载："病在胸膈以上者，先食后服药；病在心腹以下者，先服药而后食；病在四肢血脉者，宜空腹而在旦；病在骨髓者，宜饱食而在夜。"一般而言，病在上焦，宜食后服；病在下焦，宜食前服；补益药和泻下药，宜空腹服；安神药宜临卧服；对胃肠有刺激的，应食后服。急性重病则不拘时服，慢性病应按时服，治疟药宜在发作前2小时服。另外，某些方剂服药时间有特殊要求，如十枣汤宜在"平旦"服，鸡鸣散宜在"五更"服等。服药时间与临床疗效有一定的相关性。

2. 服用方法　服用汤剂，一般1日1剂，分2～3次温服。根据病情需要，可1日只服1次，或1日数服，或煎汤代茶服，甚至1日连服2剂。散剂和丸剂一般根据病情和具体药物定量，日服2～3次。李杲云："病在上者，不厌频而少；病在下者，不厌顿而多。少服则滋荣于上，多服则峻补于下。"此外，尚有热服、冷服等方法。如治疗热证可寒药冷服，治疗寒证可热药热服，以助药力。若病情严重，服药后可能出现呕吐等拒药反应，应寒药热服，或热药冷服，以防邪药格拒。《素问·五常政大论》云："治温以清，冷而行之；治清以温，热而行之。""治热以寒，温而行之；治寒以热，凉而行之。"对于服药呕吐者，宜先服少量姜汁，或嚼少许陈皮，然后服药；亦可采取冷服、少量频服等方法。对于昏迷或吞咽困难者，可用鼻饲法给药。使用峻烈药和毒性药时，宜从小量开始，逐渐加量，取效即止，慎勿过量，以免中毒或损伤正气。《神农本草经》云："若用毒药疗病，先起如黍粟，病去即止，不去倍之，不去十之，取去为度。"总之，应根据病情、病位、病性和药物特点等，选择适宜的服用方法。

3. 药后调护 服药后的调养和护理是服药法的重要环节，它关系着药效的发挥和患者的康复。如桂枝汤方后云："啜热稀粥一升余，以助药力。温覆令一时许，遍身漐漐微似有汗者益佳，不可令如水流漓，病必不除。"其他如十枣汤服法中强调"得快下利后，糜粥自养"，五苓散服后宜"多饮暖水，汗出愈"等。一般服解表药，应取微汗，不可大汗，然亦不可汗出不彻。服泻下剂后，应注意饮食，不宜进食生冷及不易消化的食物，以免影响脾胃之健运。

服药后的饮食宜忌主要有两方面：一者是疾病对饮食的宜忌，如水肿病者宜少食盐、下利者慎油腻、寒证者禁生冷等；二者是药物对饮食的宜忌，如服地黄者忌萝卜，服土茯苓者忌茶叶，服荆芥者忌河豚和无鳞鱼等。《本草纲目》云："凡服药，不可杂食肥猪犬肉、油腻羹鲙、腥臊陈臭诸物。凡服药，不可多食生蒜、胡荽、生葱、诸果、诸滑滞之物。"此外，尚有汗后避风，以及慎劳役、戒房事、节恚怒等，以防"劳复""食复"。

复习思考题

1. 试列举方剂中常见的固体剂型。
2. 试列举需要先煎的几类中药并说出原因。
3. 试说明常见药物的服用时间和要求。

扫一扫，查阅本章数字资源，含PPT、音视频、图片等

第六章 中成药的常用剂型

剂型是指中成药存在的形式和状态。中成药剂型种类繁多，是我国历代医药学家长期实践的经验总结，近几十年，中成药剂型的基础研究取得了较大进展，研制开发了大量新剂型，进一步扩大了中成药的使用范围。

中成药的剂型不同，使用后产生的疗效、持续时间、作用特点会有所不同。因此，正确选用中成药应首先了解中成药的常用剂型。

一、固体制剂

固体剂型是中成药的常用剂型，其制剂稳定，携带和使用方便。

1. 散剂 系指药材或药材提取物经粉碎、均匀混合而制成的粉末状制剂，分为内服散剂和外用散剂。散剂粉末颗粒的粒径小，容易分散，起效快。外用散剂的覆盖面积大，可同时发挥保护和收敛作用。散剂制备工艺简单，剂量易于控制，便于婴幼儿服用。但也应注意散剂由于分散度大而造成的吸湿性、化学活性、气味、刺激性等方面的影响。

2. 颗粒剂 系指药材的提取物与适宜的辅料或药材细粉制成具有一定粒度的颗粒状剂型。颗粒剂既保持了汤剂作用迅速的特点，又克服了汤剂临用时煎煮不便的缺点，且口味较好、体积小，但易吸潮。根据辅料不同，可分为无糖颗粒剂型和有糖颗粒剂型，近年来无糖颗粒剂型的品种逐渐增多。

3. 胶囊 系指将药材用适宜方法加工后，加入适宜辅料，填充于空心胶囊或密封于软质囊材中的制剂，可分为硬胶囊、软胶囊（胶丸）和肠溶胶囊等，主要供口服。胶囊可掩盖药物的不良气味，易于吞服；能提高药物的稳定性及生物利用度；对药物颗粒进行不同程度包衣后，还能定时定位释放药物。

4. 丸剂 系指将药材细粉或药材提取物加适宜的黏合剂或其他辅料，制成球形或类球形制剂，分为蜜丸、水蜜丸、水丸、糊丸、蜡丸、浓缩丸等类型。其中，蜜丸可分为大蜜丸、小蜜丸，水蜜丸的含蜜量较少；水丸崩解较蜜丸快，便于吸收；糊丸释药缓慢，适用于含毒性成分或药性剧烈成分的处方；蜡丸缓释、长效，且可达到肠溶效果，适合毒性和刺激性较大药物的处方；浓缩丸服用剂量较小。

5. 滴丸剂 系指药材经适宜的方法提取、纯化、浓缩，并与适宜的基质加热熔融混匀后，滴入不相混溶的冷凝液中，收缩冷凝而制成的球形或类球形制剂。滴丸剂服用方便，可含化或吞服，起效迅速。

6. 片剂 系指将药材提取物，或药材提取物加药材细粉，或药材细粉与适宜辅料混匀压制成的片状制剂。主要供内服，也有外用或其他特殊用途者。其质量较稳定，便于携带和使用。按药材的处理过程可分为全粉末片、半浸膏片、浸膏片、提纯片。

7. 胶剂 系指以动物的皮、骨、甲、角等为原料，水煎取胶质，经浓缩干燥制成的固体块状内服制剂，含丰富的动物水解蛋白类等营养物质。作为传统的补益药，多烊化兑服。

8. 栓剂 系由药材提取物或药材细粉与适宜基质混合制成供腔道给药的制剂。既可作为局部用药剂型，又可作为全身用药剂型，用于全身用药时，不经过胃，且无肝脏首过效应，因此生物利用度优于口服，对胃的刺激性和肝的副作用小，同时适合不宜或不能口服药物的患者。

9. 丹剂 系指由汞及某些矿物药，在高温条件下烧炼制成不同结晶形状的无机化合物，如红升丹、白降丹等。此剂型含汞，毒性较强，只能外用。

10. 贴膏剂 系指将药材提取物、药材和（或）化学药物与适宜的基质和基材制成的供皮肤贴敷，可产生局部或全身作用的一类片状外用制剂。包括橡胶膏剂、巴布膏剂和贴剂等。贴膏剂用法简便，兼有外治和内治的功能。近年来发展起来的巴布膏剂，是以水溶性高分子材料为主要基质，加入药物制成的外用制剂，和传统的中药贴膏剂相比，能快速、持久地透皮释放基质中所包含的有效成分，具有给药剂量较准确、吸收面积小、血药浓度较稳定、使用舒适方便等优点。

11. 涂膜剂 系指由药材提取物或药材细粉与适宜的成膜材料加工制成的膜状制剂，可用于口腔科、眼科、耳鼻喉科、创伤科、烧伤科、皮肤科及妇科等。作用时间长，且可在创口形成一层保护膜，对创口具有保护作用。一些膜剂，尤其是鼻腔、皮肤用药膜，亦可起到全身作用。

二、半固体剂型

1. 煎膏剂 系指将药材加水煎煮，取煎煮液浓缩，加炼蜜或糖（或转化糖）制成的稠厚状半流体制剂。适用于慢性病或需要长期连续服药的疾病，传统的膏滋也属于此剂型，以滋补作用为主而兼治疗作用。

2. 软膏剂 系指将药材提取物或药材细粉与适宜基质混合制成的半固体外用制剂。常用基质分为油脂性、水溶性和乳剂基质。

3. 凝胶剂 系指药材提取物与适宜基质制成的具有凝胶特性的半固体或稠厚液体制剂，按基质不同可分为水溶性凝胶和油性凝胶。适用于皮肤黏膜及腔道给药。

三、液体制剂

1. 合剂 系指药材用水或其他溶剂，采用适宜方法提取制成的口服液体制剂，是在汤剂基础上改进的一种剂型，易吸收，能较长时间贮存。

2. 口服液 系指在合剂的基础上，加入矫味剂，按单剂量灌装，灭菌制成的口服液体制剂。口感较好，近年来无糖型口服液逐渐增多。

3. 酒剂 系指将药材用蒸馏酒提取制成的澄清液体制剂。酒剂较易吸收。小儿、孕妇及对酒精过敏者不宜服用。

4. 酊剂 系指将药材用规定浓度的乙醇提取或溶解而制成的澄清液体制剂。有效成分含量高，使用剂量小，不易霉败。小儿、孕妇及对酒精过敏者不宜服用。

5. 糖浆剂 系指含药材提取物的浓蔗糖水溶液。比较适宜儿童使用，糖尿病患者慎用。

6. 注射剂 系指药材经提取、纯化后制成的供注入体内的溶液、乳状液，以及供临用前配制成溶液的粉末或浓溶液的无菌制剂。药效迅速，便于昏迷、急症、重症、不能吞咽或消化系统障碍患者使用。

四、气体剂型

气雾剂 系指将药材提取物、药材细粉与适宜的抛射剂共同封装在具有特殊阀门装置的耐压容器中，使用时借助抛射剂的压力，将内容物喷出呈雾状、泡沫状或其他形态的制剂。其中以泡沫形态喷出的可称泡沫剂。不含抛射剂，借助手动泵的压力或其他方法，将内容物以雾状等形态喷出的制剂为喷雾剂。可用于呼吸道吸入，皮肤、黏膜或腔道给药。

复习思考题

1. 简述中成药颗粒剂的特点及分类。
2. 中成药丸剂中水丸、糊丸、蜡丸和浓缩丸之间的区别是什么？
3. 中成药中的气雾剂是什么？

第七章　中成药的应用

扫一扫，查阅本章数字资源，含PPT、音视频、图片等

中成药是在中医药理论指导下，按规定处方和制剂标准制成的一定剂型的成药。由于其疗效确切、携带和使用方便，因而在临床上有着广泛的应用。但是如果对中成药缺乏全面了解，尤其是若不遵循中医辨证论治的原则，不了解中成药的药性与用药禁忌，会导致中成药的疗效降低、无效，甚至会发生严重不良反应。为了安全、合理、有效地使用中成药，必须遵循中成药合理应用的原则、方法和禁忌，保证临床疗效，避免不良反应的发生。

第一节　中成药的组方原则

中成药是在中医药理论指导下，依照中医方剂组成，经过临床医师长期实践总结出来、施之有效的方剂，再将此方剂的组成药物按一定的工艺规程加工制成一定的剂型。

一、中成药的组方目的

中成药多数是复方，其目的在于提高临床疗效，扩大治疗范围，消除对人体的不利因素。

（一）增强药物的作用，提高临床疗效

所谓"药有个性之特长，方有合群之妙用"即是此意。例如，茵陈蒿汤的茵陈配合大黄、栀子则促进胆汁分泌和排出，利胆作用增强；麻黄汤中的麻黄配桂枝发汗作用明显增强等。

（二）扩大治疗范围

四君子汤（丸）主治脾胃气虚，如有呕吐痞闷，再加砂仁、木香名香砂六君子汤（丸）；如属脾胃气虚夹湿，由四君子汤加山药、扁豆、莲子、砂仁、薏苡仁、桔梗成参苓白术散。如脾气虚又见血虚者，则四君子汤加四物汤成为八珍汤（丸）。八珍汤再加入黄芪、肉桂成为十全大补丸，则益气健脾，温补气血。

（三）监制药物的烈性或毒性，消除药物的副作用

四逆汤中的干姜、甘草，可加强附子的强心作用，降低附子的毒性。生姜与半夏同用，可消除半夏之毒性。槟榔和常山配伍，可降低常山的致呕作用。

二、组方原则

中成药的组成有一定规律性，即"君、臣、佐、使"的配合，这是组成方剂和中成药的基本原则。鉴于"药有个性之专长，方有合群之妙用"，在配伍组方之际，须根据病情需要，遵循减毒增效的合理配伍用药原则，按方剂"君、臣、佐、使"的基本结构配伍组方；并依据病势缓急、病情轻重、病程长短等因素加减变化。做到主从有序，全面兼顾，方证相合，提高疗效。

君臣佐使的基本框架理论是对方剂制方理论的归纳与总结，也是中成药组方配伍理论的重要基石。每个成方中，君药是不可缺少的，在简单的成方中，臣、佐、使不一定俱全，也不一定每个药只任一职，有些成方的君药或臣药本身就兼以佐药或使药的作用。在组方体例上，君药宜少，一般只用一味。若病情比较复杂，亦可用两味，但君药不宜过多，多则药力分散，而且相互牵制影响疗效。正如陶弘景所说："若多君少臣，多臣少佐，则药力不周也。"臣药可多于君药，佐药常常多于臣药而使药则一二味足矣。总之，每一成方的药味多少，以及臣、佐、使是否齐全，全视病情与治法的需要，并与所选药物的功用、药性密切相关，要将药物有序组合，使其主从明确，全面兼顾，更好地发挥整体作用。

第二节 中成药的用法用量

正确使用中成药，是保证安全、有效的重要环节。中成药充分发挥药效，除了与药物本身的性质有关，还与中成药的使用方法密切相关。正如清代名医徐灵胎所说："方虽中病，而服之不得其法，则非特无功，反而有害。"因此，对中成药的用法和用量必须加以注意。用法又包括用药方法和用药时间。中成药的用法、用药时间以及用量扼要介绍如下。

一、用法

（一）内服

1. 直接口服　液体中成药如口服液、水剂、糖浆剂、露剂、药酒及半流体剂型膏滋等中成药，可直接口服；药酒、膏滋等，亦可加入少量温开水冲服。

2. 送服　俗称吞服，即以温开水或其他液体药引将中成药送服体内，如丸剂、散剂、片剂、胶囊等；体积较大的蜜丸可先嚼碎后饮水吞服。

3. 冲服　用温开水冲化、搅匀后饮服，如冲剂类、膏滋类及不习惯送服散剂的，均可用此法。

4. 调服　吞咽困难的患者及小儿服用散剂、丸剂（蜜丸研成糊）、片剂，用糖水或乳剂将药调成糊状后服用。

5. 含化　将药物含于口中，缓缓溶解后咽下，用于防治心绞痛、咽喉病和暑病的中成药，如丹参滴丸、草珊瑚含片等中成药用此法。

6. 炖服　胶类、蜡丸可用开水或黄酒炖化后服用，黄酒有矫味、缓腻的作用。

7. 泡服　茶剂、袋泡剂用开水泡饮用。

（二）外用

一般外用中成药，未经药理、临床试验许可，一律不能口服。外用中成药大多含有一定的毒性、刺激性药物，仅限于局部使用，发挥保护作用或局部治疗作用。

1. 涂擦　将患处洗净后，将药物均匀地搽在病灶局部，外用软膏、油剂、水剂，如京万红烫伤膏、土槿皮酊等用此法。

2. 撒布　将患处洗净后，将药物均匀地撒布其上，再用膏药或消毒纱布盖好固定。外用散剂、丹剂，如红升丹、白降丹、生肌玉红散、云南白药等用此法。

3. 调敷　将外用散剂用水或其他液体辅料调成糊状敷布患处，垫油纸后用纱布固定，常用液体辅料有茶水、酒、醋、蜂蜜、花椒油、麻油、菜籽油等。

4. 吹布　用纸卷成或塑料制成洁净干燥的小管，一端剪成斜口，挑小许药粉，把药吹入耳内、咽喉或牙龈。如治疗慢性化脓性中耳炎的耳炎散，治疗咽喉红肿疼痛的双料喉风散，治疗牙龈肿痛的冰硼散等。

5. 纳入腔道　栓剂、外用片剂采取塞入阴道或肛门内，治疗阴道炎、痔疮等，如肛泰栓等。

6. 熨　如坎离砂加米醋拌匀，用棉垫或毛巾包好，待发热后熨患处。

7. 灸　将艾条点燃后熏烤患处。

8. 点眼　散剂用所附的小玻璃棒蘸凉开水润湿，再蘸眼药点眼角，如拨云散；锭剂直接用药蘸凉开水点眼角，或合眼留药片刻更宜，如八宝梅花散；眼膏应用时，可扳开下睑，直接将眼膏一小条点入眼角内，闭目休息 10 分钟左右，临睡前使用最适宜，以延长药物的接触时间。

9. 滴耳 滴药前应先清洗外耳道内分泌物或耳道脓液，再用过氧化氢 3～5 滴处理后，用消毒棉签擦干，滴药液于外耳道，轻塞纱布或棉花，保持润湿，定时更换处理，如治疗化脓性中耳炎，应用滴耳油。

10. 贴患处 黑膏药烘软后，要待其稍冷，再贴于患处，防止烫伤皮肤，如镇江膏药。橡皮膏可直接贴于患处，如伤湿止痛膏。

（三）注射

中成药注射剂采用注射法给药。中药注射法给药主要分皮下、肌肉、静脉、穴位等几种方法。一般由医务人员按严格的操作规程进行。其中穴位注射是按照中医学理论，循经取穴。穴位注射应选准穴位，注意快速刺入，上下缓慢提插，刺入深度要适宜，同时要注意避开血管。患者有酸、胀、麻感觉后，将药液缓缓注入。穴位注射疗法选用临床常用的肌肉注射药液，用一般药量或减为小剂量注入针刺穴位内，其特点是既能保证治疗效果，又节省药物。临床上使用简便，是针刺与药物相结合的一种治疗方法。如柴胡针剂肌注可治疗感冒发热；复方丹参注射液滴注，可治疗冠心病；当归针剂穴位封闭，可治疗痹痛等。

二、用药时间

应根据病情需要，确定给药时间，发挥中成药的预防治疗作用，减少或避免药物的毒副作用。无特殊规定的一般口服中成药，一日分 2～3 次服用，早、晚或早、中、晚饭后 0.5～1 小时各服 1 次。外敷中成药一般每日换 1 次；外搽药一般每日搽 2～3 次；膏药一般 2～3 日换 1 次药。

中成药的用药时间见表 7-1。

表 7-1 中成药的用药时间

用药时间	中成药类别	备注
空腹	补益药	
	祛痰药	
	峻下逐水药	
	驱虫消积药	
	开胃药	
	润肠通便药	空腹或半空腹给药
	制酸药	
	安神药	睡前服用
	药酒	睡前服用
	涩精止遗药	早晚给药

续表

用药时间	中成药类别	备注
饭后	消食导滞药	
	对胃有刺激性药	
及时	缓解心绞痛药	发作时服用
	解表药	及时服用，以免病情加重
	咽喉疾患局部用药	
	止泻药	五更泻在睡前服药
	危急重症用药	
提前	截疟药	发作前 3 ～ 5 小时服药
	调经药	
	平喘药	

三、用量

中成药可发挥多种药物的综合疗效，且历史悠久，常用剂量及产生药效多为长期临床实践所验证，但也应注意到，中成药的用量不但直接影响药效，而且关系到病者的安全。

若用量过少，药力不足，会影响疗效；相反，如用量过大，药力过猛，会引起毒副反应。用量是否得当，是能否确保用药安全、有效的重要因素之一。使用中成药时，首先要仔细阅读说明书，一般情况下，按说明书上的正常剂量使用。体质健壮患有急性病的人，在征询医生同意后用量和次数可适当增加。而体质虚弱患慢性病的人，用量和次数可适当减少或改为每天服 1 次，长期服用。切不可认为中成药毒副作用小，为求速效，擅自加大剂量。尤其是药性猛烈或含有毒性药物的中成药，其用量更应慎重，如九分散、龙虎丸、玉真散等。

临床上使用中成药，还要考虑患者的年龄、性别、体质、病程、病势、发病季节等具体情况。老年人气血渐衰，小儿身体发育尚未健全，对药物的耐受力均较弱，特别是作用峻猛、易伤正气的药物，用量应低于青壮年的用量。小儿 5 岁以下通常用成人量的 1/4，五六岁以上可按成人量减半用。对于一般药物，男女用量区别不大，但妇女在月经期、妊娠期，用活血化瘀通经药物量不宜过大。老人及身体虚弱者用补药时，开始的剂量要小，逐渐增加，否则因药力过猛而使病者虚不胜补。凡病势重剧者药量宜大，以增强疗效；病势浅轻者药量宜小，以免伤正气。儿童的用药剂量应比成人明显减少，一般应按说明书规定的服用剂量，或遵医嘱用药。

第三节 中成药的使用注意

一、中成药的选购注意事项

（一）辨证选用

在选用中成药时，应选购与病情相适合的中成药。要看清楚该药的适应范围，主治何种证型，仔细分析，不可以盲目购用。

（二）注意剂型、名称

中成药的剂型，许多可以从名称中得知。如华佗再造丸、银翘解毒片、板蓝根冲剂、柴胡注射液等。但是有不少中成药药名未注明剂型，如心脉通为片剂，护心胶囊为胶囊。有些中成药药名所标明的剂型与名称不符，如紫雪丹实为散剂，震灵丹实为糊丸，二药均不是丹剂。这些都必须观察具体的中成药后做出判断，以免出现用药差错，带来不良后果。

中成药品种繁多，同名异物和同物异名也颇为常见，在目前尚未达到一药一名的条件下，临床应用时必须加以注意。

药名近似而又易混淆的很多，要注意区分。如大活络丸与小活络丸，木香顺气丸与木香分气丸，人参健脾丸与人参归脾丸，凡此种种，不胜枚举，虽一字之差，但药物组成、功能主治都有差异。

综上可知，选购中成药不能只看药名，还必须了解和分析其中的组成、功能和适应证，根据实际情况辨证选用。

二、中成药的用药禁忌

使用中成药的过程中，应了解药物的用药禁忌，主要包括证候禁忌、配伍禁忌、妊娠禁忌、饮食禁忌和特殊人群禁忌，使药物发挥最佳疗效，避免不良反应发生。

（一）证候禁忌

证候禁忌指某些证候禁用某类治法的成药。如外感表证忌用补益中成药、阴虚火旺证忌用温补药物等。中成药应当在医生和临床药师指导下使用，辨证论治是指导中成药使用的首要原则，同一疾病，证不同则药不同。因此，在临床应用中成药，要严格遵循证候禁忌。

（二）配伍禁忌

配伍禁忌是指两种或两种以上的药物配伍应用时，导致药物减效、失效、毒性增加等，中医药在长期的医疗实践中已经形成了一套完善的配伍方法和禁忌，并为广大医务人员所遵循。但在实践中也发现一些中成药不合理的联用现象。如治疗风寒湿痹的中成药与止咳化痰的中成药联用，治疗风寒湿痹证的大活络丹、天麻丸、附桂骨痛颗粒等，分别含有附子、川乌，止咳化痰的中成药川贝枇杷膏、蛇胆川贝液、通宣理肺丸等分别含有川贝、半夏、瓜蒌仁，而附子、川乌与半夏、川贝、瓜蒌仁当属"十八反"，为配伍禁忌。在临床应用中成药时，应严格遵循药物的配伍禁忌，注意不同药物之间或功效近似的药物之间联用所产生的正负两方面效应，以便提高临床治疗效果。中成药与西药不合理的配伍应用，也会产生一些不良反应，需谨慎选择。

（三）妊娠禁忌

某些中药具有伤及胎儿或堕胎作用，可以导致孕妇流产或胎儿损害的严重后果。凡影响胎儿正常发育，导致孕妇发生不良反应的中成药，均属妊娠禁忌范畴。根据对妊娠的危害程度，可分为妊娠禁用药和慎用药。禁用药多系含砒霜、巴豆、马钱子、水银、雄黄、甘遂、川乌、草乌等毒性较强或药性峻猛的中成药，如大活络丹、开胸顺气丸、木香槟榔丸、化瘀回生丸、玉真散、失笑伞、七厘散、大黄䗪虫丸、再造丸、阿魏化痞膏、冠心苏合丸、紫雪丹、鳖甲煎丸等。慎用药多系含活血祛瘀、行气破滞和大辛大热的药物（桃仁、红花、大黄、枳实、附子、干姜、肉桂等），如黄连上清丸、凉膈散、祛风舒筋丸、天麻丸、安宫牛黄丸、龙胆泻肝丸、牛黄上清丸、五虎散、疏肝丸、附子理中丸等。

（四）饮食禁忌

中医对于患者服药期间的饮食禁忌特别重视，认为这是充分发挥药效的重要环节之一。在服药期间，生冷、油腻及刺激性食品，均属于饮食禁忌的范畴。另外，也有一些特殊的饮食禁忌，如七十味珍珠丸禁食陈旧、酸性食物；复方皂矾丸忌茶水；服用含有人参的中成药（人参养荣丸、健脑补肾丸）不宜吃生萝卜；服用含铁的中成药（磁朱丸、神经衰弱丸等）不宜饮茶、吃柿子；治疗麻疹服用清热透疹的中成药（小儿紫草丸、透表回春丸等），忌食油腻酸涩之品；治疗皮肤病、疮疖肿毒、哮喘、咳嗽等疾病，应忌食鱼虾等海产品等。

（五）特殊人群禁忌

老人或体虚者，由于身体虚弱，慎用行气、活血、通下、祛风等破泄之力较强的中成药，以免损伤正气。另外，由于老年人肝脏代谢和生物转化功能降低，要慎用对肝肾功能有损害和代谢较慢的中成药。

婴儿或儿童由于身体各器官并未完全发育成熟，其肝脏的生物转化和肾脏排泄功能较低，要忌用对肝肾有损害的药物。同时，某些补益中成药有促进儿童性早熟的作用，对于儿童或婴儿要慎用补肾壮阳的中成药。

中药虽然属于天然药物，但是有些过敏体质者对某些中药有过敏反应。另外，由于多数药物都要经过肝脏的生物转化和肾脏排泄，因此，肝肾功能不全者，尽量不要服用对肝肾有损害的药物，也不要长期超量服用药物。

复习思考题

1. 中成药的组方原则是什么？
2. 中成药的内服、外用方法有哪些？
3. 相对于汤剂，中成药药效发挥较缓，为提高疗效，实际应用时是否可以加量使用？为什么？

中　篇

方剂类

第八章　解表剂

扫一扫，查阅本章数字资源，含PPT、音视频、图片等

【概念】凡以解表药为主组成，具有发汗解肌、疏达腠理、透邪外出等作用，主治表证的方剂，统称为解表剂。

【适应范围】解表剂适用于六淫外邪侵袭人体肌表、肺卫所致的表证。凡风寒所伤或温病初起，以及麻疹、疮疡、水肿、痢疾等病初起之时，以恶寒发热并见、舌苔薄白或薄黄、脉浮等为主要表现者，均可用解表剂治疗。

【立法依据】解表剂是根据《素问·阴阳应象大论》中"其在皮者，汗而发之""因其轻而扬之"的原则立法，属八法中的"汗法"。

【分类】依据病邪有寒热之别，患者体质有强弱之异，分四类。

$$
解表剂\begin{cases}
辛温解表——风寒表证 \\
辛凉解表——风热表证 \\
扶正解表——体虚，外感表证 \\
表里双解——表里同病
\end{cases}
$$

【注意事项】

1.解表剂多为辛散轻扬之品，不宜久煎，否则药性耗散，解表作用减弱。

2.解表剂宜温服，服后可饮适量热水，并宜加衣盖被以助取汗，但以遍身蛰蛰微似有汗为佳，不可汗出不彻或汗出太过。

3.要因时因地因人制宜。

4.若表邪未解，而又见里证者，一般原则应先解表后治里；表里并重者，则应表里双解。若外邪已入里或麻疹已透，疮疡已溃，虚证水肿，吐泻失水等，不宜使用本类方剂。

5.一般宜饭后服用，服后禁食生冷、油腻之品，以免影响药物的吸收。

第一节　辛温解表剂

辛温解表剂以辛温发散药为主配伍组成，治疗外感风寒表证。代表方如麻黄汤、桂枝汤、九味羌活汤等。

一、麻黄汤

【出处】东汉·张仲景《伤寒论·辨太阳病脉证并治》

【组成】麻黄三两（9g）　桂枝二两（6g）　杏仁七十个（9g）　炙甘草一两（3g）

【用法】上四味，以水九升，先煮麻黄，减二升，去上沫，内诸药，煮取二升半，去滓，温服八合。覆取微似汗，不须啜粥，余如桂枝法将息（现代用法：水煎温服，服后加盖衣被，取微汗出）。

【功效】解表发汗，宣肺平喘。

【主治】风寒表实证，症见恶寒发热，头身疼痛，无汗而喘，口不渴，舌苔薄白，脉浮紧。

【歌诀】麻黄汤中用桂枝，杏仁甘草四般施，
　　　　发热恶寒头项痛，无汗而喘服之宜。

【方解】

方解见表8-1。

表8-1　麻黄汤方解

君	麻黄	发汗解表，宣肺平喘
臣	桂枝	助君药发汗散寒
	杏仁	苦降肺气，与君药宣降利气以平喘
佐使	炙甘草	缓麻黄、桂枝峻烈汗过伤正，兼调和诸药

【临床应用】

1.临证应用　本证为风寒外束，肌腠闭塞，肺气不宣所致。以恶寒发热，头身痛，无汗而喘，脉浮紧为辨证要点。兼夹湿邪而见关节疼痛、肢体困重者，加白术以祛湿，即麻黄加术汤；恶寒不甚而以咳喘为主症者，去桂枝以专于宣肺平喘，即三拗汤；恶寒无汗身痛较甚并兼里热烦躁者，倍用麻黄以加强发汗散邪之力，再加石膏以清泄里热，即大青龙汤。

2.现代疾病应用　感冒、流行性感冒、急性支气管炎、支气管哮喘等。

3.使用注意　本方为辛温发汗重剂，过用有耗损阴血伤阳气之弊；表虚自汗、体虚外感、产后血虚、疮淋阴虚、外感风热等非风寒表实证者禁用；素体阴

虚、血虚、内热较著者慎用；不宜久服，一经汗出则不必再服。

【医案精选】

太阳伤寒表实案

刘某，男，50岁。隆冬季节，因工作需要出差外行，途中不慎感受风寒之邪。

症见：恶寒甚重，高热（体温39.8℃），虽覆两床棉被，仍渐渐恶寒，发抖，周身关节无一痛，无汗，皮肤滚烫而咳嗽不止。舌苔薄白，脉浮紧有力。

辨证：太阳伤寒表实证。

治法：辛温发汗，解表散寒。

方药：麻黄9g，桂枝6g，杏仁12g，炙甘草3g，1剂。服药后温覆衣被，须臾，遍身汗出而解。

按语：麻黄汤为发汗峻剂，不少临床医生畏惧麻黄、桂枝，不敢投用。一见发热，便认为是温热之证，滥用辛凉之品，反令表寒闭郁，久久不解，或致久咳不已，或致低热不退，或致咽喉不利等。盖表实证之发热，乃由卫阳闭郁，正邪交争所致，故发热必伴有恶寒。这与温热病的发热不恶寒，并伴有口渴伤津之候，有其本质的区别。风寒郁闭卫阳，直须辛温发汗，寒随汗出，卫气一通，则发热自退，即《黄帝内经》所谓"体若燔炭，汗出而散"也。

（陈明，刘燕华，李方.刘渡舟临证验案精选［M］.北京：学苑出版社，1996.）

二、桂枝汤

【出处】东汉·张仲景《伤寒论·辨太阳病脉证并治》

【组成】桂枝三两（9g） 芍药三两（9g） 炙甘草二两（6g） 生姜三两（9g） 大枣十二枚（6g）

【用法】上五味，㕮咀，以水七升，微火煮取三升，适寒温，服一升。服已须臾，啜热稀粥一升余，以助药力。温覆令一时许，遍身漐漐微似有汗者益佳，不可令如水流漓，病必不除。若一服汗出病瘥，停后服，不必尽剂；若不汗，更服如前法；又不汗，后服小促其间，半日许，令三服尽。若病重者，一日一夜服，周时观之，服一剂尽，病证犹在者，更作服；若汗不出，乃服至二三剂。禁生冷、黏滑、肉、面、五辛、酒酪、臭恶等物（现代用法：水煎温服，服后加盖衣被，取微汗出）。

【功效】解肌发表，调和营卫。

【主治】伤寒表虚证，症见汗出，恶风重，发热轻，头痛，或鼻鸣干呕，舌苔薄白，脉浮缓。

【歌诀】桂枝汤治太阳风，芍药甘草姜枣施，
　　　　解肌发表和营卫，汗出恶风此方功。

【方解】

方解见表8-2。

表 8-2　桂枝汤方解

君	桂枝	辛温，解肌外散风寒
臣	芍药	味酸，敛阴和营
		君臣药等量使用，散收相伍，营卫同治
佐	生姜	辛温达卫发汗散风寒
	大枣	味甘益脾和营
佐使	炙甘草	合桂枝辛甘化阳实卫，合芍药酸甘化阴益营，兼调和诸药

【临床应用】

1. 临证应用　本证为风寒外束，卫气不固，营卫不和所致。以汗出，恶风，脉浮缓为辨证要点。恶风寒较甚者，加防风、荆芥、淡豆豉以解表散寒；素体虚弱者，加黄芪以益气；兼项背强痛，加葛根即桂枝加葛根汤；兼咳嗽或气喘者，加厚朴、杏仁以下气止咳平喘，即桂枝加厚朴杏子汤。

2. 现代疾病应用　感冒、流行性感冒、原因不明的低热、多形红斑、荨麻疹、皮肤瘙痒症、产后病后低热等。

3. 使用注意　服药后需喝适量热粥，并增加衣被，以助汗出；若服本方后汗不出者，可增加给药次数，每日可服两剂至三剂；风寒表证无汗者，或表寒里热，温病初起见发热口渴，咽痛脉浮数等，皆不宜使用本方。

【医案精选】

营卫不和汗出案

李某，女，53 岁。

症见：阵发性发热汗出 1 年余，每天发作 2～3 次。前医按阴虚发热治疗，服药 20 余剂无效。问其饮食、二便尚可，舌淡苔白，脉缓软无力。

辨证：营卫不和，卫不护营证。

治法：调和营卫阴阳。

方药：桂枝 9g，白芍 9g，生姜 9g，炙甘草 6g，大枣 12 枚，2 剂。服药后饮热稀粥，覆取微汗而病愈。

按语：发热汗出见舌不红而淡，苔不薄少而白，脉不细而缓，可知非阴虚发热之证，乃营卫不和也。营卫，即人体之阴阳，宜相将而不宜相离。营卫谐和，则阴阳协调，卫为之固，营为之守。若营卫不和则阴阳相悖，营阴不济卫阳而发热，卫阳不固营阴则汗出。桂枝汤擅长于调和营卫阴阳，诸症自愈。

（陈明，刘燕华，李方. 刘渡舟临证验案精选［M］. 北京：学苑出版社，1996.）

三、九味羌活汤

【出处】金元·张元素方，录自《此事难知·卷上》

【组成】羌活（9g） 防风（9g） 苍术（9g） 细辛（3g） 川芎（6g） 白芷（6g） 生地黄（6g） 黄芩（6g） 甘草（6g）（原著本方无用量）

【用法】上㕮咀，水煎服。若急汗，热服，以羹粥投之；若缓汗，温服，而不用汤投之（现代用法：水煎温服）。

【功效】发汗祛湿，兼清里热。

【主治】外感风寒湿，兼内有蕴热证，症见恶寒发热，无汗头痛，肢体酸痛，口苦微渴，舌苔白或微黄，脉浮。

【歌诀】九味羌活用防风，苍术白芷芎细辛，
　　　　生地芩草清里热，发汗祛湿此方功。

【方解】
方解见表8-3。

表 8-3　九味羌活汤方解

君	羌活	祛风散寒除湿
臣	防风	发散风寒
	苍术	燥湿祛风散寒
佐	细辛、白芷、川芎	大队性温，祛风散寒止痛
	黄芩、生地黄	性寒少用，兼清里热；滋养阴血，防止大队温燥灼伤阴血正气
使	甘草	调和诸药

【临床应用】

1.临证应用 本证为风寒湿在表，卫气闭塞，兼里有蕴热所致。以全身或关节酸楚疼痛，或头部重痛，口苦微渴为辨证要点。湿邪较轻，肢体酸痛不甚者，去苍术、细辛；肢体酸楚疼痛剧者，加独活、威灵仙、姜黄以祛风止痛；湿重胸闷者，加枳壳、桔梗以行气宽胸；兼喘咳者，加杏仁以降气止咳；无口苦口渴者，减生地黄、黄芩；里热甚而烦渴者，加石膏、知母以清热生津。

2.现代疾病应用 感冒、风湿性关节炎、偏头痛、腰肌劳损等。

3.使用注意 本方为辛温燥烈之剂，风热表证及阴虚内热者不宜使用。

【医案精选】

发热恶寒头重案

某，男，45岁。秋冬感受雾露之湿，留恋不去。

症见：头沉重如冒，伴发热恶寒无汗，鼻流清涕，骨节酸痛，肢体困重。舌苔薄白间黄而腻，脉濡。

辨证：外感风寒湿邪，兼里有蕴热证。

治法：散风除湿。

方药：羌活 3g，防风 3g，苍术 4.5g，细辛 1.5g，川芎 1.5g，白芷 3g，生地

黄 6g，黄芩 4.5g，甘草 1g，生姜 2 片，葱白 1 寸，1 剂，热退病愈。

按语：《黄帝内经》云："因于湿，首如裹。"雾露湿邪从外中于上，故头重痛而兼表证。九味羌活汤又名羌活冲和汤，长于辛散祛风除湿。本案取"轻可去实"之法，以小剂量九味羌活汤汗出邪去而病除。

〔中医研究院西苑医院.岳美中医话集（增订本）［M］.北京：中医古籍出版社，1984.〕

第二节　辛凉解表剂

辛凉解表剂以辛凉发散药为主配伍组成，治疗外感风热表证或温病初起、痘疹初起等，代表方如银翘散、桑菊饮等。

一、银翘散

【出处】清·吴鞠通《温病条辨·上焦》

【组成】连翘一两（30g）　金银花一两（30g）　苦桔梗六钱（18g）　薄荷六钱（18）　竹叶四钱（12g）　生甘草五钱（15g）　荆芥穗四钱（12g）　淡豆豉五钱（15g）　牛蒡子六钱（18g）

【用法】上杵为散，每服六钱（18g），鲜苇根汤煎，香气大出，即取服。勿过煎，肺药取轻清，过煎则味厚而入中焦矣。病重者，约二时一服，日三服，夜一服。轻者三时一服，日二服，夜一服。病不解者作再服（现代用法：作汤剂，加芦根 18g，水煎服）。

【功效】辛凉透表，清热解毒。

【主治】温病初期。发热，微恶风寒，无汗或有汗不畅，口渴头痛，咽痛咳嗽，舌尖红，舌苔薄黄，脉浮数。

【歌诀】银翘散主上焦疴，竹叶荆蒡豉薄荷，
　　　　甘桔芦根凉解法，清疏风热煮无过。

【方解】

方解见表 8-4。

表 8-4　银翘散方解

君	金银花、连翘	气味芳香，疏散风热，清热解毒，芳香辟秽
臣	薄荷、牛蒡子	疏散风热，清利头目，解毒利咽
	荆芥穗、淡豆豉	辛温散邪解表（辛而不烈，温而不燥，去性存用）
佐	芦根、竹叶	清热生津
	桔梗	开宣肺气而利咽
佐使	生甘草	合桔梗利咽止痛，兼调和诸药

【临床应用】

1.临证应用 本证为风热袭表，肺卫失宣所致。以发热，微恶风寒，口渴，咽痛，脉浮数为辨证要点。胸闷者，加藿香、郁金以行气；渴甚者，加花粉以生津止渴；项肿咽痛者，加马勃、玄参以利咽；衄者，去荆芥穗、豆豉，加白茅根、侧柏炭、栀子炭以止血；咳者，加杏仁以降气止咳。

2.现代疾病应用 感冒、流行性感冒、上呼吸道感染、肺炎、扁桃体炎、腮腺炎、流行性脑膜炎、小儿风疹、小儿疱疹性口炎等。

3.使用注意 本方宜于温病初期，外感风热表证。若外感风寒者，则非所宜；不宜久煎。

【医案精选】

风热犯肺案

黄某，男，35 岁，工人，1959 年 1 月 20 日初诊。

症见：恶寒发热，头痛有汗，咳嗽，痰中带血，量不多，右季肋疼痛，咳则加重，口渴喜饮，舌质红，苔薄白，脉象浮数。

辨证：风温犯肺，肺失宣降。

治法：辛凉解表，宣肺止咳。

方药：桑叶 9g，菊花 9g，金银花 9g，杏仁 9g，桔梗 9g，连翘 9g，鲜芦根 30g，板蓝根 30g，桃仁 9g，冬瓜子 15g，生薏苡仁 15g，牡丹皮 9g，仙鹤草 9g，3 剂。

复诊：药后表解热退，咳嗽胸痛亦减，痰中已无血，脉转和缓，苔薄白，治依原方加减。连服 3 剂，临床症状皆除。

按语：据患者恶寒发热，头痛有汗，咳嗽，舌质红，苔薄白，脉象浮数，辨证风热犯肺，肺失宣降，方用银翘散加减，加桑叶和菊花加强疏风清热、宣肺止咳作用，加桃仁、冬瓜子及生薏苡仁促进排痰利湿。3 剂后发热，咳嗽胸痛好转，依原方加减，续服 3 剂治愈。

（董建华.中医内科急症医案辑要［M］.山西：山西科学教育出版社，1988.）

二、桑菊饮

【出处】清·吴鞠通《温病条辨·上焦》

【组成】桑叶二钱五分（7.5g） 菊花一钱（3g） 杏仁二钱（6g） 连翘一钱五分（5g） 薄荷八分（2.5g） 桔梗二钱（6g） 生甘草八分（2.5g） 苇根二钱（6g）

【用法】水二杯，煮取一杯，日二服（现代用法：水煎温服）。

【功效】疏风清热，宣肺止咳。

【主治】风温初起，热邪犯肺证，症见咳嗽，身热不甚，口渴，舌苔薄黄，脉浮数。

【歌诀】桑菊饮中桔杏翘，芦根甘草薄荷绕，

　　　　清疏肺卫轻宣剂，风温咳嗽服之消。

【方解】

方解见表8-5。

表8-5　桑菊饮方解

君	桑叶、菊花	辛凉，疏散风热，清肺止咳，清利头目
臣	薄荷	助疏风散热利头目
	桔梗、杏仁	宣降相配，利气止咳
佐	芦根	清热生津止渴
	连翘	透邪解毒
佐使	生甘草	清热泻火，合桔梗利咽止痛，兼调和诸药

【临床应用】

1. 临证应用　本证为温病初期，风热袭表，肺气不宣所致。以发热微恶风寒，咳嗽，脉浮数为辨证要点。气粗似喘，加石膏、知母以清泄热邪；咳嗽较甚，加黄芩清泄肺热；咳痰黄稠，咯吐不爽，加瓜蒌、黄芩、桑白皮、贝母以清热化痰；咳嗽咯血者，加白茅根、茜草根、牡丹皮凉血止血；口渴甚者，加天花粉生津止渴；兼咽喉红肿疼痛者，加玄参、板蓝根以清热利咽。

2. 现代疾病应用　流行性感冒、急性支气管炎、急性扁桃体炎、上呼吸道感染、肺炎、急性结膜炎、角膜炎等。

3. 使用注意　本品属轻清之品，不宜久煎；风寒咳嗽者禁用。

【医案精选】

风热扰肺案

韩某，男，74岁，1960年3月28日初诊。

症见：发热（体温38.5℃），微咳，咽红，小便黄。舌赤无苔，脉浮数。

辨证：风热外感，肺失宣肃。

治法：辛凉解表，宣肺止咳。

方药：桑叶6g，菊花6g，牛蒡子6g，连翘6g，竹叶6g，桔梗4.5g，连翘6g，芦根15g，僵蚕6g，生甘草3g，香豆豉9g，薄荷2.5g（后下），葱白3寸（后下），2剂。

复诊：服药后热退，咳嗽减轻，但痰黏滞不利。舌上无苔，脉缓和。感冒已基本治愈，治宜调和肺胃，兼化痰湿。方药：瓜蒌壳6g，橘红6g，川贝母4.5g，前胡4.5g，茯苓9g，天冬9g，竹茹6g，枇杷叶9g，芦根12g。2剂痊愈。

按语：肺为娇脏，外合皮毛，清虚而处高位。患者脉证属风热外感，由皮毛而内扰肺络之宣肃。"治上焦如羽，非轻不举"，以桑菊饮合葱豉汤辛凉透表宣

肺，邪去而肺安。

（中国中医研究院. 蒲辅周医疗经验编［M］. 北京：人民卫生出版社，2005.）

第三节　扶正解表剂

扶正解表剂以解表药配伍补益药组成，治疗虚人感受外邪而致的表证，代表方如人参败毒散、参苏饮等。

一、人参败毒散

【出处】宋《太平惠民和剂局方》

【组成】柴胡　甘草　桔梗　人参　川芎　茯苓　枳壳　前胡　羌活　独活各三十两（各 9g）

【用法】上为粗末。每服二钱（6g），水一盏，入生姜、薄荷各少许，同煎七分，去滓，不拘时服，寒多则热服，热多则温服（现代用法：作汤剂，用量按原方比例酌减，加生姜 3g，薄荷 2g，水煎服）。

【功效】散寒祛湿，益气解表。

【主治】气虚外感风寒湿证。症见憎寒壮热，头项强痛，肢体酸痛，无汗，鼻塞声重，咳嗽有痰，胸膈痞满，舌淡苔白，脉浮而按之无力。

【歌诀】人参败毒茯苓草，桔枳柴前羌独芎，

　　　　薄荷少许姜三片，气虚外感有奇功。

【方解】

方解见表 8-6。

表 8-6　人参败毒散方解

君	羌活、独活	祛风散寒除湿，治周身疼痛
臣	柴胡、川芎	解表透邪，行气活血止痛
佐	桔梗、枳壳、前胡	宣降相伍，理气以化痰止咳、宽胸
	茯苓	渗湿以除痰
	人参	补气扶正以鼓邪外出，使祛邪不伤正
佐使	生姜、薄荷、甘草	助外散表邪，益气，调和诸药

【临床应用】

1. 临证应用　本证为风寒湿邪束表，卫气闭塞，气虚痰阻所致，以憎寒壮热，无汗，头身重痛，咳喘无力，痰稀胸闷为辨证要点。正气未虚而表寒较甚者，去人参，加荆芥、防风以祛风散寒；气虚明显者，重用人参，或加黄芪以益气补虚；湿滞肌表经络，肢体酸楚疼痛甚者，加威灵仙、桑枝、秦艽、防己等祛

风除湿，通络止痛；咳嗽重者，加杏仁、白前止咳化痰；痢疾之腹痛、便脓血、里急后重甚者，加白芍、木香以行气和血止痛。

2. 现代疾病应用 感冒、支气管炎、过敏性皮炎、荨麻疹、湿疹、皮肤瘙痒症、痢疾等。

3. 使用注意 方中药物多辛温香燥之品，外感风热及阴虚外感者，均忌用；若时疫、湿温、湿热蕴结肠中而成痢疾，切不可用。

【医案精选】

气虚湿邪久蕴疮疖顽癣案

李某，男，39岁，干部。1970年春季初诊。患皮肤病，遍体生疮疖顽癣，终年此愈彼起。此前给予过多种内服、外擦方药，迄无疗效。

症见：疮疖项部为多，顽癣则腰部、腹部及大腿部丛生，粘连成片如掌大，时流黄水，奇痒难熬。舌边有齿痕，脉象稍数而中露虚象。

辨证：气虚湿邪久蕴肌表。

治法：益气解表，发散祛湿。

方药：党参9g，茯苓9g，枳壳6g，桔梗4.5g，柴胡6g，前胡6g，羌活9g，甘草6g，独活6g，川芎6g，薄荷1.5g，生姜6g，嘱服数剂。

半月后复诊，顽癣有收敛现象。再服半月后，察大腿部顽癣结痂痂皮脱落，腰腹部渗水明显减少，嘱其再服一段时间。3个月后再察，频年发生之疮疖完全治愈，仅腰部余留少量癣疾。

按语：人参败毒散本为主治气虚外感风寒湿邪时气表证之方。本案为皮肤外科疾患，正气不存内，则湿浊邪气可干，又病久必虚。四诊合参，病属气虚外湿久蕴肌表之证，病机与原方相符，故以该方改散为汤表散邪滞，疏导经络，"败毒"而愈。

（中国中医研究院.岳美中医案集［M］.北京：人民卫生出版社，2005.）

二、参苏饮

【出处】宋《太平惠民和剂局方》

【组成】陈皮 枳壳 桔梗 甘草 木香各半两（各6g） 半夏 紫苏叶 干葛 前胡 人参 茯苓各三分（各9g）

【用法】上㕮咀。每服四钱（12g），水一盏半，生姜七片，大枣一枚，煎六分，去滓，微热服，不拘时候（现代用法：加生姜7片，大枣1枚，水煎温服）。

【功效】益气解表，理气化痰。

【主治】气虚外感风寒，内有痰湿证。症见恶寒发热，无汗，头痛鼻塞，咳嗽痰白，胸脘满闷，倦怠无力，气短懒言，苔白脉弱。

【歌诀】参苏饮内用陈皮，枳壳前胡半夏齐，
干葛木香甘桔茯，气虚风寒此方宜。

【方解】

方解见表8-7。

表8-7　参苏饮方解

君	紫苏叶	祛风散寒，宣肺止咳，行气宽中
臣	葛根	解表透邪
佐	桔梗、半夏、前胡、枳壳	宣降相伍，理气化痰止咳
	陈皮、木香	行气以化痰、宽胸
	人参、茯苓	补气扶正助解表，渗湿除痰，健脾杜生痰之源
佐使	生姜、大枣、甘草	助外散表邪，补气，调和诸药

【临床应用】

1. 临证应用　本证为气虚外感风寒，内有痰湿所致。以恶寒发热，无汗头痛，咳痰色白，胸脘满闷，倦怠乏力，苔白脉弱为辨证要点。表寒证重者加葛根以解表；头痛甚者，可加川芎、白芷、藁本以增强止痛之功；气滞较轻者，去木香以减其行气之力。

2. 现代疾病应用　感冒、上呼吸道感染、支气管炎等。

3. 使用注意　外感风寒非气虚者禁用。

【医案精选】

气虚易感喷嚏案

曹某，男，37岁。

症见：数载以来易于伤风，独多喷嚏，连声不绝。剧烈时则汗出，神疲，头胀，颇以为苦。舌淡苔白，脉细。

辨证：气虚表弱，风寒袭肺，肺窍宣肃失常。

治法：益气固表，宣肺利窍。

方药：党参9g，陈皮6g，杏仁9g，紫苏叶4.5g，紫苏梗4.5g，前胡6g，白蒺藜9g，桔梗3g，广木香3g，姜半夏9g，炒枳壳4.5g，10剂。

复诊：服药后喷嚏未发。续予补肺固表，以期痊愈。

按语：肺为娇脏，外合皮毛，开窍于鼻。若肺气不足，则皮毛防御之力减弱，易于为风寒等邪气侵袭，鼻窍受扰，宣肃失职则见喷嚏。以参苏散益气扶正治本，则"正气存内，邪不可干"，宣散外邪治标，则邪祛而肺窍安。

（严世芸.内科名家严苍山学术经验集［M］.上海：上海中医药大学出版社，1998.）

第四节　表里双解剂

表里双解剂以解表药配伍清热药，或温里药、泻下药等组成，治疗表里同病，代表方如防风通圣散等。

防风通圣散

【出处】金元·刘完素《黄帝素问宣明论方·卷三》

【组成】防风 川芎 当归 芍药 大黄 薄荷叶 麻黄 连翘 芒硝各半两（各6g） 石膏 黄芩 桔梗各一两（各12g） 滑石三两（20g） 甘草二两（10g） 荆芥 白术 栀子各一分（各3g）

【用法】上为末，每服二钱（6g），水一大盏，生姜三片，煎至六分，温服（现代用法：作汤剂，用量按原方比例酌减，水煎服；亦可作水丸，每服6g，生姜3片煎汤送服）。

【功效】解表攻里，泄热通便。

【主治】风热壅盛，表里俱实证。症见憎寒壮热，头昏目眩，目赤肿痛，口苦口干，咽喉不利，胸膈痞闷，咳嗽喘满，大便秘结，小便短赤，舌苔黄腻，脉洪数或弦滑。

【歌诀】防风通圣大黄硝，荆芥麻黄栀芍翘，
　　　　甘桔芎归膏滑石，薄荷芩术力最效。

【方解】

方解见表8-8。

表8-8　防风通圣散方解

君	防风	发汗疏风解表
臣	麻黄、荆芥	辛散解表
	薄荷、连翘、桔梗	清宣解毒利咽
	黄芩、石膏	清泻肺胃
	栀子、滑石	清热利湿
	大黄、芒硝	通腑泄热
	当归、芍药、川芎	养血和血，使祛邪不伤正
佐	白术、生姜	健脾和胃助运
佐使	甘草	合桔梗利咽止痛，兼调和诸药

【临床应用】

1. 临证应用　本证为外感风邪，内有蕴热，表里俱实所致。以憎寒壮热无汗，二便秘涩，口苦而渴为辨证要点。表证较轻，解表药可酌减；发热不甚者，去石膏；无便秘者，去大黄、芒硝；内热蕴盛，体质壮实者，去当归、芍药、川芎、白术等。

2. 现代疾病应用　荨麻疹、特异性皮炎、鼻窦炎、急性乳腺炎等。

3. 使用注意　本方解表通里，清热解毒，虚寒证者不宜用；孕妇慎用；不宜久服；服药期间宜食清淡、易消化食物，忌油腻、鱼虾海鲜类食物。

【医案精选】

食滞感冒案

岳某，男，2岁，1960年3月4日初诊。

症见：发热3日（体温39℃左右），恶寒无汗，鼻塞流涕，面红目赤，口唇生疮，干噫食臭，食欲大减，腹胀便秘。舌苔微黄而腻，脉数。

辨证：内有食积，外感风邪。

治法：解表清热，宣中导滞。

方药：防风3g，荆芥3g，桔梗3g，薄荷1.5g，连翘6g，山栀子5g，黄芩5g，竹叶3g，大黄3g，芒硝3g，甘草3g，2剂。

复诊：服药后汗出热退，里气亦通，大便连泻2次，食滞尽去。唯口疮未愈，食欲仍差，予至宝锭（中成药）3日善后。

按语：患儿发热恶寒无汗，鼻塞流涕，为有表证；便秘腹胀，干噫食臭，是为胃腑食积蕴热，辨证为表里俱实之证。方用防风通圣散加减，解表攻里，双管齐下，效如桴鼓。

（吉良晨.临证治验录［M］.北京：中国书店出版社，2000.）

复习思考题

1. 桂枝汤证已有汗出，为何治疗仍用汗法？
2. 九味羌活汤主治何证？方中配伍生地黄、黄芩有何意义？
3. 银翘散与桑菊饮在组成、功用、主治上有何区别？
4. 参苏饮与败毒散均为扶正解表方剂，有何区别？

第九章　泻下剂

扫一扫，查阅本章数字资源，含PPT、音视频、图片等

【概念】凡以泻下药为主组成，具有通便、泄热、攻积、逐水等作用，主治里实证的方剂，统称为泻下剂。

【适应范围】泻下剂是为有形实邪内结而设，凡因燥屎内结、冷积不化、瘀血内停、宿食不消、结痰停饮、虫积之脘腹胀满、腹痛拒按、大便秘结或泻痢、苔厚、脉沉实等属里实证者，均可用泻下剂治疗。

【立法依据】泻下剂是根据《素问·阴阳应象大论》"其下者，引而竭之""其实者，散而泻之"的原则立法，属于"八法"中之"下法"。

【分类】依据里实证的证候表现有热结、寒结、燥结、水结之不同，患者体质有强弱之异，分五类。

$$
\left\{
\begin{array}{l}
\text{寒下——热结证} \\
\text{温下——寒结证} \\
\text{润下——燥结证} \\
\text{逐水——水结证} \\
\text{攻补兼施——里实而兼见正气不足证}
\end{array}
\right.
$$

【注意事项】

1.泻下剂多由药力迅猛之品组方，易伤胃气，故应得效即止，慎勿过剂。

2.服药期间，应忌食油腻及不易消化的食物，以防重伤胃气。

3.如表证未解，里未成实者，不宜使用泻下剂。若表证未解而里实已成，宜用表里双解法；如兼有瘀血者，配伍活血祛瘀药治之；兼有虫积者，配伍驱虫药治之。对年老体虚、孕妇、产妇或月经期，病后伤津，以及亡血者，均应慎用或禁用。

第一节 寒下剂

寒下剂常用寒下药，如大黄、芒硝等为主组方，治疗里热积滞实证。代表方如大承气汤、小承气汤、调胃承气汤、复方大承气汤等。

大承气汤

【出处】东汉·张仲景《伤寒论》

【组成】大黄四两（12g） 厚朴半斤（24g） 枳实五枚（12g） 芒硝三合（9g）

【用法】上四味，以水一斗，先煮二物，取五升，去滓，内大黄，更煮取二升，去滓，内芒硝，更上微火一二沸，分温再服。得下，余勿服（现代用法：水煎，先煎厚朴、枳实，后下大黄，芒硝溶服）。

【功效】峻下热结。

【主治】

1.阳明腑实证。症见大便不通，频转矢气，脘腹痞满，腹痛拒按，按之则硬，甚或潮热谵语，手足濈然汗出，舌苔黄燥起刺，或焦黑燥裂，脉沉实。

2.热结旁流证。症见下利清水，色纯青，其气臭秽，脐腹疼痛，按之坚硬有块，口舌干燥，脉滑实。

3.里热实证之热厥、痉病或发狂等。

【歌诀】大承气汤用芒硝，大黄枳实厚朴饶，

去硝名曰小承气，调胃承气硝黄草。

【方解】

方解见表9-1。

表9-1 大承气汤方解

君	大黄	苦寒通降，泄热通便，荡涤胃肠实热积滞
臣	芒硝	咸寒润降，泄热通便，软坚润燥，以除燥坚
佐使	厚朴、枳实	下气除满，行气消痞

【临床应用】

1.临证应用 本证为阳明热结所致。以痞、满、燥、实四症，及舌红苔黄，脉沉实为辨证要点。兼气虚者，加人参以补气，以防泻下气脱；兼阴津不足者，加玄参、生地黄等以滋阴润燥。

2.现代疾病应用 急性单纯性肠梗阻、粘连性肠梗阻、蛔虫性肠梗阻、急性胆囊炎、急性胰腺炎、幽门梗阻，以及某些热性病过程中出现高热、神昏谵语、

惊厥、发狂而见大便不通，苔黄脉实者。

3. 使用注意 本方为泻下峻剂，凡气阴亏虚、燥结不甚者，以及年老、体弱等均应慎用；孕妇禁用；注意中病即止，以免耗损正气。

【医案精选】

阳明腑实案

战某，男，38 岁。初诊：1982 年 3 月 4 日。

症见：连续失眠 10 余日，彻夜不寐，服大量安眠药无用，痛苦不堪，面红目赤，大便不通多日，舌苔黄厚，脉大。

辨证：阳明腑实。

治法：峻下热结。

方药：大黄 9g，芒硝 6g，枳实 9g，厚朴 9g。

复诊：仅服 1 剂，腑通，当夜酣然入睡。

按语：大便不通多日，舌苔黄厚，脉大，属阳明腑实证，腑浊上攻于心，心神受扰而不宁，故不眠。用安神镇惊之品，是治标而遗其本，服用大量安眠药无效即是证明。法当去胃腑之实，实祛浊除，心神得宁，自然安寐。

（姜春华. 内科名家姜春华学术经验集［M］. 上海：上海中医药大学出版社，2003.）

第二节 温下剂

温下剂常以泻下药如大黄、芒硝、巴豆等，与温里祛寒药如附子、细辛、干姜等为主组方，具有温里散寒、通便止痛的作用，适用于里寒积滞实证。代表方如温脾汤、大黄附子汤等。

温脾汤

【出处】唐·孙思邈《备急千金要方·卷十三》

【组成】大黄五两（15g） 当归 干姜各三两（各 9g） 附子 人参 芒硝 甘草各二两（各 6g）

【用法】上七味，㕮咀，以水七升，煮取三升，分服，一日三次（现代用法：水煎服）。

【功效】攻下冷积，温补脾阳。

【主治】脾阳不足，寒积中阻证。腹痛便秘，脐下绞痛，绕脐不止，手足不温，苔白不渴，脉沉弦而迟。

【歌诀】温脾附子大黄硝，当归干姜人参草，
　　　　寒热并进补兼泻，温通寒积振脾阳。

【方解】

方解见表 9-2。

表 9-2　温脾汤方解

君	附子、大黄		温壮脾阳，解散寒凝，泻下冷积
臣		芒硝	润肠软坚，助大黄泻下攻积
		干姜	温中助阳，助附子温中散寒
佐	人参、当归		益气养血，使下不伤正
佐使	甘草		助人参益气，兼调和诸药

【临床应用】

1. 临证应用　本证为脾阳不足，寒积中阻所致。以腹痛，便秘，手足不温，苔白，脉沉弦为辨证要点。若腹中胀痛者，加厚朴、木香以行气止痛；腹中冷痛，加肉桂、吴茱萸以增强温中祛寒之力。

2. 现代疾病应用　急性单纯性肠梗阻或不全梗阻等。

3. 使用注意　热实里结、津伤便秘者不宜使用。

【医案精选】

阳虚便秘案

张某，男，32 岁，昆明人。

症见：患便秘已 1 年余。初起大便难解，2～3 日一行，干结不爽。头昏食少，脘腹痞闷不适，时常哕气上逆，冲口而出。医者以为阴虚肠燥，胃腑有热，连续治以清热苦寒、滋润通下之剂。每服 1 剂，大便通泻 1 次，其后又复秘结如故，脘腹痞闷终不见减。如此往复数月之久，愈见便秘，甚者 6～7 日始一行。口苦咽干，纳呆食减，体瘦面黄，精神倦怠。脉沉迟而弱，舌苔厚腻，色黄少津，口气微臭，思饮不多。

辨证：阳虚便秘。

治法：攻下冷积，温补脾阳。

方药：附子 45g，大黄 9g（后下），党参 15g，厚朴 9g，杏仁 9g（捣），干姜 12g，甘草 6g。

复诊：煎服 1 次后，则腹中肠鸣，气窜胸胁，自觉欲转矢气而不得。再服 2次，则矢气频作，便意迫肛，旋即解出大便许多，黑硬结如栗，奇臭无比。顿觉腹中舒缓，如释重负，呕哕已不再作。连服 2 剂后，大便隔日可解。口苦咽干已愈，食思转佳，腹中痞胀消去。厚腻黄苔已退，呈现薄白润苔，脉仍沉缓。遂照原方加肉桂 9g，增其温化运转之力，连服 4 剂后，大便通调如常，精神、饮食明显好转，面色呈润泽。为巩固疗效，继以吴茱萸汤加肉桂、甘松温中健胃，调理20 余日而愈，并嘱其常服桂附理中丸。3 年后相遇，迄未复发。

按语：患者并非肠胃燥热之证，乃是气虚之便秘长期服用苦寒通下之品，脾肾之阳受戕，脾气虚弱，无力运化，肾气不足，难以化气生津，气机壅滞，胃肠传化失司，遂成便秘。当以温下之法，务使枢机运转，腑气自能通达，方用温脾汤加味。

（吴佩衡.吴佩衡医案［M］.昆明：云南人民出版社，1979.）

第三节 润下剂

润下剂常用滋润滑肠药如麻仁、柏子仁、杏仁等，与泻下药如大黄等配伍组方，具有润肠通便的功用，适用于津枯肠燥所致大便秘结证。代表方如麻子仁丸、五仁丸、济川煎等。

一、麻子仁丸（又名脾约丸）

【出处】东汉·张仲景《伤寒论》

【组成】麻子仁二升（500g） 芍药半斤（250g） 枳实半斤（250g） 大黄一斤（500g） 厚朴一尺（250g） 杏仁一升（250g）

【用法】上六味，蜜和丸，如梧桐子大，饮服十丸，日三服，渐加，以知为度（现代用法：上药为末，炼蜜为丸，每次9g，每日1～2次，温开水送服。亦可按原方用量比例酌减，改汤剂煎服）。

【功效】润肠泄热，行气通便。

【主治】胃肠燥热，脾津不足证。大便干结，小便频数，脘腹胀痛，舌红苔黄，脉数。

【歌诀】麻子仁丸小承气，杏芍麻仁治便秘，

胃热津亏解便难，润肠通便脾约济。

【方解】

方解见表9-3。

表 9-3 麻子仁丸方解

君	麻子仁	润肠通便
臣	杏仁	上肃肺气，下润大肠
	白芍	养血敛阴，缓急止痛
佐	大黄、枳实、厚朴	轻下热结，除胃肠燥热
佐使	蜂蜜	助麻子仁润肠通便，兼缓和小承气汤攻下之力

【临床应用】

1. 临证应用 本证为胃肠燥热，脾津不足所致。以大便秘结，小便频数，舌苔微黄少津为辨证要点。痔疮便秘者，加桃仁、当归以养血和血，润肠通便；痔疮出血属胃肠燥热者，加槐花、地榆以凉血止血；燥热伤津较甚者，加生地黄、玄参、石斛以增液通便。

2. 现代疾病应用 虚人及老人肠燥便秘、习惯性便秘、产后便秘、痔疮术后

便秘等。

3. 使用注意 本方虽为润肠缓下之剂，但含有攻下破滞之品，故年老体虚、津亏血少者，不宜常服；孕妇慎用。

【医案精选】

脾约证

刘某，男，28 岁。

症见：大便燥结，五六日一行，每次大便困难异常，往往用力太过而汗出如雨，口唇发干，以舌舐之则起厚皮如痂，撕则唇破出血，其脉沉滑，舌苔干黄。

辨证：胃强脾弱之脾约证。

治法：润肠泄热，行气通便。

方药：麻子仁丸 1 剂。

复诊：服之而愈。

按语：患者主症为大便燥结难解，同时伴有唇燥干裂，舌苔干黄，脉沉滑等症，反映其病乃由胃肠燥热，脾阴不足所致。脾主为胃行其津液，今胃中燥热，脾受约束，津液不得四布，肠失濡润，故见大便燥结；脾荣在唇，故脾阴不足，当唇燥干裂；舌苔干黄为燥热津亏；脉沉主里，滑主热。治以润肠通便为主，兼以泄热行气，以麻子仁丸 1 剂而愈。

（刘渡舟，伤寒论通俗讲话［M］.上海：上海科学技术出版社，1980）

二、济川煎

【**出处**】明·张景岳《景岳全书》

【**组成**】当归三至五钱（9～15g） 牛膝二钱（6g） 肉苁蓉二至三钱（6～9g） 泽泻一钱半（4.5g） 升麻五分至七分或一钱（1.5～3g） 枳壳一钱（3g）

【**用法**】水一盅半，煎七分，食前服（现代用法：作汤剂，水煎服）。

【**功效**】温肾益精，润肠通便。

【**主治**】肾阳虚弱，精津不足证。大便秘结，小便清长，腰膝酸软，头目眩晕，舌淡苔白，脉沉迟。

【**歌诀**】济川归膝肉苁蓉，泽泻升麻枳壳从，

肾虚津亏肠中燥，寓通于补法堪宗。

【**方解**】

方解见表 9-4。

表 9-4 济川煎方解

君	肉苁蓉	温肾益精，暖腰润肠
臣	当归	补血润燥，润肠通便
	牛膝	补益肝肾，壮腰膝，性善下行

续表

	枳壳	行气宽肠而助通便
佐	泽泻	渗利小便而泄肾浊
	升麻	升清阳（清阳升则浊阴自降，相反相成，以助通便）

【临床应用】

1. 临证应用 本证为肾阳虚弱，精津不足所致。以大便秘结，小便清长，腰膝酸软，舌淡苔白，脉沉迟为辨证要点。阳虚者，加锁阳；阴虚者，加生地黄、熟地黄、玄参、麦冬；气滞、积滞者，加焦槟榔、厚朴、木香、大腹皮；化热、积热者，加山栀子、火麻仁；痰热、湿热者，加全瓜蒌、枳实；痰湿者，加白术、茯苓；气虚者，加黄芪、白术；便硬者，加火麻仁、郁李仁。

2. 现代疾病应用 习惯性便秘、老年便秘、产后便秘等。

3. 使用注意 凡热邪伤津及阴虚者忌用。

【医案精选】

肾虚便秘案

赵某，女，78岁，离休干部，1998年11月23日初诊。

症见：近5年来反复出现便秘，大便干结难解，曾先后服用麻仁润肠丸、番泻叶、通便灵等药，大便虽可以通解，但不通畅，且时时反复，近3周来症状加重，伴腹胀腹痛，食欲不振，时感头痛，烦躁不安，睡眠欠香。舌淡红，苔薄白而干，脉细弦。

辨证：元气亏虚，传化失职。

治法：益气润肠，降气通腑。

方药：生黄芪、当归、桃仁、全瓜蒌、川牛膝、菊花、枳实各15g，杏仁、肉苁蓉各10g，生白术、玄参各30g。每日1剂，水煎服。

复诊：服药6剂，便秘稍减，腹胀依然，舌脉同前。上方加酒大黄6g，继服8剂。三诊：大便已畅，腹胀腹痛已解，头痛释然，纳食、睡眠改善，精神好转，舌淡红，苔薄白，脉细，去大黄，继服6剂。四诊：病情稳定，症状无反复，嘱其多饮水，适当增加活动量。

按语：老年便秘患者，总以虚损不足为主，尤其肾虚是老年人便秘的关键病机所在，温肾益精、润肠通便是其治疗大法。治疗应慎用大黄、芒硝峻泻，不图一时之快，可以济川煎为基本方加减化裁。

（杨明会. 赵冠英验案精选［M］. 北京：学苑出版社，2003.）

第四节 逐水剂

逐水剂常以峻下逐水药如大戟、芫花、甘遂、牵牛子等为主组方，适用于水饮壅盛于里之实证。代表方如十枣汤。

十枣汤

【出处】东汉·张仲景《伤寒论》

【组成】芫花、甘遂、大戟各等分

【用法】三味等分，各别捣为散。以水一升半，先煮大枣肥者十枚，取八合去滓，内药末。强人服一钱匕，羸人服半钱，温服之，平旦服。若下后病不除者，明日更服，加半钱，得快下利后，糜粥自养（现代用法：上三味，等分为末，或装入胶囊，每服 0.5 ～ 1g，每日 1 次，以大枣 10 枚煎汤送服，清晨空腹服）。

【功效】攻逐水饮。

【主治】

1.悬饮。咳唾胸胁引痛，心下痞硬胀满，干呕短气，头痛目眩，或胸背掣痛不得息，舌苔滑，脉沉弦。

2.水肿。一身悉肿，尤以身半以下为重，腹胀喘满，二便不利。

【歌诀】十枣逐水效堪夸，大戟甘遂与芫花，
　　　　悬饮内停胸胁痛，水肿腹胀用无差。

【方解】

方解见表 9-5。

表 9-5　十枣汤方解

君	甘遂	善行经隧水湿
臣	大戟	善泄脏腑水湿
	芫花	善消胸胁伏饮痰癖
佐	大枣	缓和诸药毒性；益气护胃，减少药后反应；培土制水，邪正兼顾

【临床应用】

1.临证应用　本证为水饮内停胸胁所致。以咳唾胸胁引痛，或水肿腹胀，二便不利，脉沉弦为辨证要点。本方作用峻猛，只可暂用，不宜久服。若精神胃纳俱好，而水饮未尽去者，可再投本方；若泻后精神疲乏，食欲减退，则宜暂停攻逐；若患者体虚邪实，又非攻不可者，可用本方与健脾补益剂交替使用。

2.现代疾病应用　渗出性胸膜炎、结核性胸膜炎、肝硬化、慢性肾炎所致的胸腔积液、腹水或全身水肿，以及晚期血吸虫病所致的腹水等。

3.使用注意　三药为散，大枣煎汤送服；于清晨空腹服用，从小量开始，以免量大下多伤正，若服后下少，次日加量；服药得快利后停用，宜食糜粥以养胃；年老体弱者慎用，孕妇忌服。

【医案精选】

水饮结胸案

刘某，男。

症见：胸膈胀满，气促喘急，面微浮肿，自服宽胸调气药不效。转请西医诊治，诊断为"胸腔积液"。胸腔积水甚多，曾抽水数百毫升，暂获轻松，但不久又反复如前。脉弦滑，胸脘胀痛，喘息不安。

辨证：水饮结胸。

治法：峻攻其水。

方药：甘遂 2.4g，大戟、芫花各 3g，研末。另大枣 10 枚煎汤送下，分两次冲服。

复诊：服竟，峻下 4～5 次，连服两日，胸不胀满，气亦不喘，此胸腔积水经攻逐从大便去也。后以《外台》茯苓饮健脾利水，续服半月，遂告无恙。

按语：患者中阳不振，水不运化，结聚胸膈，因而胀痛，呼吸转侧均觉困难。遂以十枣汤攻逐水饮，疗效显著。

（赵守真.治验回忆录［M］.北京：人民卫生出版社，1962.）

第五节　攻补兼施剂

攻补兼施剂常以泻下药如大黄、芒硝等，合补益药如人参、当归、生地黄、玄参等为主，适当配伍行气药如枳实、厚朴等组方，适用于里实正虚证。代表方如黄龙汤、新加黄龙汤、增液承气汤等。

黄龙汤

【出处】明·陶节庵《伤寒六书》

【组成】大黄（9g）　芒硝（12g）　枳实（6g）　厚朴（3g）　当归（9g）　人参（6g）　甘草（3g）（原书未著用量）

【用法】水二盅，姜三片，枣二枚，煎之后，再入桔梗煎一沸，热服为度（现代用法：上药加桔梗 3g，生姜 3 片、大枣 2 枚水煎，芒硝溶服）。

【功效】攻下通便，补气养血。

【主治】阳明腑实，气血不足证。自利清水，色纯青，或大便秘结，脘腹胀满，腹痛拒按，身热口渴，谵语，甚则循衣摸床，撮空理线，神昏肢厥，舌苔焦黄或焦黑，脉虚。

【歌诀】黄龙汤枳朴硝黄，参归甘桔枣生姜，

　　　　阳明腑实气血弱，攻补兼施效力强。

【方解】

方解见表 9-6。

表 9-6　黄龙汤方解

君	大黄	泄热通便，荡涤积滞
臣	芒硝	润燥软坚，以助大黄泄热攻逐之力
佐	枳实、厚朴	行气导滞
	人参、当归	益气补血，扶正祛邪，攻下而不伤正
	桔梗	开肺气以利大肠，以助通腑之大黄，上宣下通
佐使	生姜、大枣、甘草	补益脾胃，助人参、当归补虚，甘草又能调和诸药

【临床应用】

1. 临证应用　本证为阳明腑实兼气血不足所致。以大便秘结，或自利清水，脘腹胀满，身热口渴，神倦少气，舌苔焦黄或黑，脉虚为辨证要点。脘腹胀满不甚，去枳实、厚朴，以缓下热结；阴虚较甚者，加玄参、麦冬、生地黄等以滋阴增液。

2. 现代疾病应用　伤寒、副伤寒、流行性脑脊髓膜炎、乙型脑炎、老年性肠梗阻等。

3. 使用注意　本方攻下之力较强，要注意气血虚衰程度，合理选用补益药物。

【医案精选】

阳明腑实，气血不足案

吕某，女，1986 年就诊。

症见：大便干燥，5～7 天排便 1 次，平日喜叹息，偶有胸胁胀闷。曾服小承气汤加味，药后大便虽变稀而次频，但经常出现腹中撑痛不舒感觉，停药后则便秘复常。脉沉弦而细，舌苔薄白。

辨证：阳明腑实，气血不足。

治法：攻下通便，补气养血。

方药：大黄 9g，芒硝 9g，枳实 9g，厚朴 12g，当归 9g，人参 6g，甘草 6g，桔梗 3g，生姜 3 片，大枣 2 枚。

复诊：服药 3 剂，脘腹渐觉舒畅，大便质软，每日 1 次，别无任何不适。继服 1 个月，迄今年余，未再发生便秘。

按语：患者素体气血亏损，又患里热腑实之证。当此之时，不攻则不能去其实，不补则无以救其虚，故以泄热通便、补益气血立法，疗效显著。

（许彦来，李富玉.国家级名老中医验案：胃肠病［M］.北京：人民军医出版社，2014.）

复习思考题

1. 试述泻下剂的概念、适应范围、配伍原则及应用注意事项。

2. 试从组成、功用、主治证比较温脾汤与大黄附子汤之异同。

3. 试述温下剂的适应证候及其配伍规律。

4. 黄龙汤与新加黄龙汤皆为攻补兼施之剂，二方的主治证候有何异同？为什么？

第十章 和解剂

扫一扫，查阅本章数字资源，含PPT、音视频、图片等

【概念】凡具有和解少阳、调和肝脾、调和肠胃等作用，治疗伤寒邪在少阳、肝脾不和、肠胃不和等证的方剂，统称和解剂。

【适应范围】主要适用少阳证，肝郁脾虚，肝脾不和，以及寒热互结、肠胃不和等证。

【立法依据】治疗伤寒邪入少阳而设，少阳属胆，位于表里之间，既不宜发汗，又不宜吐下，唯有和解一法最为适当，属于"八法"中的"和法"。

【分类】依据涉及病位分三类。

$$\begin{cases} 和解少阳——少阳病证 \\ 调和肝脾——肝郁脾虚、肝脾不和证 \\ 调和肠胃——肠胃不和证 \end{cases}$$

【注意事项】

和解剂以祛邪为主，纯虚不宜用，以防其伤正，纯实者亦不可选，以免贻误病情。

第一节 和解少阳剂

和解少阳剂，适用于伤寒邪在少阳的病证。代表方如小柴胡汤、大柴胡汤、蒿芩清胆汤、达原饮等。

一、小柴胡汤

【出处】东汉·张仲景《伤寒论·少阳病》

【组成】柴胡半斤（24g） 黄芩三两（9g） 人参三两（9g） 半夏半升（洗，

12g） 炙甘草三两（9g） 生姜三两（切，9g） 大枣十二枚（擘，12枚）

【用法】上七味，以水一斗二升，煮取六升，去滓，再煎，取三升，温服一升，日三服（现代用法：水煎服）。

【功效】和解少阳。

【主治】

1.伤寒少阳证。往来寒热，胸胁苦满，默默不语，不欲饮食，心烦，喜呕，口苦，咽干，目眩，苔薄白，脉弦。

2.热入血室证。妇人伤寒，经水适断，往来寒热，发作有时。

3.疟疾、黄疸等内伤杂病而见伤寒少阳证者。

【歌诀】小柴胡汤和解功，半夏人参甘草从，
更加黄芩生姜枣，少阳百病此方宗。

【方解】

方解见表10-1。

表10-1 小柴胡汤方解

君	柴胡	透散少阳之邪，舒畅经气之郁滞
臣	黄芩	清泄少阳之热
佐	半夏、生姜	和胃降逆止呕
	人参、炙甘草、大枣	益气健脾，扶正祛邪，防邪内陷
佐使	炙甘草	调和诸药

【临床应用】

1.临证应用 本证为正气不足，邪犯少阳，枢机不利所致。以往来寒热，胸胁苦满，口苦，呕恶，脉弦为辨证要点。胸中烦而不呕，去半夏、人参，加瓜蒌清热理气宽胸；渴者，去半夏，加天花粉止渴生津；腹中痛，去黄芩，加芍药柔肝缓急止痛；胁下痞硬，去大枣，加牡蛎软坚散结；心下悸，小便不利，去黄芩，加茯苓利水宁心；不渴，去人参，加桂枝解表；咳者，去人参、大枣、生姜，加五味子、干姜温肺止咳；热入血室，加牡丹皮、赤芍、桃仁以凉血祛瘀；黄疸加茵陈、山栀子以清热利湿退黄。

2.现代疾病应用 感冒、疟疾、慢性胆囊炎、慢性肝炎、慢性胃炎、胸膜炎、乳腺炎、睾丸炎、胃溃疡、抑郁症等。

3.使用注意 原方要求"去滓再煎"，使药性更为醇和，药汤之量减少以避免对胃的刺激；小柴胡汤为和剂，一般服药后不经汗出而病解，但也有药后得汗而愈者，是正复邪却，胃气调和所致，即《伤寒论》："上焦得通，津液得下，胃气因和，身濈然汗出而解。"阴虚血少及脾胃虚寒者慎用。

【医案精选】

肝热乘脾案

患者丙，男，25岁，初诊于2014年3月21日。

患者有酗酒嗜好，且饮食不规律，年后工作繁忙，压力较大，1个月来胃脘疼痛不适，自服胃康灵、奥美拉唑胶囊等无效。刻下：胃脘部隐痛不休，又感似胀非胀，莫可名状，情绪不佳时疼痛加剧，纳差，寐差，口苦，大便偏干，小便可，舌质偏红，苔薄黄，脉沉弦。

诊断：胃痛。

辨证：肝郁生热，木旺乘土，脾胃不足。

治法：疏肝理气，清热和胃。

方药：方选小柴胡汤加味。柴胡12g，黄芩10g，清半夏10g，党参15g，白芍15g，桂枝6g，生麦芽12g，延胡索12g，蒲公英20g，炙甘草6g，生姜3片，大枣4枚（切开），3剂，水煎服，日1剂。

复诊药后胃痛消失。

按语：本例患者初诊时疑虑颇重，情绪紧张，十分畏惧，耐心开导后处方3剂而症状消失。平素嗜酒，饮食无常，损伤脾胃，复因工作紧张，情致不遂，肝胆之气郁结生热，木旺土虚，故以小柴胡汤加蒲公英、延胡索疏肝和胃清热，用桂枝、白芍、麦芽取小建中汤方义，补虚缓急止痛。桂枝一药，质薄气清，前贤有谓其可调肝气、平逆气，故合柴胡又可疏肝，唯其舌红，故用量较小，白芍性寒味酸甘，寒可泻肝清热，酸甘则能柔肝缓急。

（杨彦伟，王维杰.小柴胡汤验案举隅［J］.中医临床研究，2016，8［4］：64-65.）

二、蒿芩清胆汤

【出处】清·俞根初《通俗伤寒论》

【组成】青蒿脑钱半至二钱（6～9g） 淡竹茹三钱（9g） 仙半夏一钱半（6g） 赤茯苓三钱（9g） 青子芩一钱至三钱（3～9g） 生枳壳一钱半（6g） 陈广皮一钱半（6g） 碧玉散包三钱（9g）

【用法】水煎服。

【功效】清胆利湿，和胃化痰。

【主治】少阳湿热证。往来寒热，寒轻热重，胸胁胀痛，胸膈痞闷，口苦，吐酸苦水，或呕黄涎而黏，或干呕呃逆，小便黄赤，舌质红，苔黄腻，脉滑数或弦数。

【歌诀】蒿芩清胆枳竹茹，陈夏茯苓加碧玉，
　　　　热重寒轻兼痰湿，胸痞呕恶总能除。

【方解】

方解见表10-2。

表 10-2 蒿芩清胆汤方解

君	青蒿脑	清透少阳邪热，化湿辟秽
	黄芩	清泄胆热，燥湿
臣	竹茹、半夏	清化痰浊，和胃止呕
佐	枳壳、陈皮	舒畅气机，利湿化痰消痞
	碧玉散、赤茯苓	清热利湿，引湿热下行从小便出
佐使	甘草	和中调药

【临床应用】

1.临证应用 本证为少阳湿热痰阻所致。以往来寒热，胸胁胀痛，口苦膈闷，吐酸苦水，小便黄赤，舌红苔黄腻，脉滑或弦数为辨证要点。胆热犯胃，呕吐重者，与左金丸合用，以增清胆和胃之功；湿热发黄，加茵陈、栀子以利湿退黄；经脉郁滞，胁痛明显者，加川楝子、延胡索以理气止痛；痰热扰心，心烦失眠，加瓜蒌皮、琥珀以化痰宁心；痰热蕴肺，咳嗽痰多，加冬瓜仁、芦根以清肺化痰；湿热下注，小便淋涩，加木通、山栀子以利湿通淋；湿热壅滞肠腑，便秘者，加大黄、杏仁以行滞通腑；湿热阻滞经络，肢体酸痛，加薏苡仁、丝瓜络以舒筋通络。

2.现代疾病应用 急性胆囊炎、急性黄疸型肝炎、病毒性肝炎、急性胰腺炎、疟疾、钩端螺旋体病、肾盂肾炎等。

3.使用注意 体虚脾弱者慎用本方。

【医案精选】

肝胆湿热下注案

周某，女，37岁。1999年3月10日初诊。

症见：患者形寒身热反复发作半月余，伴有胸闷，恶心欲吐，纳谷减退，口干不多饮，腰酸作痛，小便频数，解时酸涩不畅，大便偏干。舌质红，苔白腻中微黄，脉弦数。

诊断：急性肾盂肾炎。

辨证：邪郁少阳，枢机不利，湿热内蕴，下注膀胱。

治法：和解少阳，清利湿热。

方药：蒿芩清胆汤加减。炒黄芩、枳壳、竹茹、半夏、制大黄、焦山栀、车前子（包煎）各10g，陈青蒿、赤茯苓、碧玉散（包煎）各15g，木通3g，生甘草5g。

按语：急性肾盂肾炎属中医学"淋证""腰痛"等范畴。临床一般用导赤散、八正散之类，但本例患者临床表现为反复发作形寒身热，兼有胸闷、恶心欲吐、小便频数、解时酸涩不畅等一派邪郁少阳、胆胃不和、湿热蕴结下焦之证。治以和解少阳，清利湿热，则枢机调畅，三焦通畅。

〔席连琴.蒿芩清胆汤临床运用举隅［J］.浙江中医杂志，2002，37（4）：151-152.〕

第二节 调和肝脾剂

调和肝脾剂，适用于肝脾不和证。代表方如四逆散、逍遥散、痛泻要方。

一、四逆散

【出处】东汉·张仲景《伤寒论》

【组成】炙甘草 枳实（破，水渍，炙干） 柴胡 芍药各十分（各6g）

【用法】上四味，各十分，捣筛，白饮和，服方寸匕，日三服（现代用法：水煎服）。

【功效】透邪解郁，疏肝理脾。

【主治】

1.阳郁厥逆证。手足不温，或腹痛，或泄利下重，脉弦。

2.肝脾不和证。胁肋胀痛，脘腹疼痛，脉弦。

【歌诀】四逆散里用柴胡，芍药枳实甘草须，
此是阳邪成郁逆，敛阴泄热平剂扶。

【方解】

方解见表10-3。

表10-3 四逆散方解

君	柴胡	入肝胆经，升发阳气，疏肝解郁，透邪外出
臣	白芍	养血柔肝，与柴胡合用，暗合肝体阴而用阳的特点
佐	枳实	理气解郁，泄热破结
佐使	炙甘草	益气健脾和中，调和诸药

【临床应用】

1.临证应用 本证为阳郁厥逆、肝脾不和所致。以四肢逆冷，或胁肋、脘腹胀痛，脉弦为辨证要点。《伤寒论》云："咳者，加五味子、干姜各五分，并主下利。悸者，加桂枝五分。小便不利者，加茯苓五分。腹中痛者，加附子一枚，炮令坼。泄利下重者，先以水五升，煮薤白三升，煮取三升，去滓，以散三方寸匕，内汤中，煮取一升半，分温再服。"

2.现代疾病应用 慢性肝炎、胆囊炎、胆石症、胆道蛔虫症、胃炎、胃溃疡、十二指肠溃疡、胃黏膜异型增生、顽固性腹痛、过敏性肠炎、痢疾、阑尾炎、粘连性肠梗阻、胰腺炎、泌尿系结石、痛经等。

3. 使用注意 寒厥所致四肢不温者慎用，孕妇慎用。

【医案精选】

胃痛案

杨某，男，41 岁。2006 年 7 月 21 日初诊。

胃脘胀满不适 7 年余，外院胃镜提示：胃黏膜有中度充血及水肿，可见散在少量糜烂及小出血点。幽门螺杆菌（＋）。诊断：慢性浅表性胃炎，胃窦部糜烂。患者近来病情加重，胃脘隐痛，劳则痛甚，脘痛引胁，嗳气频繁，反酸，纳呆，舌质尖红，苔薄黄，脉沉弦。

中医诊断：胃痛，证属肝气犯胃。

方药：投以四逆散加减。柴胡 9g，白芍 12g，枳壳 12g，生甘草 6g，木香 12g，绿萼梅 6g，煅瓦楞子 15g，蒲公英 30g，川黄连 9g，炒鸡内金 20g。

14 剂后，患者述矢气频繁，但脘痛明显改善，纳可，反酸减少，舌质淡红，苔薄白，脉沉弦。方已应手，不再更易，上方续服 14 剂后，患者诸症基本消失。

按语：肝与胃是木土乘克的关系，若忧思恼怒，气郁伤肝，肝气横逆，势必克脾犯胃，致气机阻滞，胃失和降而为痛。《临证指南医案》中所指出"治肝可以安胃"，治胃毋忘调肝，以四逆散立方。本例患者加用木香、绿萼梅，乃加重理气之意；煅瓦楞子制酸止痛；蒲公英、川黄连能清热解毒，兼以抗菌；炒鸡内金消食健胃。全方共奏疏肝解郁、通阳散郁之功。

〔周晴，徐燎宇.张云鹏运用四逆散异病同治之经验［J］.中医文献杂志，2008，26（2）：35-37.〕

二、逍遥散

【出处】宋《太平惠民和剂局方》

【组成】甘草半两（4.5g） 当归一两（9g） 茯苓一两（9g） 白术一两（9g） 柴胡一两（9g）

【用法】上为粗末，每服二钱（6g），水一大盏，烧生姜一块切破，薄荷少许，同煎至七分，去渣热服，不拘时候（现代用法：加生姜 3 片，薄荷 6g，水煎服；丸剂，每服 6 ～ 9g，日服 2 次）。

【功效】疏肝解郁，养血健脾。

【主治】肝郁血虚脾弱证。两胁作痛，头痛目眩，口燥咽干，神疲食少，或往来寒热，或月经不调，乳房胀痛，脉弦而虚。

【歌诀】逍遥散用当归芍，柴苓术草加姜薄，
　　　　散热除蒸功最奇，调经八味丹栀着。

【方解】

方解见表 10-4。

表 10-4 逍遥散方解

君	柴胡	疏肝解郁，使肝郁得以条达
臣	当归	甘辛苦温，养血和血，且其味辛散，乃血中之气药
	白芍	酸苦微寒，养血敛阴，柔肝缓急
佐	白术、甘草	健脾益气，非但实土以御木乘，且使营血生化有源
	薄荷	疏散郁遏之气，透达肝经郁热
	烧生姜	降逆和中，且能辛散达邪
使	柴胡	引药入肝
	甘草	调和药性

【临床运用】

1. 临证应用 本证为肝郁血虚脾弱所致。以两胁作痛，神疲食少，月经不调，脉弦而虚为辨证要点。以血虚为主者，君以当归、白芍，臣佐健脾、疏肝之品；脾气虚为著者，君以白术，佐以疏肝、养血之品；脾虚湿盛者，君以茯苓，臣以白术，佐以疏肝、养血之品。

2. 现代疾病应用 慢性肝炎、肝硬化、更年期综合征、经前期紧张症、盆腔炎等。

3. 使用注意 阴虚阳亢者慎用。

【医案精选】

失音案

朱某，男，17岁，农民，病案号 59777，于 1985 年 7 月 1 日初诊。

其父代诉：表情呆滞，情绪低沉，不说话 5 天。患者外出搞副业（建筑工人），因工程任务少被裁减，继而心情不畅，不纳食，表情呆滞，缄默不语，多痰，夜间烦躁失眠，5 天来失语，失听，生活不能自理，坐卧形如木偶。曾经当地西医对症处理无效，入我科住院治疗。经查各方面均无异常，仅不能对答问话。喉镜检查未见发现器质性病变。舌红，苔薄黄而腻，脉细弦滑。

诊断：心因性失语。

辨证：肝郁痰阻。

治法：疏肝解郁，涤痰醒脑开窍。

方药：逍遥散合涤痰汤加减。处方：茯苓、柴胡各 12g，白芍、玄参、白术各 10g，陈皮、法半夏、石菖蒲、胆南星、枳实各 9g，竹茹 2g，凤凰衣适量，甘草 6g，水煎服，每日 1 剂，每日 3 服。3 剂后患者自感如梦初醒，方知住院治疗，并能流利讲话如常，精神、失眠好转，纳常，观察 3 天未再发，治愈出院，经随访未再复发。

按语：逍遥散原治肝郁血虚之证，用治失音之实证，古籍中少有记载。本例失音由于精神因素所致脑功能失调的疾病，也称心因性或反应性精神病。中医学认为，情志伤肝而导致肝郁气滞，肝郁化火，火炽痰涌或痰随气上，心窍为之蒙蔽，故而出现失听、失音、表情呆滞，形若木偶，故用该方合"涤痰汤""白金丸"加减化裁以疏肝解郁，涤痰醒脑开窍，使经络气血疏通，达到阴阳平衡而愈。

〔余泽勋．逍遥散加减治失音二则［J］．临床奇效新方，1990，04（14）：21．〕

第三节　调和寒热剂

调和寒热剂，适用于肠胃不和之寒热错杂、虚实夹杂、升降失常证。代表方如半夏泻心汤。

半夏泻心汤

【出处】东汉·张仲景《伤寒论·辨太阳病脉证并治》

【组成】半夏半升（洗，12g）　黄芩　干姜　人参各三两（各9g）　黄连一两（3g）　大枣十二枚（擘，4枚）　炙甘草三两（9g）

【用法】上七味，以水一斗，煮取六升，去滓，再煎，取三升，温服一升，日三服（现代用法：水煎服）。

【功效】寒热平调，散结除痞。

【主治】寒热互结之痞证。心下痞，但满而不痛，或呕吐，肠鸣下利，舌苔腻而微黄。

【歌诀】半夏泻心黄连芩，干姜甘草与人参，
　　　　大枣和之治虚痞，法在降阳而和阴。

【方解】

方解见表10-5。

表 10-5　半夏泻心汤方解

君	半夏	散结除痞又降逆止呕
臣	干姜	温中散寒
	黄芩、黄连	泄热开痞
佐	人参、大枣	甘温益气，以补脾虚
佐使	炙甘草	补脾和中而调和诸药

【临床应用】

1.临证应用　本证为寒热互结所致。以心下痞，但满而不痛，或呕吐，肠

鸣下利，舌苔腻而微黄为辨证要点。湿热蕴结中焦，呕甚而痞，中气不虚，或舌苔厚腻者，去人参、甘草、大枣、干姜，加枳实、生姜以下气消痞止呕；咳嗽不止，是痰滞气阻，肺降不宁，加贝母、桔梗、百部宣肺化痰；头重身乏，肠鸣不止，乃气机不畅，湿热内阻，加佩兰、藿香、厚朴；反复作呕，嗳气上涌，是肝气犯胃，加旋覆花、紫苏子；疼痛不止，是寒热失和，气血运行不畅，加佛手片、延胡索；胸胁胀满疼痛，呃逆嗳气，是肝郁化热，肝气横逆，加四逆散。

2. 现代疾病应用 急慢性胃肠炎、慢性结肠炎、慢性肝炎、早期肝硬化等。

3. 使用注意 本方主治虚实互结证，因气滞或食积所致的心下痞满，不宜使用。

【医案精选】

寒热互结案

陈某，女，49岁。2014年9月6日初诊。

主诉：反复胃脘部隐痛不适1年，加剧2周。患者1年前无明显诱因出现胃脘部隐痛不适，喜温喜按，嘈杂反酸，伴纳差，乏力，口苦口臭，二便调。现胃脘部隐痛不适，疼痛隐隐，喜温喜按，嘈杂反酸，面色萎黄，乏力，纳差，二便调。舌质淡红，苔黄白相兼，脉弦细。

诊断：胃脘痛。

辨证：脾胃不和，寒热错杂。

治法：辛开苦降，平调寒热。

方药：方用半夏泻心汤加减。法半夏10g，黄芩10g，黄连6g，干姜6g，党参15g，生黄芪15g，蒲公英15g，甘松10g，砂仁6g，白豆蔻6g，炒麦芽30g，炒谷芽30g，浙贝母10g，刺猬皮10g，生甘草6g。清水煎，分次服用，日1剂，7剂。

复诊时上症明显缓解，以上方为主随症加减治疗4个月后，复查胃镜及病理提示慢性浅表性胃炎。患者未诉特殊不适，随访1年未见复发。

按语：本病多属本虚标实，虚实夹杂，脾虚、阳虚为本，气滞、湿阻、郁热、瘀血为标，治疗以补虚泻实、补泻结合为原则。本案患者为脾胃虚弱、寒热错杂之象，治当辛开苦降，平调寒热，补虚泻实。半夏泻心汤寒热并用，辛开苦降，补泻兼施，故用之加减。方中蒲公英苦、甘、寒，清热利湿解毒，消痈散结；刺猬皮味苦，性平，主归胃、大肠经，具有化瘀止痛、收敛止血之功；浙贝母味苦，性寒，故能除热，能泄降，又能散结；两药合用于此病证，甚是合拍。砂仁、白豆蔻温中健脾，理气止痛；炒谷芽、炒麦芽健脾消积化食；生黄芪益气托毒；五药物合用，以复脾胃健运受纳之功。

〔郑宗冰，邱健.名老中医邱健运用半夏泻心汤临证心得［J］.中国中医药现代远程教育，2016，14（20）：60-61.〕

复习思考题

1. 试述小柴胡汤中配伍人参、大枣、甘草的作用。

2. 蒿芩清胆汤治疗少阳湿热证有何制方特点？试比较小柴胡汤与蒿芩清胆汤功效主治异同。

3. 试述逍遥散的配伍特点。

4. 半夏泻心汤、生姜泻心汤和甘草泻心汤三方所治病证有何异同？

第十一章　清热剂

扫一扫，查阅本章数字资源，含PPT、音视频、图片等

【概念】凡以清热药为主而组成，具有清热凉血、泻火解毒及清退虚热等作用，主治里热证的方剂，统称为清热剂。

【适应范围】清热剂适用于里热证。外感六淫，皆可入里化热；五志过极，脏腑偏胜，亦可化火；内伤久病，阴液耗损，虚热乃生。凡以身热烦渴、神烦少寐、口燥咽干、小便短赤、热毒下痢等为主要表现者，均可用清热剂治疗。

【立法依据】清热剂是根据《素问·至真要大论》中"热者寒之""温者清之"的理论立法，属于"八法"中的"清法"。

【分类】因里热有在气分、血分、脏腑等的区别，有实热、虚热之分，有轻重缓急之殊，因此本章方剂按治法分为六类。

$$
\left\{
\begin{array}{l}
清营凉血——热入营血证 \\
气血两清——气血两燔证 \\
清热解毒——火毒热盛证 \\
清脏腑热——脏腑火热证 \\
清虚热——阴虚发热证 \\
清热祛暑——暑热伤津证
\end{array}
\right.
$$

【注意事项】

1. 应用清热剂要辨别里热所在部位。

2. 要辨别热证真假，勿为假象迷惑，若为真寒假热，不可误用寒凉。

3. 要辨别热证的虚实，要注意屡用清热泻火之剂而热仍不退者，此时当改用甘寒滋阴壮水之法，使阴复则其热自退。

4. 要权衡轻重，量证投药。

5. 对于热邪炽盛，服清热剂入口即吐者，可于清热剂中少佐温热药，或采用凉药热服法，此即《素问·五常政大论》所说"治热以寒，温而行之"的反佐法。

6.注意护胃、保津。清热药大多苦寒，寒易伤阳败胃，苦易化燥伤阴，故用量不宜过大，不宜久服，必要时可配醒脾和胃、护阴生津之品。

第一节　清营凉血剂

清营凉血剂以清营解毒、凉血散瘀药为主配伍组成，治疗热入营血证。代表方如清营汤、犀角地黄汤等。

一、清营汤

【出处】清·吴鞠通《温病条辨》

【组成】犀角三钱（水牛角代，30g）　生地黄五钱（15g）　玄参三钱（9g）　竹叶心一钱（3g）　麦冬三钱（9g）　丹参二钱（6g）　黄连一钱五分（5g）　金银花三钱（9g）　连翘二钱（连心用，6g）

【用法】上药，水八杯，煮取三杯，日三服（现代用法：作汤剂，水牛角镑片先煎，后下余药）。

【功效】清营解毒，透热养阴。

【主治】热入营分证。身热夜甚，神烦少寐，时有谵语，日常喜开或喜闭，口渴或不渴，斑疹隐隐，脉细数，舌绛而干。

【歌诀】清营汤治热传营，脉数舌绛辨分明，
　　　　　犀地玄麦银翘竹，丹参黄连更清心。

【方解】

方解见表11-1。

表 11-1　半夏泻心汤方解

君	犀角	清解营分热毒
臣	生地黄	清热凉血滋阴
	麦冬	清热养阴生津
	玄参	清热生津
佐	金银花、连翘	清热解毒，轻清透泄，透热转气（入营犹可透热转气）
	竹叶	清心除烦
	黄连	清心解毒
	丹参	清热凉血，活血散瘀，防热与血结，深陷血分

【临床应用】

1.临证应用　本证为邪热内传营分，耗伤营阴所致。以身热夜甚，神烦少

瘛，斑疹隐隐，舌绛而干，脉数为辨证要点。气分热邪犹盛，重用金银花、连翘、黄连，或更加石膏、知母，以及大青叶、板蓝根、贯众之属，增强清热解毒之力；热陷心包而窍闭神昏者，与安宫牛黄丸或至宝丹合用以清心开窍；营热动风而见痉厥抽搐者，配用紫雪，或酌加羚羊角、钩藤、地龙以息风止痉；兼热痰，加竹沥、天竺黄、川贝母，清热涤痰。

2.现代疾病应用 乙型脑炎、流行性脑脊髓膜炎、败血症、肠伤寒或其他热性病证。

3.使用注意 使用本方应注意舌诊，"舌白滑者，不可与也"，以防滋腻而助湿留邪。

【医案精选】

暑温案

甘某，二十四岁，壬戌六月二十九日就诊。

症见：暑温邪传心包，谵语神昏，右脉洪大数实而模糊，势甚危险。

辨证：温毒内传心包，热扰心神。

治法：清热解毒，透热养阴。

方药：细生地18g，知母15g，金银花24g，玄参18g，连翘18g，生甘草9g，麦冬18g，竹叶9g，生石膏30g。煮3碗，分3次服。牛黄丸二丸，紫雪丹三钱。

复诊：温邪入心包络，神昏痉厥，极重之症。处方：连翘9g，竹叶9g，金银花9g，生石膏18g，细生地15g，甘草5g，知母9g，麦冬（连心）15g。今晚1剂，明早1剂，再服紫雪丹四钱。

按语：患者因暑温内传心包，致谵语神昏，右脉洪大数实而模糊，病势危急，辨证为暑温毒邪逆传心包，上扰心神。由于暑气通于心，暑邪易伤津耗气，故方用清营汤去犀角、黄连、丹参，加生石膏、知母，以加强清热生津之功，另服牛黄丸、紫雪丹，既可以加强清热解毒、醒神开窍之力，又可以息风止痉，防止高热引起的动风之证。

（吴瑭.吴鞠通医案［M］.山西：山西科学教育出版社，1960.）

二、犀角地黄汤

【出处】《小品方》，录自《外台秘要》

【组成】犀角（水牛角代）一两（30g） 生地黄半斤（24g） 芍药三分（12g） 牡丹皮一两（9g）

【用法】上药四味，咬咀，以水九升，煮取三升，分三服（现代用法：作汤剂，水煎服，水牛角镑片先煎，余药后下）。

【功效】清热解毒，凉血散瘀。

【主治】热入血分证。身热谵语，舌绛起刺，脉细数；斑色紫黑、吐血、衄血、便血、尿血等；喜忘如狂，漱水不欲咽，大便色黑易解等。

【歌诀】犀角地黄芍药丹，清热凉血散瘀专，

热入血分服之安，蓄血伤络吐衄斑。

【方解】

方解见表 11-2。

表 11-2 犀角地黄汤方解

君	犀角	凉血清心而解热毒
臣	生地黄	凉血滋阴
佐	芍药、牡丹皮	清热凉血，活血散瘀

【临床应用】

1. 临证应用 本证为热毒炽盛于血分所致。以各种失血，斑色紫黑，神昏谵语，身热舌绛为辨证要点。见蓄血、喜忘如狂者，系热燔血分，邪热与瘀血互结，加大黄、黄芩，以清热逐瘀与凉血散瘀同用；郁怒而夹肝火者，加柴胡、黄芩、栀子以清泻肝火；用治热迫血溢之出血证，加白茅根、侧柏炭、小蓟以增强凉血止血之功。

2. 现代疾病应用 重症肝炎、肝昏迷、弥漫性血管内凝血、尿毒症、过敏性紫癜、急性白血病、败血症等。

3. 使用注意 本方寒凉清滋，对于阳虚失血、脾胃虚弱者忌用。

【医案精选】

衄血案

病史：李左，始由腹痛，误服姜醋，辛热过度，引动心肝之火上亢，阳络损伤，则血上溢，舌衄如涌，气粗喘促，口干不欲饮，欲小溲则大便随之，脉弦数而促，舌干涸无液，肺金化源告竭，龙雷之火飞越升腾，颇虑喘脱之险。

辨证：热伤血络，迫血妄行。

治法：急拟生脉汤救化源，犀角地黄汤清血热。

方药：西洋参 6g，鲜生地黄 9g，生白芍 6g，鲜竹茹 5g，大麦冬 6g，犀角尖 1g，牡丹皮 5g，鲜铁石斛 9g，川贝母 6g，怀牛膝 6g，鲜藕汁（冲服，一杯）。

按语：患者因误服姜醋，辛热过度，引动心肝之火上亢，损伤血络，则致血上溢，舌衄如涌，辨证为热伤血络，迫血妄行。由于气随血脱，故出现气粗喘促，口干不欲饮，舌干涸无液，肺金化源告竭之象，此为气阴两虚之证。治疗以生脉汤中的西洋参、麦冬益气养阴；又以犀角地黄汤中的犀角、生地黄、牡丹皮清热解毒，凉血散瘀；又加生白芍养血敛阴；鲜铁石斛养阴清热；川贝母、鲜竹茹清热化痰；怀牛膝滋补肝肾，引火下行。同时，又以鲜藕汁凉血止血。诸药合用，标本兼治，气血兼顾，既止有形之血脱，又固无形之元气。

（丁甘仁. 丁甘仁医案［M］. 上海：上海科学技术出版社，1960.）

第二节　气血两清剂

气血两清剂以清热泻火，凉血解毒药为主配伍组成，治疗疫毒或热毒充斥内外，气血两燔之证。代表方如清瘟败毒饮等。

清瘟败毒饮

【出处】清·余霖《疫疹一得》

【组成】生石膏大剂六两至八两（180～240g）；中剂二两至四两（60～120g）；小剂八钱至一两二钱（24～36g）　小生地黄大剂六钱至一两（18～30g）；中剂三钱至五钱（9～15g）；小剂二钱至四钱（6～12g）　乌犀角（水牛角代）大剂六钱至八钱（18～24g）；中剂三钱至四钱（9～12g）；小剂二钱至四钱（6～12g）　真川连大剂六钱至四钱（12～18g）；中剂二钱至四钱（6～12g）；小剂一钱至钱半（3～4.5g）　生栀子　桔梗　黄芩　知母　赤芍　玄参　连翘　甘草　牡丹皮　鲜竹叶（各6g）（以上十味，原书无剂量）

【用法】先煎石膏数十沸，后下诸药，犀角（水牛角代）磨汁和服（现代用法：先煎石膏，后下诸药，用量按原方比例酌减）。

【功效】清热解毒，凉血泻火。

【主治】温病气血两燔证。大热渴饮，头痛如劈，干呕狂躁，谵语神昏，视物昏瞀，或发斑疹，或吐血、衄血，四肢或抽搐，或厥逆，舌绛唇焦，脉沉细而数，或沉数，或浮大而数。

【歌诀】清瘟败毒地芩连，丹石知母竹叶甘，
　　　　犀角玄芍栀翘桔，气血两清火毒劫。

【方解】

方解见表11-3。

表11-3　清瘟败毒饮方解

君	石膏	清热生津，除烦止渴
臣	生地黄、知母	清热凉血滋阴
	犀角、黄连	凉血清心而解热毒
佐	黄芩、栀子、连翘、竹叶	清热泻火解毒，导热下行
	赤芍、牡丹皮、玄参	清热解毒，凉血散瘀
佐使	桔梗	解毒利咽，载药上行
	甘草	清热解毒，调和诸药

【临床应用】

1.临证应用　本证为瘟疫热毒，充斥内外，气血两燔所致。以大热渴饮，头

痛如劈，干呕狂躁，谵语神昏，舌绛唇焦，脉数为辨证要点。若"六脉沉细而数，即用大剂；沉而数者，用中剂；浮大而数者，用小剂"。另"如斑一出，即用大青叶，量加升麻四五分，引毒外透，此内化外解，浊降清升之法"。

2. 现代疾病应用 流行性脑脊髓膜炎、乙型脑炎、重症肝炎、肝昏迷、弥漫性血管内凝血、败血症等。

3. 使用注意 本方药性寒凉，对于阳虚失血、脾胃虚弱者忌用。

【医案精选】

温病案

症见：李德昌之母，仲夏患感，医诊为湿，辄与燥剂。大便反泻。遂疑高年气陷，改用补土，驯致气逆神昏，汗多舌缩。已办后事，始乞诊于孟英。脉洪数无伦，右尺更甚，与大剂犀角、石膏、黄芩、黄连、黄柏、知母、天花粉、栀子、石斛、竹叶、莲心、玄参、生地黄之药。另以冷雪水调紫雪，灌一昼夜。舌即出齿，而喉舌赤腐，咽水甚痛。乃去三黄，加金银花、射干、豆根，并吹锡类散。三日后，脉证渐和，稀糜渐受。改授甘凉缓剂，旬日得坚黑矢而愈。

辨证：热入心营，气血两燔。

治法：清营凉血，泻火解毒，醒神开窍。

方药：清瘟败毒饮加减，另以冷雪水调紫雪。

按语：患者因仲夏感受外邪，误用燥热和温补之品，致气逆神昏，汗多舌缩。此为热入心营，气血两燔，热盛动风之象，故治疗用清瘟败毒饮加减以清营凉血，泻火解毒，又以冷雪水调紫雪醒神开窍，息风止痉。

（王孟英.王孟英医案［M］.北京：中国中医药出版社，1997.）

第三节　清热解毒剂

清热解毒剂以清热、泻火、解毒药为主配伍组成，治疗瘟疫、温毒、火毒及疮疡疔毒等证。代表方如黄连解毒汤、普济消毒饮等。

一、黄连解毒汤

【出处】唐·王焘《外台秘要》引崔氏方

【组成】黄连三两（9g） 黄芩　黄柏各二两（各6g） 栀子十四枚（擘，9g）

【用法】上四味切，以水六升，煮取二升，分二服（现代用法：水煎服）。

【功效】泻火解毒。

【主治】三焦火毒证。大热烦躁，口燥咽干，错语不眠；或热病吐血、衄血；或热甚发斑，或身热下利，或湿热黄疸；或外科痈疡疔毒，小便黄赤，舌红苔黄，脉数有力。

【歌诀】黄连解毒柏栀芩，三焦火盛是主因，烦狂火热兼谵妄，吐衄发斑皆可平。

【方解】

方解见表 11-4。

表 11-4 黄连解毒汤方解

君	黄连	入上焦清泻心火，又清中焦之火
臣	黄芩	清上焦之火
	黄柏	泻下焦之火
佐使	栀子	清泻三焦之火，引热下行

【临床应用】

1. 临证应用 本证为火毒充斥三焦所致。以大热烦躁，口燥咽干，舌红苔黄，脉数有力为辨证要点。便秘者，加大黄以泻下焦实热；吐血、衄血、发斑者，酌加玄参、生地黄、牡丹皮以清热凉血；发黄者，加茵陈、大黄以清热祛湿退黄；疗疮肿毒者，加蒲公英、金银花、连翘，增强清热解毒之力。

2. 现代疾病应用 败血症、脓毒血症、痢疾、肺炎、泌尿系感染、流行性脑脊髓膜炎、乙型脑炎，以及感染性炎症等。

3. 使用注意 本方为大苦大寒之剂，久服或过量易伤脾胃，非火盛者不宜使用。

【医案精选】

痈肿案

病史：曹某，女，16 岁。

症见：寒战壮热（体温 40℃），一日数发，心烦口渴，神志朦胧，全身多发性脓肿，局部红肿热痛，大便秘结。诊查：脉数有力，舌质红苔黄。

辨证：热毒炽盛，深入营血。

治法：清热解毒，凉血散血。

方药：黄连解毒汤合五味消毒饮加减。金银花 30g，连翘 30g，黄芩 25g，黄连 9g，黄柏 12g，牡丹皮 15g，生甘草 10g，夏枯草 30g，生地黄 20g，赤芍 15g，紫花地丁 30g，野菊花 30g，黄芪 30g。日服药两剂，分 6 次服。

上方药连服两剂后，体温逐渐下降，后续用上方加减，症状消失而痊愈出院。

按语：患者寒战壮热（体温 40℃），一日数发，心烦口渴，神志朦胧，全身多发性脓肿，局部红肿热痛，大便秘结，辨证为三焦火毒热盛，深入营血。故治疗用黄连解毒汤合五味消毒饮加减，以黄连、黄芩、黄柏、夏枯草清泻三焦之火毒，以金银花、连翘、紫花地丁、野菊花、生甘草清热解毒疗疮，又以牡丹皮、生地黄、赤芍清热凉血，以黄芪甘温益气，托毒生肌。上方药连服两剂后，体温逐渐下降，后又以上方加减，症状消失而痊愈出院。

（董建华．中国现代名中医医案精华［M］．北京：北京出版社，1990．）

二、普济消毒饮

【出处】金·李杲《东垣试效方》

【组成】黄芩（酒炒）黄连（酒炒）各五钱（15g）人参三钱 陈皮（去白）生甘草 玄参 柴胡 桔梗各二钱（各6g）连翘 板蓝根 马勃 牛蒡子 薄荷各一钱（各3g）僵蚕 升麻各七分（各2g）

【用法】上药为末，汤调，时时服之，或蜜拌为丸，噙化（现代用法：水煎服）。

【功效】清热解毒，疏风散邪。

【主治】大头瘟。恶寒发热，头面红肿焮痛，目不能开，咽喉不利，舌燥口渴，舌红苔白兼黄，脉浮数有力。

【歌诀】普济消毒芩连鼠，玄参甘桔蓝根侣，
        升柴马勃连翘陈，僵蚕薄荷为末咀，
        或加人参及大黄，大头天行力能御。

【方解】
方解见表11-5。

表11-5 普济消毒饮方解

君	黄连、黄芩	清热泻火，清解肺胃热毒
臣	牛蒡子、连翘、僵蚕	辛凉疏散头面、肌表风热
	玄参、马勃、板蓝根	清热解毒利咽
佐	甘草、桔梗	清利咽喉
	桔梗	开宣肺气而利咽
	陈皮	理气疏壅，以散邪热郁结
	人参	补气，扶正祛邪
佐使	升麻、柴胡	疏散风热，引诸药上达头面，"火郁发之"

【临床应用】

1.临证应用 本证为风热疫毒壅于上焦，发于头面所致。以头面红肿焮痛，恶寒发热，咽喉疼痛，舌红苔黄，脉浮数为辨证要点。大便秘结者，加酒大黄以泄热通便；腮腺炎并发睾丸炎者，加川楝子、龙胆草以泄肝经湿热。

2.现代疾病应用 丹毒、腮腺炎、急性扁桃体炎、淋巴结炎伴淋巴管回流障碍等。

3.使用注意 本方苦寒辛散，素体阴虚，以及脾胃虚弱者慎用。

【医案精选】

大头伤寒

病史：泰和二年四月，民多疫，初觉憎寒，壮热体重，次传头面肿盛，目不能开，上喘，咽喉不利，舌干口燥，俗云大头伤寒，诸药杂治莫能愈，渐至危笃。东垣曰：身半以上，天之气也。邪热客于心肺之间，上攻头面而为肿耳。须用下项药，共为细末，半用汤调，时时服之，半用蜜丸，嚼化服尽良愈，活者甚众。时人皆曰仙方，谓天仙所制也。

辨证：外感风热，疫毒上攻。

治法：清热解毒，疏散风热。

方药：普济消毒饮。黄芩半两（酒炒），黄连五钱（酒炒），人参三钱，陈皮二钱（去白），甘草二钱，连翘一钱，黑参二钱，僵蚕七分（白者，炒），升麻七分，柴胡八分，桔梗五分，板蓝根一钱，马勃一钱，鼠粘子一钱（炒）。上为末，服如上法，或加防风、川芎、薄荷、当归身，细切五钱，水煎，时时稍热服之。如大便燥结，加酒蒸大黄一二钱利之，肿势甚者，砭针刺之。

按语：方中以酒炒黄芩、黄连清热泻火解毒；以牛蒡子、连翘、僵蚕、玄参、马勃、板蓝根、柴胡、升麻疏散风热，清热解毒利咽喉；以陈皮理气疏壅，散邪消肿；又以人参甘温补气，扶正祛邪。诸药合用，共收清热解毒、疏散风热之功。

（张凤逵.增订叶评伤暑全书［M］.上海：上海科学技术出版社，1990.）

第四节　清脏腑热剂

清脏腑热剂按所治脏腑火热证候之不同，分别使用相应的清热药物进行配伍组成，有针对性地治疗邪热偏盛于某一脏腑所产生的火热证。代表方如导赤散、龙胆泻肝汤、葛根芩连汤、清胃散、玉女煎、芍药汤、白头翁汤、泻白散、泻黄散等。

一、导赤散

【出处】北宋·钱乙《小儿药证直诀》

【组成】生地黄　木通　生甘草梢各等分（各6g）

【用法】上药为末，每服三钱（9g），水一盏，入竹叶同煎至五分，食后温服（现代用法：水煎服，用量按原方比例酌情增减）。

【功效】清心利水养阴。

【主治】心经火热证。心胸烦热，口渴面赤，意欲饮冷，以及口舌生疮；或心热移于小肠，小便赤涩刺痛，舌红，脉数。

【歌诀】导赤木通生地黄，草梢煎加竹叶尝，

　　　　清心利水又养阴，心经火热移小肠。

【方解】

方解见表 11-6。

表 11-6 导赤散方解

君	生地黄、木通	甘寒、苦寒并用,上清心火,下滋肾阴,还可下导小肠之热,滋阴制火而不恋邪,利水通淋而不伤阴
臣	竹叶	甘淡,清心除烦,淡渗利窍,导心火下行
佐使	生甘草梢	清热解毒,尚可直达茎中而止痛,并能调和诸药,还可防木通、生地黄之寒凉伤胃

【临床应用】

1.临证应用 本证为治心经火热所致。以心胸烦热,口渴,口舌生疮,或小便赤涩,舌红脉数为辨证要点。心火较盛,加黄连以清心泻火;心热移于小肠,小便不通,加车前子、赤茯苓以增强清热利水之功;阴虚较甚,加麦冬以增强清心养阴之力;小便淋涩明显,加萹蓄、瞿麦、滑石以增强利尿通淋之效;出现血淋,加白茅根、小蓟、墨旱莲以凉血止血。

2.现代疾病应用 口腔炎、鹅口疮、小儿夜啼、急性泌尿系感染等。

3.使用注意 方中生地黄阴柔寒凉,木通苦寒,故脾胃虚弱者慎用。

【医案精选】

郁热下注(热淋)案

王某,女,60 岁。1963 年 12 月 29 日初诊。患者昨夜小便短频,伴有尿道下坠感,尿道口不适,化验小便有中量红白细胞,今晨体温 37.4℃,下肢酸,出汗,大便量少,诊为膀胱炎。

症见:脉右三部沉数,左寸沉数,关弦细,尺沉细,舌唇皆红,苔薄黄腻。

辨证:淋证(郁热下注膀胱证)。

治法:清心泻火,利尿通淋。

方药:甘草梢 3g,白木通 6g,竹叶 6g,黄连 6g,生地黄 9g,藕节 9g,焦栀子 6g,炒牡丹皮 6g,香附 3g,1 剂。慢火煎取 200mL,兑冰糖 3 钱,和匀,分两次食前温服。

二诊:药后热退,体温 36.5℃,小便下坠感消失,尿量多,舒畅,色淡黄。近来卧则胃脘憋气,胃口不开,唇略干。壮火虽去,阴液略伤,治宜养阴,续清余热。小便化验正常。六脉缓和,黄苔减退,舌正少津。处方:玉竹 6g,石斛 9g,大豆黄卷 6g,扁豆衣 6g,荷叶 6g,2 剂,每剂两煎,共取 160mL,分两次温服。三诊:二便调,血常规、尿常规化验正常,尿培养无细菌。六脉正常,舌正无苔。停药,以饮食调理。

按语:本例为新病,患者小便短频,尿道下坠不适,有发热,舌唇皆红,苔薄黄腻,脉右三部沉数,左寸沉数,关弦细,尺沉细,属心移热于小肠,郁热下注膀胱所致，治宜清心泻火，利尿通淋，方用导赤散加味。二诊时，壮火虽去，阴液略伤，治宜养阴，续清余热，用玉竹、石斛养阴除烦，大豆黄卷、扁豆衣、荷叶清热利湿。三诊时，六脉正常，舌正无苔。停药，以饮食调理。

（中医研究院.蒲辅周医疗经验［M］.北京：人民卫生出版社，1976.）

二、龙胆泻肝汤

【出处】清·汪昂《医方集解》

【组成】龙胆草酒炒（6g） 黄芩（炒，9g） 栀子（酒炒，9g） 泽泻（12g） 木通（6g） 当归（酒炒，3g） 生地黄（酒炒，9g） 柴胡（6g） 生甘草（6g） 车前子（9g）（原书无用量）

【用法】水煎服，亦可制成丸剂，每服 6 ～ 9g，日 2 次，温开水送下。

【功效】清泻肝胆实火，清利肝经湿热。

【主治】

1.肝胆实火上炎证。头痛目赤，胁痛，口苦，耳聋，耳肿，舌红苔黄，脉弦数有力。

2.肝经湿热下注证。阴肿，阴痒，筋痿，阴汗，小便淋浊，或妇女带下黄臭等，舌红苔黄腻，脉弦数有力。

【歌诀】龙胆泻肝栀芩柴，生地车前泽泻偕，

　　　　　木通甘草当归合，肝经湿热力能排。

【方解】

方解见表 11-7。

表 11-7　龙胆泻肝汤方解

君	龙胆草	大苦大寒，既能泻肝胆实火，又能利肝经湿热
臣	黄芩、栀子	苦寒泻火，燥湿清热，加强君药泻火除湿之力
佐	泽泻、木通、车前子	渗湿泄热，导湿热从水道而去
	当归、生地黄	养血滋阴，使邪去而阴血不伤

【临床应用】

1.临证应用　本证为肝胆实火上炎，湿热下注所致。以口苦溺赤，舌红苔黄，脉弦数有力为辨证要点。肝胆实火较盛，去木通、车前子，加黄连以助泻火之力；湿盛热轻者，去黄芩、生地黄，加滑石、薏苡仁以增强利湿之功；玉茎生疮，或便毒悬痈，以及阴囊肿痛，红热甚者，可去柴胡，加连翘、黄连、大黄以泻火解毒。

2.现代疾病应用　顽固性偏头痛、头部湿疹、高血压、急性结膜炎、虹膜睫状体炎、外耳道疖肿、鼻炎、急性黄疸型肝炎、急性胆囊炎，以及泌尿生殖系炎症、带状疱疹等。

3. 使用注意 方中药多苦寒，易伤脾胃，故对脾胃虚寒和阴虚阳亢之证，皆非所宜。

【医案精选】

肝经湿热下注案

徐某，女，42 岁，农民。1998 年 6 月 14 日初诊。患者嗜酒，带下量多色黄。

症见：带下量多色黄，质黏，有臭气，阴部痒痛，头部昏痛，烦躁易怒，小便黄少，苔黄腻，口渴喜饮，脉滑数。妇科检查诊为宫颈炎、阴道炎。

辨证：肝经湿热下注。

治法：清肝利湿。

方药：龙胆草 9g，栀子 10g，黄芩 10g，柴胡 10g，生地黄 10g，车前子 10g，木通 10g，当归 10g，甘草 6g，水芦根 20g。水煎服，10 剂。

复诊：服 10 剂后，带下量减，色淡黄，质稀，阴部痒痛、头痛大减，再进 10 剂，诸症悉除。

按语：本案患者嗜酒，致肝气郁结，郁而化热，肝经湿热下注，故见带下量多色黄，质黏，有臭气，阴部痒痛，头部昏痛，烦躁易怒乃肝胆火热上炎，肝失疏泄之象。故以龙胆泻肝汤清泻肝胆实火，清利肝经湿热。

〔宗鼎甲.龙胆泻肝汤临床应用举例［J］.江西中医药，1999，6（30）：23.〕

三、葛根芩连汤

【出处】东汉·张仲景《伤寒论》

【组成】葛根半斤（15g） 炙甘草二两（6g） 黄芩三两（9g） 黄连三两（9g）

【用法】上四味，以水八升，先煮葛根，减二升，内诸药，煮取二升，去滓，分温再服（现代用法：水煎服）。

【功效】解表清里。

【主治】协热下利。身热下利，胸脘烦热，口干作渴，喘而汗出，舌红苔黄，脉数或促。

【歌诀】葛根黄芩黄连汤，再加甘草共煎尝，
　　　　邪陷阳明成热利，清里解表保安康。

【方解】

方解见表 11-8。

表 11-8　葛根芩连汤方解

君	葛根	甘辛而凉，入脾胃经，既能解表退热，又能升发脾胃清阳之气而治下利
臣	黄连、黄芩	性味苦寒，清热燥湿，厚肠止利
佐使	甘草	甘缓和中，调和诸药

【临床应用】

1. 临证应用 本方为表证未解，邪陷阳明所致。以身热下利，苔黄脉数为辨证要点。腹痛者，加炒白芍以柔肝止痛；热痢里急后重者，加木香、槟榔以行气而除后重；兼呕吐者，加半夏以降逆止呕；夹食滞者，加山楂以消食。

2. 现代疾病应用 急性肠炎、细菌性痢疾、肠伤寒、胃肠型感冒等。

3. 使用注意 若虚寒下利者忌用。

【医案精选】

风温协热下利案

许某，咳嗽膺痛。

症见：咳嗽胸痛，身热轻而复重，大便溏泄，舌苔灰腻而黄，脉滑数。

辨证：协热下利。

治法：解表清里。

方药：粉葛根 10g，淡豆豉 15g，枳实炭 15g，酒黄芩 7g，炒金银花 20g，赤茯苓 15g，香连丸 5g，炒赤芍 7g，桔梗 4g，荷叶 12g，象贝母 15g。

按语：本案患者外感风温之邪，不得外泄，而夹滞交阻，下注大肠则为下利，故治当以葛根芩连汤解表清理，加淡豆豉、炒金银花解表除烦，香连丸、荷叶、赤茯苓、炒赤芍、枳实炭增强清热化湿、行气止痛之功，桔梗、象贝母止咳化痰。

（丁甘仁 . 丁甘仁医案［M］. 上海：上海科学技术出版社，1960.）

四、清胃散

【出处】金元·李杲《脾胃论》

【组成】生地黄　当归身各三分（各6g）　牡丹皮半钱（9g）　黄连六分（6g，夏月倍之）　升麻一钱（9g）

【用法】上药为细末，都作一服，水一盏半，煎至七分，去滓，放冷服之（现代用法：作汤剂，水煎服）。

【功效】清胃凉血。

【主治】胃火牙痛。牙痛牵引头痛，面颊发热，其齿喜冷恶热，或牙宣出血，或牙龈红肿溃烂，或唇舌腮颊肿痛，口气热臭，口干舌燥，舌红苔黄，脉滑数。

【歌诀】清胃散中升麻连，当归生地丹皮全，
　　　　　或加石膏泻胃火，能消牙痛与牙宣。

《医方集解》载本方有石膏，其清胃之力更强。

【方解】

方解见表 11-9。

表 11-9 清胃散方解

君	黄连	苦寒泻火，直折胃腑之热
臣	升麻	甘辛微寒，一取其清热解毒，以治胃火牙痛；一取其轻清升散透发，可宣达郁遏之伏火，有"火郁发之"之意
	生地黄、牡丹皮	凉血滋阴清热
佐	当归	养血活血，以助消肿止痛
使	升麻	引经药

【临床应用】

1. 临证应用 本证为胃热或血热火郁所致。以牙痛牵引头痛，口气热臭，舌红苔黄，脉滑数为辨证要点。兼肠燥便秘者加大黄以导热下行；口渴饮冷者，加重石膏用量，再加玄参、天花粉以清热生津；胃火炽盛之牙衄，加牛膝导血热下行。

2. 现代疾病应用 口腔炎、牙周炎、三叉神经痛等。

3. 使用注意 牙痛属风寒及肾虚火炎者不宜。

【医案精选】

胃热血燥案

刘某，男，27岁。2005年5月25日初诊。诉唇部红肿，痛痒灼热，皲裂结痂，脱屑1周。经西医内服抗生素及抗过敏西药，外搽激素及抗生素软膏近1周，病情无缓解。

症见：双唇部红肿，痛痒干燥、灼热、皲裂、结痂、脱屑，口干，大便干结，小便色黄，舌质红，苔薄黄燥，脉弦。

辨证：唇风（胃热血燥，复感风热）。

治法：清胃凉血，疏散风热。

方药：黄连10g，升麻15g，牡丹皮15g，生地黄30g，当归10g，生石膏50g，生大黄15g，麦冬30g，玄参15g，防风15g，苦参15g，蝉蜕10g，甘草5g。连续服用10剂而治愈。

按语：口唇为脾胃所主，唇风多因阳明胃热脾经血燥或复感风邪，风热相搏而成。唇部红肿灼热，痛痒皲裂，结痂脱屑，均为胃热上攻夹风热犯唇所致。方中清胃散清胃凉血，防风、蝉蜕、苦参清热祛风止痒，生大黄、麦冬、生石膏清胃通腑滋阴，药证相符而治愈。

〔黄其兵. 清胃散临床运用举隅［J］. 云南中医中药杂志，2006，27（4）：26〕

五、玉女煎

【出处】明·张景岳《景岳全书》

【组成】石膏三至五钱（9～15g） 熟地黄三至五钱或一两（9～30g） 麦冬二钱（6g） 知母 牛膝各一钱半（各5g）

【用法】上药用水一盏半，煎七分，温服或冷服（现代用法：水煎服）。

【功效】清胃热，滋肾阴。

【主治】胃热阴虚证。头痛，牙痛，齿松牙衄，烦热干渴，舌红苔黄而干。亦治消渴，消谷善饥等。

【歌诀】玉女煎中地膝兼，石膏知母麦冬全，

　　　　阴虚胃火牙痛效，去膝地生温热痊。

【方解】

方解见表 11-10。

表 11-10　清胃散方解

君	石膏	辛甘大寒，清阳明有余之火而不损阴
臣	熟地黄	甘而微温，以滋肾水之不足。君臣相伍，清火壮水，虚实兼顾
佐	知母、麦冬	苦寒甘润相合，滋清兼备，清胃止渴，滋肾养阴
佐使	牛膝	导热引血下行，且补肝肾，以降上炎之火，止上溢之血

【临床应用】

1.临证应用　本证为胃热阴虚所致。以牙痛齿松，烦热干渴，舌红苔黄而干为辨证要点。火盛者，加山栀子、地骨皮以清热泻火；血分热盛，齿衄出血量多者，去熟地黄，加生地黄、玄参以增强清热凉血之功。

2.现代疾病应用　牙龈炎、糖尿病、急性口腔炎、舌炎等。

3.使用注意　脾虚便溏者，不宜使用本方。

【医案精选】

胃火炽盛消渴案

王某，男，39岁，以"口渴多饮5年余，加重伴多食易饥10天"为主诉来诊。患者5年前诊断为糖尿病，现应用格列美脲片1mg，日1次口服，同时配合二甲双胍缓释片0.5g，日2次口服。目前患者空腹血糖控制在8mmol/L左右，餐后2小时血糖控制在10mmol/L左右。

症见：多食善饥，每日需进食10余顿饭，每顿饭后2小时左右便出现饥饿感，伴口渴多饮，乏力，口苦，大便秘结，舌质红，苔黄燥，脉滑无力。

辨证：胃火炽盛，气耗津伤之消渴。

治法：滋阴清热。

方药：生地黄25g，麦冬20g，生石膏30g，知母15g，牛膝15g，太子参25g。7剂，水煎服。

复诊：患者服药1周后复诊，多食善饥症状好转，每日进食三餐，并无明显饥饿感，无口渴多饮、口苦症状，大便正常。予继服原方5剂。

按语：患者目前主症多食善饥，为消渴之中消之证，胃火炽盛，腐熟水谷能

力过强，所以多食易饥；口苦，为燥热蒸腾胆汁上犯于口；热邪伤津耗气则见乏力、口渴，津液下不能濡润大肠，大肠无水，舟车难行，则大便秘结；舌质红，苔黄燥，脉滑无力，更为中焦燥热之征，该患者是中焦胃火炽盛，耗气伤津，因此方用玉女煎加太子参。太子参甘平，归脾经，补益脾胃之气，与玉女煎合用，全方共奏清胃泻火、益气养阴之效。

〔张凯涛.玉女煎的临床应用体会〔J〕.世界最新医学信息文摘，2018，18（58）：206.〕

六、芍药汤

【出处】金·刘完素《素问病机气宜保命集》

【组成】芍药一两（30g） 当归半两（15g） 黄连半两（15g） 槟榔 木香 炒甘草各二钱（各6g） 大黄三钱（9g） 黄芩半两（15g） 官桂二钱半（5g）

【用法】上药㕮咀，每服半两（15g），水二盏，煎至一盏，食后温服（现代用法：水煎服）。

【功效】清热燥湿，调气和血。

【主治】湿热痢疾。腹痛，便脓血，赤白相兼，里急后重，肛门灼热，小便短赤，舌苔黄腻，脉弦数。

【歌诀】芍药汤内用槟黄，芩连归桂草木香，
重在调气兼行血，里急便脓自然康。

【方解】

方解见表11-11。

表11-11 芍药汤方解

君	黄芩、黄连	清热燥湿解毒
臣	芍药、当归	养血活血，缓急止痛
	木香、槟榔	行气导滞，调和气血
佐	大黄	苦寒沉降，合黄芩、黄连则清热燥湿之功著，合当归、芍药则活血行气之力彰
	肉桂	助当归、芍药行血和营，又防呕逆拒药
佐使	炙甘草	和中调药，与芍药相配，又能缓急止痛

【临床应用】

1.临证应用 本证为湿热塞滞肠中，气血失调所致。以痢下赤白，腹痛里急，苔腻微黄为辨证要点。苔黄而干，热甚伤津者，去肉桂，加乌梅，避温就凉；苔腻脉滑，兼有食积，加山楂、神曲以消导；热毒重者，加白头翁、金银花增强解毒之力；痢下赤多白少，或纯下血痢，加牡丹皮、地榆凉血止血。

2.现代疾病应用 细菌性痢疾、阿米巴痢疾、过敏性结肠炎、急性肠炎等。

3.使用注意 痢疾初起有表证者忌用。

【医案精选】

慢性阑尾炎案

王某，男，42 岁。患者 2 年前患急性阑尾炎，用抗生素及口服中药后病情缓解；半年后病情出现反复，继续给予抗生素及中药大黄牡丹皮汤等治疗，症状仍时有复发，遂来诊。

症见：右下腹胀痛，痛势绵绵，大便干结，舌红，苔薄黄，脉弦滑。

辨证：热毒未清，气机郁滞。

治法：清热除邪，调理气机。

方药：炒白芍 20g，当归 10g，黄连 10g，槟榔 10g，广木香 10g，制大黄 8g，黄芩 10g，肉桂 4g，甘草 6g。服 10 余剂后，症状消失，至今已 1 年未复发。

按语：慢性阑尾炎常由急性阑尾炎治疗不当，迁延而成。其主要病机为热毒余邪留恋不去。芍药汤中肉桂一味，能温阳化气，可防他药苦寒伐阳太过，尤为符合病情。

〔徐仕伟．芍药汤临床应用举隅〔J〕．上海中医药杂志，2012，46（4）：64.〕

七、白头翁汤

【出处】东汉·张仲景《伤寒论》

【组成】白头翁二两（15g） 黄柏三两（12g） 黄连三两（6g） 秦皮三两（12g）

【用法】上药四味，以水七升，煮取二升，去滓，温服一升，不愈再服一升（现代用法：水煎服）。

【功效】清热解毒，凉血止痢。

【主治】热毒痢疾。腹痛，里急后重，肛门灼热，下痢脓血，赤多白少，渴欲饮水，舌红苔黄，脉弦数。

【歌诀】白头翁汤治热痢，黄连黄柏与秦皮，
味苦性寒能凉血，解毒坚阴功效奇。

【方解】

方解见表 11-12。

表 11-12 白头翁汤方解

君	白头翁	苦寒而入血分，清热解毒，凉血止痢
臣	黄连、黄柏	黄连苦寒，泻火解毒，燥湿厚肠，为治痢要药；黄柏清下焦湿热，两药共助君药清热解毒，尤能燥湿治痢
佐使	秦皮	苦涩而寒，清热解毒而兼以收涩止痢

【临床应用】

1.临证应用 本证为热毒深陷血分所致。以下痢赤多白少，腹痛，里急后

重，舌红苔黄，脉弦数为辨证要点。外有表邪，恶寒发热者，加葛根、连翘、金银花以透表解热；里急后重较甚，加木香、槟榔、枳壳以调气；脓血多者，加赤芍、牡丹皮、地榆以凉血和血；夹有食滞者，加焦山楂、枳实以消食导滞；用于阿米巴痢疾，配合吞服鸦胆子（桂圆肉包裹），疗效更佳。

2. 现代疾病应用　阿米巴痢疾、细菌性痢疾等。

3. 使用注意　白痢不宜使用。

【医案精选】

慢性阑尾炎案

王某，男，42岁。患者2年前患急性阑尾炎，用抗生素及口服中药后病情缓解；半年后病情出现反复，继续给予抗生素及中药大黄牡丹皮汤等治疗，症状仍时有复发，遂来诊。

症见：右下腹胀痛，痛势绵绵，大便干结，舌红，苔薄黄，脉弦滑。

辨证：热毒未清，气机郁滞。

治法：清热除邪，调理气机。

方药：炒白芍20g，当归10g，黄连10g，槟榔10g，广木香10g，制大黄8g，黄芩10g，肉桂4g，甘草6g。服10余剂后，症状消失，至今已1年未复发。

按语：慢性阑尾炎常由急性阑尾炎治疗不当，迁延而成。其主要病机为热毒余邪留恋不去。芍药汤中肉桂一味，能温阳化气，可防他药苦寒伐阳太过，尤为符合病情。

〔徐仕伟.芍药汤临床应用举隅［J］.上海中医药杂志，2012，46（4）：64〕

八、泻白散

【出处】北宋·钱乙《小儿药证直诀》

【组成】地骨皮　炒桑白皮各一两（各30g）　炙甘草一钱（3g）

【用法】上药锉散，入粳米一撮，水二小盏，煎七分，食前服（现代用法：水煎服）。

【功效】清泄肺热，止咳平喘。

【主治】肺热喘咳证。气喘咳嗽，皮肤蒸热，日晡尤甚，舌红苔黄，脉细数。

【歌诀】泻白桑皮地骨皮，甘草粳米四般宜，
　　　　参茯知芩皆可入，肺热喘嗽此方施。

【方解】

方解见表11-13。

表11-13　泻白散方解

君	桑白皮	甘寒性降，专入肺经，清泄肺热，平喘止咳
臣	地骨皮	甘寒入肺，可助君药清降肺中伏火。君臣相合，清泻肺热，以使金清气肃
佐使	炙甘草、粳米	养胃和中以扶肺气

【临床应用】

1.临证应用 本证为邪热壅肺所致。以咳喘气急，皮肤蒸热，舌红苔黄，脉细数为辨证要点。肺经热重者，可加黄芩、知母等以增强清泄肺热之效；燥热咳嗽者，加瓜蒌皮、川贝母等润肺止咳；阴虚潮热者，加银柴胡、鳖甲滋阴退热；热伤阴津，烦热口渴者，加天花粉、芦根清热生津。

2.现代疾病应用 小儿麻疹初期、肺炎或支气管炎等。

3.使用注意 风寒咳嗽或肺虚喘咳者不宜使用。

【医案精选】

肺热内郁痤疮案

彭某，女，11岁。2014年12月3日初诊。面部反复痤疮半年余。患儿无明显诱因于半年前始面部痤疮，反复发作，每于月经前加剧，部分遗留色素沉着，烦躁，胃纳可，大便干，睡时多梦，曾往外院就诊，予以外用药膏和清热解毒、活血化瘀之中药内服，终未奏效。

症见：面部痤疮密集，色红，部分成脓，舌红，苔薄，脉细弦。

辨证：肺热内郁。

治法：清泄肺热，疏肝解郁。

方药：桑白皮10g，地骨皮10g，防风10g，柴胡6g，赤芍10g，枳壳10g，地肤子10g，牛膝10g，皂角刺10g，素馨花10g，甘草3g。4剂。每日1剂，药渣再煎，取汁外敷面部患处。

二诊（12月7日）：服药4剂后患儿面部无新发皮疹，烦躁、大便干、多梦等症状改善，效不更方，守前方继服7剂。三诊（12月14日）：患儿面部痤疮基本消退，诸症消失。守上方去皂角刺，加入山楂10g，每周服用2剂，以巩固疗效。服药1个月后自行停药，面部痤疮已愈。

按语：痤疮属中医"肺风粉刺"范畴，多因肺热血热或热毒壅盛所致，故治疗多用清热解毒凉血之品。殊不知小儿之体质与成人有异，年长儿处于发育前期或发育期，"阳常有余，阴常不足"是其生理特点，"阳有余便是火"，学习压力、睡眠不足、经期来临等常致肝气不疏，郁而化热，更致肺火深伏，肺合皮毛，与大肠相表里，发于肌肤而成痤疮，下移大肠则大便干结，内扰心神则睡时多梦。因此，肺热内郁、肺阴不足、肝郁气结是本病的病理基础。以泻白散合四逆散治疗，加入素馨花以强疏肝解郁之功，牛膝引火下行，地肤子祛风利湿，皂角刺取其辛窜排脓之力，诸药共奏清泄肺热、疏肝解郁之功效。三诊时患儿痤疮基本消退，故去皂角刺以减辛窜之力，入山楂增加行气散瘀之功，以巩固疗效。

〔徐雯.泻白散治疗儿科疾病验案举隅［J］.江苏中医药，2017，49（6）：47〕

九、泻黄散

【出处】北宋·钱乙《小儿药证直诀》

【组成】藿香叶七钱（21g） 山栀仁一钱（3g） 石膏五钱（15g） 甘草三两（90g） 防风四两（120g）

【用法】每服一至二钱（3～6g），水一盏，煎至五分，温服清汁，无时（现代用法：水煎服）。

【功效】泻脾胃伏火。

【主治】脾胃伏火证。口疮口臭，烦渴易饥，口燥唇干，舌红脉数，以及脾热弄舌等。

【歌诀】泻黄甘草与防风，石膏栀子藿香充，

　　　　炒香蜜酒调和服，胃热口疮并风功。

【方解】

方解见表 11-14。

表 11-14　泻黄散方解

君	石膏、山栀仁	泻脾胃积热
臣	防风	疏散脾经伏火
佐	藿香	芳香醒脾
使	甘草	泻火和中

【临床应用】

1. 临证应用　本方为脾胃伏火所致。以口疮口臭，舌红脉数为辨证要点。小便短黄，淋涩不通畅者，加白茅根、车前子、赤茯苓以清热利尿；大便秘结者，加大黄泄热通腑；口渴甚者，加知母清热生津。

2. 现代疾病应用　上呼吸道感染、支气管炎、肺炎、口炎、舌炎、胃炎等。

3. 使用注意　小儿先天不足，大脑发育不全之弄舌者禁用；阴虚有热者禁用。

【医案精选】

脾胃伏火溃疡案

患者，女，65 岁，2013 年 9 月 25 日初诊。口唇疱疹、口腔溃疡间断性发作 2 年余。

症见：牙龈肿痛，烦躁易怒，口燥咽干，或口臭不爽，腰膝酸软，易汗出，脘腹胀满，胸闷不舒，多梦，不思饮食。大便三四日一行，便干不易解，小便黄，舌质暗红，苔黄腻，脉沉细滑略数。患者既往多次外用冰硼散、口服维生素 B_{12} 等，症状可暂时缓解，停药则复发。

辨证：肝肾阴虚，脾胃伏火证。

治法：滋补肝肾，兼顾清泻脾胃伏火。

方药：藿香 10g，炒栀子 10g，生石膏 30g，防风 10g，生地黄 10g，山茱萸 6g，泽泻 12g，山药 15g，厚朴 10g，莱菔子 6g，紫苏梗 10g，牛膝 6g，桃仁 5g，全蝎 3g。14 剂。嘱患者早餐及午餐后 1～1.5 小时各服 1 剂，忌食辛辣、油腻等

刺激性食物，调节情志，保持心情愉快，注意休息。

2013 年 10 月 8 日二诊：患者口腔内溃疡点减少，自诉牙龈肿痛减轻，大便二三日一行，腹胀减轻，食欲欠佳，上方加焦山楂、焦神曲、焦麦芽各 10g，炒白术 15g，以健脾和胃，消食导滞，服法及注意事项同前，服 7 剂后症状基本消失。随访 1 年，未复发。

按语：本案患者口腔溃疡病史 20 余年，久病伤阴，肾阴不足，水不涵木，致肝肾阴虚，虚火内生，灼伤津液，上致口燥咽干，下致大便燥结，数日一行，腑气不通，浊气上泛，则口臭不爽。脾胃气机失调，积滞中焦，久郁成热，则腹部痞满不适。脾胃之火上炎，循经上行于口，致口腔黏膜溃疡。患者口燥咽干、腰膝酸软、多梦、易汗出，均为肾阴不足、虚火上炎的表现。选用泻黄散合六味地黄汤加减，标本兼顾，补泻并施。此外，久病入络，故于方中加用桃仁活血化瘀，全蝎搜风剔络。二诊时，患者食欲欠佳，故加焦山楂、焦神曲、焦麦芽、炒白术益气健脾，增加食欲。

〔张娇，赵迎盼，李媛媛，等.运用泻黄散合六味地黄汤治疗老年顽固性口腔溃疡［J］.中医杂志，2016，57（9）：792–793.〕

第五节　清虚热剂

清虚热剂以滋阴、清热药为主配伍组成，治疗温病后期，邪留阴分，阴虚内热等证。代表方如青蒿鳖甲汤、清骨散等。

青蒿鳖甲汤

【出处】清·吴鞠通《温病条辨》

【组成】青蒿二钱（6g）　鳖甲五钱（15g）　细生地四钱（12g）　知母二钱（6g）　牡丹皮三钱（9g）

【用法】水五杯，煮取二杯，日再服（现代用法：水煎服）。

【功效】透热养阴。

【主治】温病后期，邪伏阴分证。夜热早凉，热退无汗，舌红苔少，脉细数。

【歌诀】青蒿鳖甲知地丹，热自阴来仔细看，
　　　　夜热早凉无汗出，养阴透热服之安。

【方解】

方解见表 11–15。

表 11–15　青蒿鳖甲汤方解

君	鳖甲	直入阴分，滋阴退热	内清外透
	青蒿	清热透络，引邪外出	

续表

臣	生地黄	滋阴凉血
	知母	滋阴降火
佐	牡丹皮	泄血中伏火，助青蒿清透阴分伏热

【临床应用】

1. 临证应用　本证为温病后期，阴液已伤，而余邪深伏阴分所致。以夜热早凉，热退无汗，舌红少苔，脉细数为辨证要点。暮热早凉，汗解渴饮，去生地黄，加天花粉以清热生津止渴；兼肺阴虚，加沙参、麦冬以滋阴润肺；用于小儿夏季热，加白薇、荷梗以祛暑退热。

2. 现代疾病应用　原因不明的发热、各种传染病恢复期低热、慢性肾盂肾炎、肾结核等。

3. 使用注意　阴虚欲作动风者不宜使用。

【医案精选】

伤暑案

病史：治青介弟冠三君病疟，每日午后发，发时先觉恶寒，旋即大热，口渴心烦，头晕不支，脉息细数，左尺尤甚，溲赤苔少。盖平日用脑太过，阴液素衰，而复受暑也。乃与青蒿鳖甲汤去生地黄、牡丹皮。加川黄连、薏苡仁、沙参、银柴胡、延胡索、六一散等。覆杯而愈。

辨证：阴虚内热，复感暑邪。

治法：养阴透热，清解暑湿。

方药：青蒿鳖甲汤加减。

按语：患者因患疟疾，每日午后发，发时先觉恶寒，旋即大热，口渴心烦，头晕不支，脉息细数，左尺尤甚，溲赤苔少，此为阴虚内热之证。又因患者平日用脑太过，阴液素衰，复感暑邪，故治疗以青蒿鳖甲汤去生地黄、牡丹皮，加川黄连、薏苡仁、沙参、银柴胡、延胡索、六一散等。覆杯而愈。

（袁焯. 丛桂草堂医案［M］. 北京：学苑出版社，2014.）

第六节　清热祛暑剂

清热祛暑剂以祛暑、清热药为主配伍组成，治疗暑热、暑湿及暑热伤津等证。代表方如清暑益气汤、六一散等。

清暑益气汤

【出处】清·王士雄《温热经纬》

【组成】西洋参（5g）　石斛（15g）　麦冬（9g）　黄连（3g）　竹叶（6g）　荷

梗（15g） 知母（6g） 甘草（3g） 粳米（15g） 西瓜翠衣（30g）（原书未著用量）

【用法】水煎服。

【功效】清暑益气，养阴生津。

【主治】暑热气津两伤证。身热汗多，口渴心烦，小便短赤，体倦少气，精神不振，脉虚数。

【歌诀】王氏清暑益气汤，善治中暑气津伤，

洋参冬斛荷瓜翠，连竹知母甘粳襄。

【方解】

方解见表11-16。

表11-16 清暑益气汤方解

君	西瓜翠衣	清解暑热，生津止渴
	西洋参	益气生津，养阴清热
臣	荷梗	清热解暑
	石斛、麦冬	养阴生津清热
佐	黄连	苦寒泻火，以助清热祛暑之力
	知母	泻火滋阴
	竹叶	清热除烦
佐使	粳米、甘草	益气和中，调和诸药

【临床应用】

1. 临证应用 本证为暑热内侵，耗伤气津所致。以体倦少气，口渴汗多，脉虚数为辨证要点。暑热较高，加石膏以清热解暑；暑热夹湿，苔白腻者，去阴柔之麦冬、石斛、知母，加藿香、六一散等以增强祛湿之功；黄连味苦质燥，暑热不盛者可去之；用于小儿夏季发热者，去黄连、知母，加白薇、地骨皮以退热除蒸。

2. 现代疾病应用 夏月伤暑、小儿夏季热、中暑等。

3. 使用注意 本方因有滋腻之品，故暑病夹湿者不宜使用。

【医案精选】

暑热伤津气案

某女，1岁。

症见：入夏以来低热，体温徘徊在37.5～38.5℃，暮轻夜重，无汗口渴，溲少便结，曾用抗生素、解热药及补液未效，又以新加香薷饮两剂，服后未见汗出而身热反增。患儿皮肤干燥，苔薄少而干。

辨证：阴虚伤暑。

治法：清热解暑，益气养阴。

方药：王氏清暑益气汤加减。浓煎呷服，1剂得微汗，3剂汗出而热退病除。

按语：患儿因入夏以来低热徘徊，暮轻夜重，无汗口渴，溲少便结，皮肤干燥，苔薄少而干。辨证为阴虚内热，复感暑邪。方中以太子参、石斛、麦冬、竹叶、知母清热养阴，益气生津，又以香薷、西瓜翠衣清热解暑。服药1剂得微汗，3剂汗出而热退病除。

〔陆家骏.误治病例三则辨析［J］.江苏中医杂志，1985，6（5）：17.〕

复习思考题

1. 结合清营汤和犀角地黄汤的组成，分析两方的主治和配伍有何异同？
2. 黄连解毒汤的组成、功效和主治是什么？
3. 普济消毒饮中配伍柴胡、升麻的意义何在？
4. 简述龙胆泻肝汤的组成、主治及配伍意义。
5. 从组成、功用、主治等方面鉴别芍药汤和白头翁汤有何异同？

第十二章　温里剂

扫一扫，查阅本章数字资源，含PPT、音视频、图片等

【概念】凡以温热药为主要组成，具有温里助阳、散寒通脉、回阳救逆等作用，主治里寒证的方剂，统称为温里剂。

【适应范围】温里剂适用于里寒证，即寒邪停留体内脏腑经络间所致的病证。里寒证的成因不外乎外感寒邪与寒从内生，或因素体阳虚，寒从中生；或因外寒直中三阴，深入脏腑；或因表寒证治疗不当，寒邪乘虚而入；或因过食生冷、寒药，损伤阳气。临床往往表现为畏寒肢冷，喜暖蜷卧，口淡不渴，小便清长，舌淡苔白，脉沉迟或缓等。

【立法依据】温里剂是根据《素问·至真要大论》中"寒者热之""治寒以热"的原则立法，属于八法中的"温法"。

【分类】因里寒证在病位上有脏腑经络之异，在病情上有轻重缓急之分，故可将温里剂分为三类。

$$
\left\{
\begin{array}{l}
温中祛寒——中焦虚寒证 \\
回阳救逆——阳气衰微，阴寒内盛，甚或阴盛格阳、戴阳证 \\
温经散寒——寒凝经脉证
\end{array}
\right.
$$

【注意事项】

1. 温里剂组方多以辛温燥热之品为主，临床使用必须辨别寒热之真假，真热假寒证禁用。

2. 素体阴虚或失血伤阴者，虽有寒象，亦应慎用，尤不可过剂，以免重伤阴血。

3. 应因人、因时、因地制宜。对素体阳虚较甚，或时值冬令，或久居高寒之地的寒证患者，可适当增加温热药物的用量；反之宜轻，以免助热动火、温燥伤津。

4.若病重邪甚，阴寒太盛或真寒假热，服药入口即吐者，可反佐少量寒凉药物，或热药冷服，避免格拒。

第一节　温中祛寒剂

温中祛寒剂适用于中焦虚寒证，常以温中散寒药为主组成。本类代表方有理中丸、小建中汤、吴茱萸汤、大建中汤等。

一、理中丸

【出处】东汉·张仲景《伤寒论》

【组成】人参　干姜　炙甘草　白术各三两（各9g）

【用法】上四味，捣筛，蜜和为丸，如鸡子黄许大（9g）。以沸汤数合，和一丸，研碎，温服之，日三四服，夜二服。腹中未热，益至三四丸，然不及汤。汤法：以四物依两数切，用水八升，煮取三升，去滓，温服一升，日三服。服汤后，如食顷，饮热粥一升许，微自温，勿发揭衣被（现代用法：上药共研细末，炼蜜为丸，重9g，每次1丸，小蜜丸则每次9g，温开水送服，每日2～3次；亦可作汤剂，水煎服，药后饮热粥适量）。

【功效】温中祛寒，补气健脾。

【主治】

1.脾胃虚寒证。脘腹疼痛，喜温喜按，呕吐便溏，脘痞食少，畏寒肢冷，口淡不渴，舌质淡，苔白润，脉沉细或沉迟无力。

2.阳虚失血证。便血、吐血、衄血或崩漏等，血色暗淡，质清稀，面色㿠白，气短神疲，脉沉细或虚大无力。

3.中阳不足，阴寒上乘之胸痹；脾气虚寒，不能摄津之病后多涎唾；中阳虚损，土不荣木之小儿慢惊；食饮不节，损伤脾胃阳气，清浊相干，升降失常之霍乱等。

【歌诀】理中干姜参术草，温中健脾治虚寒，
　　　　中阳不足痛呕利，丸汤两用腹中暖。

【方解】

方解见表12-1。

表12-1　理中丸方解

君	干姜	大辛大热，温脾暖胃，助阳祛寒
臣	人参	甘温，益气健脾，补虚助阳
佐	白术	甘温苦燥，健脾补虚，燥湿运脾
佐使	炙甘草	与人参、白术以助益气健脾，补虚助阳；缓急止痛；调和诸药

【临床应用】

1. 临证应用 本证为脾胃虚寒，温煦无力，纳运无能，升降失司所致。以脘腹疼痛，喜温喜按，呕吐便溏，脘痞食少，畏寒肢冷，舌淡，苔白，脉沉细为辨证要点。寒甚，重用干姜；虚甚，重用人参；虚寒俱甚，干姜、人参并重；胃气上逆，见呕吐较重，加生姜、半夏、砂仁以和胃降逆；湿浊下注，见下利较重，重用白术，或加茯苓、薏苡仁以健脾止泻；肝旺乘脾，吊眼肢搐，加白芍、天麻以柔肝息风；脾不统血，吐衄失血，方中干姜易炮姜，加仙鹤草以止血；病后喜唾，加乌药、益智仁以温中摄涎；胸痹，加薤白、桂枝以宽胸通阳。

2. 现代疾病应用 慢性胃肠炎、胃及十二指肠溃疡、胃扩张、胃下垂、慢性结肠炎、慢性痢疾、肠易激综合征、经行腹泻、婴儿腹泻、慢性支气管炎、慢性咳嗽、功能失调性子宫出血等。

3. 使用注意 本方临证服后，当"饮热粥"，且温覆"勿发揭衣被"；药后当觉腹中似有热感，若"腹中未热"，则应适当加量，"益至三四丸"，或易为汤剂；根据病情轻缓、急重之不同，可分别选用丸剂或汤剂。

【医案精选】

胸痛案

王某，男，54岁。初诊：1974年7月15日。

主诉及病史：7月1日起突觉胸骨及心前区闷胀，并伴压榨性疼痛。面色苍白，冷汗时出。经某医院检查，诊为心绞痛，住院治疗10天，绞痛愈来愈频，医生嘱服中药，特来诊治。诊查：肢体倦惰，手足厥冷，绞痛时必出冷汗，汗出则寒栗不禁，心悸难安，气短身乏。脉沉细而弦，时或间歇，舌质胖嫩无苔。

辨证：阳气衰竭，心失温煦。

治法：温补心阳。

处方：《金匮要略》人参汤加味。白人参15g，炙甘草15g，干姜9g，炒白术15g，川附片9g，五灵脂9g，山楂9g，乳香3g，降香9g，药煎成去滓，充入米醋一匙，趁热服。

二诊：7月19日。上方药连服3剂，绞痛未发。面色较红润，表情亦很活跃，与3天前相比判若两人。自诉除胸闷、乏力外，无其他异常。脉虽仍沉细，但已不间歇。舌质淡。食欲仍差，两手已不凉，唯两膝以下尚有冷感。心阳已渐恢复，脾肾之阳犹待温补，守方出入续进。处方：白人参15g，炙甘草15g，干姜9g，炒白术15g，川附片9g，肉桂3g，全当归9g，山楂9g，陈皮6g，赤芍12g。嘱其浓煎连服10剂。10剂药服完后，心绞痛痊愈。

按语：人参、甘草、干姜、白术是人参汤原方，即理中汤，有温补心阳的作用。但据患者病情来看，恐嫌其药力不足，因加川附片10g，使之寓《伤寒论》治少阴病手足厥冷、脉微欲绝的"四逆汤"之意，同时附片与人参相伍，是《世医得效方》治阳气暴脱的有效方剂；附片与白术、炙甘草相配，又是《金匮要略》所引治卒暴心痛，脉微气弱，身寒自汗的"近效术附汤"。三方配合，用以急救心胸中阳气。本病患者"标本俱急"，故需标本两图，于急救心阳的基础上，再配以"独行散"（《证治准绳》方：五灵脂二两，研细末，温酒调服二钱，治产后血晕，冲心闷绝）和"独圣散"（《医宗金鉴》方：南山楂一两，清水煎，童便砂糖和服，治产后心腹绞痛，蒙蔽心窍，不省人事）诸法，急止其痛，两方都是活血定痛之效验方。乳香、降香通行十二经，具有活血伸筋的作用，与五灵脂、山楂配合，能迅速止痛。

〔董建华.中国现代名中医医案精粹（第2集）[M].北京：人民卫生出版社，2010.〕

二、小建中汤

【出处】东汉·张仲景《伤寒论》

【组成】桂枝三两（9g） 炙甘草二两（6g） 大枣十二枚（4枚） 芍药六两（18g） 生姜三两（9g） 胶饴一升（30g）

【用法】上六味，以水七升，煮取三升，去滓，内饴，更上微火消解。温服一升，日三服（现代用法：水煎取汁，兑入饴糖，文火加热溶化，分两次温服）。

【功效】温中补虚，和里缓急。

【主治】中焦虚寒，肝脾失调，阴阳不和证。脘腹拘急疼痛，时发时止，喜温喜按；或心中悸动，虚烦不宁，面色无华；兼见手足烦热，咽干口燥等，舌淡苔白，脉细弦。

【歌诀】小建中汤君饴糖，方含桂枝加芍汤，
温中补虚和缓急，虚劳里急腹痛康。

【方解】

方解见表12-2。

表 12-2 理中丸方解

君	饴糖	甘温质润入脾，温中补虚，缓急止痛
臣	桂枝	辛温，温助脾阳，祛散虚寒
	芍药	酸苦，滋养营阴，柔缓肝急，调和营卫，燮理阴阳
佐	生姜	助桂枝温胃散寒
	桔梗	助饴糖补益脾虚
佐使	炙甘草	益气补虚，缓急止痛，助化阴阳，调和诸药

【临床应用】

1.临证应用 本证为中焦虚寒、肝脾失和所致。以腹中拘急疼痛，喜温喜按，或心悸虚烦，或肢楚咽干，舌淡苔白，脉细弦为辨证依据。偏于虚者，加重饴糖、大枣、甘草用量；偏于寒者，重用桂枝、生姜；气虚重者，加黄芪；血虚

重者，加当归；心神失养，见心悸不寐者，加酸枣仁、浮小麦以安神。

2. 现代疾病应用 慢性胃炎、胃及十二指肠溃疡、溃疡性结肠炎、肠易激综合征、肠痉挛、痛经、室性期前收缩、抑郁症等。

3. 使用注意 呕家，或中满者，不宜使用。阴虚发热不宜用本方，脾虚湿停及吐蛔者忌用。

【医案精选】

胃痛案

刘某，男，50岁，1980年11月25日来诊。

初诊：患者诉胃脘疼痛已20余年，疼痛多于空腹时加重，得食能缓解，遇寒冷季节时发作较频繁，伴微畏风，余无不适。舌淡红，苔薄白腻，脉细弦。

辨证：中焦虚寒，营卫不足，久痛入络。

处方：饴糖30g，白芍18g，黄芪15g，桂枝9g，当归、木香、炙甘草各6g，生姜2片，大枣5枚。上方服5剂。

复诊：胃脘疼痛减轻。续服5剂，疼痛缓解。观察半年未见复发。

按语：近代大量临床资料所证实，小建中汤能有效治疗脾胃虚寒、气血不足所致的胃脘痛（包括胃溃疡、十二指肠溃疡）。临证重复使用，只要辨证准确，疗效较佳，尤其是缓解临床症状。如本例胃脘痛达20余年，遇寒辄发。只服10剂药，疼痛解除，而且由冬至春未再复发。

〔俞长荣. 临床运用小建中汤的体会［J］. 福建中医药，1981，（5）：47-49.〕

第二节　回阳救逆剂

回阳救逆剂，多以大辛大热之温肾助阳峻品为主组成，常配伍益气固脱、敛阴复脉及潜纳浮阳等药。适用于治疗阳气衰微，阴寒内盛，甚或阴盛格阳的危重病证，代表方如四逆汤、回阳救急汤等。

四逆汤

【出处】 东汉·张仲景《伤寒论》

【组成】 炙甘草二两（6g）　干姜一两半（6g）　生附子一枚（15g）

【用法】 上三味，以水三升，煮取一升二合，去滓，分温再服。强人可大附子一枚，干姜三两（现代用法：水煎服）。

【功效】 回阳救逆。

【主治】 少阴病，心肾阳衰寒厥证。四肢厥逆，恶寒蜷卧，神衰欲寐，面色苍白，腹痛下利，呕吐不渴，舌苔白滑，脉微细。以及太阳病误汗亡阳者。

【歌诀】 四逆汤中附草姜，阳衰寒厥急煎尝，

腹痛吐泻脉沉细，急投此方可回阳。

【方解】

方解见表12-3。

表 12-3　四逆汤方解

君	生附子	大辛大热，入心、脾、肾经，温壮心肾之阳，回阳破阴救逆
臣	干姜	辛热，入心、脾、肺经，助君温里回阳之力；温中散寒，助阳通脉
佐使	炙甘草	益气补中；甘缓干姜、生附子峻烈之性；调和药性

【临床应用】

1.临证应用　本证为寒邪深入少阴，阴寒内盛，阳气衰微所致。以四肢厥逆，神衰欲寐，面色苍白，脉微细为辨证要点。体壮之人，适当加大附子用量；一服未愈而有气虚现象，需再服药者，加人参以益气固脱；阳浮脉微者，加龙骨、牡蛎以镇摄固脱。

2.现代疾病应用　心力衰竭、心肌梗死、心动过缓、急性胃肠炎吐泻过度，或因误汗、过汗所致休克等。

3.使用注意　若服药后出现呕吐拒药者，可将药液置凉后服用；本方纯用辛热之品，中病手足温和即止，不可久服；真热假寒者禁用；非阴盛阳衰者，不可服用；附子生用有毒，须审慎用量，先煎久煎。

【医案精选】

心阳虚脱案

夏某，男，4岁。患者平日体质虚弱，西医诊断为充血性心力衰竭，久病不愈，后突发小便失禁，神志不清，转中医治疗。

症见：面色㿠白，口唇青紫，四肢发凉，时喃喃自语，苔白少津，脉微欲绝。

辨证：心阳虚脱之证。

治则：回阳救逆，生脉益气。

处方：附子9g，炮姜9g，党参9g，辽五味子9g，山药9g，山茱萸15g，麦冬15g，远志9g，酸枣仁9g，柏子仁9g。2剂，水煎服。

服后神志好转，脉有生机，但手足仍欠温。上方附子改用15g，再服1剂，饮食好转，唯仍觉身寒，口干不渴。方拟：附子9g，炮姜6g，党参9g，辽五味子9g，山药12g，山茱萸15g，黄芪21g，鹿角霜9g。两剂，水煎服，硫黄3g研末冲服。服后，身不觉寒，饮食增加，精神好转，面色红润有光泽，脉象缓和。后又拟参桂鹿茸丸以善其后，半月后痊愈出院。

按语：本患者由于久病体虚，心阳衰败，宗气大耗，不能温煦濡养机体，故见此症。治宜回阳益气为主。方中以附子、炮姜回阳；党参、山药、山茱萸、黄芪益气；麦冬、辽五味子、酸枣仁、柏子仁、远志生脉。服后病情好转，但手足欠温，又重用附子，后又加鹿角霜、硫黄以壮阳，直至阳气得复，病获痊愈。

〔蔡崇山，王建伟.史寅升老中医医案二则［J］.河南中医，1982，（5）：22.〕

第三节 温经散寒剂

温经散寒剂，常以温经散寒药为主要组成药物，适用于寒凝经脉证。代表方如当归四逆汤、暖肝煎等。

一、当归四逆汤

【出处】东汉·张仲景《伤寒论》

【组成】当归三两（12g） 桂枝三两（9g） 芍药三两（9g） 细辛三两（3g） 炙甘草二两（6g） 通草二两（6g） 大枣二十五枚（8枚）

【用法】上七味，以水八升，煮取三升，去滓，温服一升，日三服（现代用法：水煎服）。

【功效】温经散寒，养血通脉。

【主治】血虚寒厥证。手足厥寒，或腰、股、腿、足、肩臂疼痛，口不渴，舌淡苔白，脉沉细或细而欲绝。

【歌诀】当归四逆用桂芍，细辛通草甘大枣，
　　　　养血温经通脉剂，血虚寒厥服之效。

【方解】

方解见表 12-4。

表 12-4　理中丸方解

君	当归	甘温，主入肝经，养血和血以补虚
	桂枝	辛温，温经散寒以通脉
臣	细辛	温经散寒，增桂枝温通之力
	白芍	养血和营，既助当归补益营血，又配桂枝以和阴阳
佐	通草	通利经脉以畅血行
	大枣、炙甘草	益气健脾，养血补虚。重用大枣，既合当归、白芍以补营血，又防桂枝、细辛燥烈太过，伤及阴血
使	炙甘草	兼调和诸药

【临床应用】

1. 临证应用　本证为营血亏虚，经脉感受寒邪所致。以手足厥寒，舌淡苔白，脉细欲绝为辨证要点。经脉寒凝较重，腰、股、腿、足冷痛者，加川乌以温经止痛；寒凝厥阴，妇女经期错后或痛经，加川芎、乌药、香附以行气止痛；血脉瘀滞，肢端青紫者，加桃仁、红花以活血祛瘀。

2. 现代疾病应用　血栓闭塞性脉管炎、雷诺病、多发性神经炎、坐骨神经痛、风湿及类风湿关节炎、痛经等。

3. 使用注意　本方多用辛燥温热药，故热证、阴虚证均不宜使用，对孕妇应

慎用。

【医案精选】

营血虚少，寒湿下注案

尹某，女，42岁，公社社员。

症见：1978年5月来诊，于月经来潮时，小腹胀痛而冷，经色暗红量少，不思饮食，手脚怕冷，少气懒言，面色晦暗，腹痛喜按，白带量多，质清色淡，苔薄白而腻，脉细沉迟，二便正常。

辨证：寒湿凝结，营血不足。

治法：通经，佐以理气燥湿。

方药：当归四逆汤加味。当归10g，桂枝10g，白芍10g，细辛3g，木通6g，炒苍术6g，香附10g，台乌10g，炒桔梗10g，炒小茴香10g，川芎6g，4剂。

复诊：服上方，腹痛愈，月经、白带均正常。

按语：寒湿阻滞下焦，客于冲任，经来腹痛而冷，按之痛减，寒湿化浊，则经色暗红，手足厥寒，舌苔白腻，面色晦暗，脉沉细迟等，均为寒湿内闭的征象；白带量多，质清色淡，为营血虚少、寒湿下注胞宫所致。《金匮要略·妇人杂病脉证并治》云："妇人之病，因虚、积冷、结气，为诸经水断绝，至有历年，血寒积结，胞门寒伤，经络……在下未多，经候不匀，令阴掣痛，少腹恶寒。"

〔何德礼. 宋鹭冰医案医话选（三）当归四逆汤临床应用的体会［J］.成都中医学院学报，1979（3）：24.〕

二、暖肝煎

【出处】明·张介宾《景岳全书》

【组成】当归二三钱（6～9g） 枸杞子三钱（9g） 茯苓二钱（6g） 小茴香二钱（6g） 肉桂一二钱（3～6g） 乌药二钱（6g） 沉香或木香一钱（3g）

【用法】水一盅半，加生姜三五片，煎七分，食远温服（现代用法：水煎服）。

【功效】温补肝肾，行气止痛。

【主治】肝肾不足，寒滞肝脉证。小腹疼痛，或睾丸冷痛，痛连少腹，疝气痛，得温痛减，畏寒喜暖，口不渴，舌淡苔白，脉沉迟。

【歌诀】暖肝煎中杞茯归，茴沉乌药姜肉桂，

下焦虚寒疝气痛，温补肝肾此方推。

【方解】

方解见表12-5。

表12-5 暖肝煎方解

| 君 | 肉桂 | 辛甘性热，温肾暖肝，祛寒止痛 |
| | 小茴香 | 味辛性温，暖肝散寒，理气止痛 |

续表

臣	当归	辛甘性温，养血补肝
	枸杞子	味甘性平，补肝益肾
	乌药、沉香	辛温散寒，行气止痛，以祛阴寒冷痛之标
佐	茯苓	甘淡渗湿健脾
	生姜	辛温散寒和胃，扶脾暖胃，顾护后天

【临床应用】

1.临证应用　本证为肝肾不足、寒凝气滞所致。以睾丸疝气或少腹疼痛，畏寒喜温，舌淡苔白，脉沉迟为辨证要点。寒甚者，加吴茱萸、干姜，更甚者加附子以温阳；腹痛甚者，加香附行气止痛；睾丸痛甚者，加青皮、橘核疏肝理气。

2.现代疾病应用　精索静脉曲张、睾丸炎、附睾炎、鞘膜积液、腹股沟疝等。

3.使用注意　因湿热下注，阴囊红肿热痛者，不可误用本方。

【医案精选】

阳缩案

黄某，26岁，山东聊城人，1992年11月5日初诊。患者2年前因天冷下河后阳缩，多方投医，屡服中药10剂无效。经某医院检查，未发现器质性病变，十分痛苦，前来男科就诊。

症见：阴囊潮湿，自觉有凉气上窜，小腹及大腿发凉，即使大热天也得穿秋裤，肛门亦时常收缩，叹息、生气后则加重，舌淡，苔薄白，脉弦紧。

辨证：寒凝肝脉，肝气郁结。

治法：暖肝温肾，疏肝解郁。

处方：暖肝煎合逍遥散加味。当归、枸杞子各12g，肉桂、小茴香、沉香、薄荷各6g，乌药、柴胡、白芍各15g，茯苓10g，吴茱萸、制附子各9g，生姜3片，水煎服。6剂。

复诊：腹胀减，阳缩好转，上方附子量增至15g，守原方继服25剂后，各症全消，痊愈。

按语：本案患者受凉后，寒滞肝脉，是气机阻滞，阴部属肝经所绕，阳气被阻，不能到达阴部，寒主收引，故阳缩，自觉有凉气上窜，小腹及大腿发凉等。气机受阻，肝气郁结，故腹胀，生气则加重。以暖肝煎合逍遥散温暖肝肾，疏肝解郁，加附子、吴茱萸增强散寒之功，寒去气通，阳缩痊愈。

（陈武山，李中文.男科疾病古今名家验案全析［M］.北京：科学技术文献出版社，2009.）

第十三章　补益剂

扫一扫，查阅本章数字资源，含PPT、音视频、图片等

【概念】凡以补益药为主而组成，具有滋补人体气、血、阴、阳等作用，主治虚证的方剂，统称为补益剂。

【适应范围】补益剂适用于先天禀赋不足，或后天失调，或疾病耗损所致的各类虚证。凡气、血、阴、阳不足，以虚象症状为主，脉见虚、细、弱等主要表现者，均可用补益剂治疗。

【立法依据】补益剂是根据《素问·阴阳应象大论》中"形不足者，温之以气；精不足者，补之以味"的原则立法，属八法中的"补法"。

【分类】依据病性有气、血、阴、阳之别，又气、血、阴、阳之间相互依存，气血两虚以及阴阳两虚在临床上非常常见，故可分六类。

$$
\begin{cases}
补气——气虚证 \\
补血——血虚证 \\
气血双补——气血两虚证 \\
补阴——阴虚证 \\
补阳——阳虚证 \\
阴阳双补——阴阳两虚证
\end{cases}
$$

【注意事项】

1. 补益剂宜文火久煎，以空腹或饭前服用为佳。

2. 补益剂多滋腻碍胃，须佐以健脾和胃之品以助运化。

3. 应用补益剂，须明确证候的真假虚实，误用补益，则虚者更虚，实者更实。

4. 虚实夹杂时须分清轻重缓急，斟酌攻补的次序。

第一节　补气剂

补气剂指主要由补气药物组成的，用于气虚证的方剂，代表方有四君子汤、参苓白术散、补中益气汤等。

一、四君子汤

【出处】宋《太平惠民和剂局方》

【组成】人参（去芦）　茯苓（去皮）　炙甘草　白术各等分

【用法】上为细末。每服二钱，水一盏，煎至七分，通口服，不拘时候；入盐少许，白汤点亦得（现代用法：水煎服）。

【功效】益气健脾。

【主治】脾胃气虚证。面色萎白，语声低微，体倦乏力，食少便溏，舌淡苔白，脉细弱。

【歌诀】四君子汤中和义，人参苓术甘草比，

　　　　益气健脾基础剂，脾胃气虚治相宜。

【方解】

方解见表 13-1。

表 13-1　四君子汤方解

君	人参	甘温补气，健脾养胃
臣	白术	健脾燥湿
佐	茯苓	健脾渗湿
使	炙甘草	益气和中，调和诸药

【临床应用】

1. 临证应用　本证为脾胃气虚所致。以面色萎白，体倦乏力，食少便溏，舌淡苔白，脉虚弱为辨证要点。恶心呕吐者，加半夏以降逆止呕；胸膈痞满者，加枳壳、陈皮以行气宽胸；脾胃虚寒者，加干姜、附子以温中祛寒；伤食，加炒神曲。

2. 现代疾病应用　慢性胃炎、胃溃疡、十二指肠溃疡等。

3. 使用注意　脾胃阴虚者不宜。

【医案精选】

脾虚腹痛案

吴某，男，51 岁。初诊日期：2010 年 10 月 14 日。主诉：胃中嘈杂 2 个月，加重 1 周。患者半年前无明显诱因出现胃中嘈杂不安，偶有胃痛。无恶心呕吐等症状，就诊查胃镜示萎缩性胃炎，经对症治疗（具体治疗不详），有所好转。2 个

月前无明显诱因胃中嘈杂加重，遂来诊。

现症：胃中嘈杂，甚则痞闷、疼痛，昼轻夜重，纳呆，二便如常，舌色紫暗，苔薄白，脉沉弦。

诊断：胃脘痛。

辨证：肝胃不和。

治法：疏肝理气，和胃止痛。

处方：香砂四君子汤加减。药用：党参 20g，茯苓 15g，焦白术 15g，木香 5g，砂仁 10g，枳壳 10g，厚朴 10g，丹参 20g，延胡索 10g，鸡内金 15g，藿香 10g，甘草 10g。

二诊诸症悉减，但觉食后胃中嘈杂，舌淡苔薄白，脉沉弦。原方去枳壳、藿香，加吴茱萸 10g，黄连 10g，莱菔子 10g。三诊诸症悉减，偶有腰膝酸软，两目干涩，舌淡边有齿痕，苔薄白，脉沉弦。处方：四君子汤加减。药用：党参 20g，茯苓 15g，焦白术 15g，砂仁 10g，香橼 10g，佛手 10g，藿香 10g，枸杞子 15g，菊花 15g，鸡内金 15g，柴胡 10g，甘草 10g。上诸药服 7 剂，药后诸症均减，随访至今，未见复发。

按语：本例证属本虚标实，本虚为脾胃虚弱，标实为肝气郁结横逆犯胃，以本虚为主。故选四君子汤为基础方，以益气健脾，加木香、砂仁以行气和胃，枳壳、厚朴以行气消滞，丹参活血化瘀，延胡索行气止痛，鸡内金消食和胃，藿香化湿和胃。二诊李师认为，气机不畅是病机关键，故使用香砂四君子汤为基础方，意在温中健脾行气。患者正气渐复，可合左金丸治肝火，莱菔子行气化痰除胀，延胡索行肝胃之气，条达中焦气机，丹参活血止痛。三诊肝郁显著改善，而在脾虚基础上，兼有肝肾两虚，故仍以四君子健脾益气，香橼、佛手配伍柴胡疏肝理气，枸杞子、菊花相须为用，滋阴明目。

〔钱冬，郑一，于睿.李德新妙用四君子汤加减治疗验案举隅［J］.辽宁中医杂志，2016，43（6）：1157-1159.〕

二、参苓白术散

【出处】宋《太平惠民和剂局方》

【组成】莲子肉（去皮）　薏苡仁　缩砂仁　桔梗（炒令深黄色）各一斤　白扁豆（姜汁浸，去皮，微炒）一斤半　白茯苓　人参（去芦）　甘草（炒）　白术　山药各二斤

【用法】上为细末。每服二钱，枣汤调下。

【功效】益气健脾，渗湿止泻。

【主治】脾虚湿盛证。症见纳差食少，胃脘痞满，四肢乏力，形体消瘦，肠鸣泄泻，舌淡苔白腻，脉虚缓。

【歌诀】参苓白术扁豆陈，莲草山药砂薏仁，

桔梗上浮兼保肺，枣汤调服益脾神。

【方解】

方解见表 13-2。

表 13-2　参苓白术散方解

君	人参、白术、茯苓	益气健脾
臣	山药、莲子肉	补益脾气，固涩止泻
	白扁豆、薏苡仁	健脾渗湿
佐	砂仁	醒脾和胃，行气化滞
	桔梗	宣肺利气，以通调水道，载药上行
使	甘草	益气和中，调和诸药

【临床应用】

1. 临证应用　本证为脾虚湿盛所致。以纳差食少，胃脘痞满，四肢乏力，形体消瘦，肠鸣泄泻，舌苔白腻，脉虚缓为辨证要点。兼里寒而腹痛者，加干姜、肉桂以温中祛寒止痛；纳差食少者，加炒麦芽、焦山楂、焦神曲以消食和胃。

2. 现代疾病应用　慢性胃肠炎、慢性支气管炎、贫血、妇女带下等。

3. 使用注意　外感或实热引起的咳嗽非所宜。

【医案精选】

脾虚泄泻案

姜某，男，33岁，2003年6月26日初诊。

现症：患慢性腹泻3年。伴身体消瘦，贫血。初诊：患者3年来腹胀痛，大便溏泄，喜热饮。曾在华西医科大学做钡餐造影，检查报告：回肠节段性狭窄，假性憩室形成。确诊为克罗恩病。血红蛋白100g/L，曾服用中西药物治疗，效果不佳；舌淡红，苔薄白，脉缓。

辨证：脾阳亏虚，湿阻气机证。因脾胃亏虚，不能受纳水谷和运化精微，以致水阻中焦，气机失畅，清阳不升，浊阴不降，湿浊混杂而下，故发泄泻并见腹胀痛。脾虚日久，精微物质不得运化则见贫血，伤及脾阳，阳虚生内寒，故喜热饮。

治法：补气培中，理气化湿。

处方：参苓白术散加减。党参10g，白茯苓10g，炒白术10g，炙甘草5g，炒山药15g，莲子肉10g，生薏苡仁20g，焦神曲6g，炒谷芽15g，炙黄芪10g，大枣4个，陈皮10g，补骨脂5g，木香3g，川黄连3g，炮姜炭3g。6剂，水煎服，日1剂。嘱患者以软、烂、熟、温的饮食为主。

二诊：患者自诉药后仍时有小腹痛，矢气后则舒。大便不成形，日1次，舌脉同前。继服前方加炒白芍10g。7剂，水煎服，日1剂。三诊：1周后患者来诊，自觉腹痛减轻，大便两日 1 行，先干后稀。继服前方加佩兰 6g。6 剂，水煎服，日 1 剂，嘱服药 3 天停 1 天。四诊：服上药后，患者大便逐渐成形，腹痛偶发，半年来直坚持用中药调理，病情平稳。

按语：该患者病程较长，本案用参苓白术散健脾化湿，香连丸理气止痛，加焦神曲、炒谷芽、大枣、陈皮和胃安中，重用益气健脾药炙黄芪升提脾气。补骨脂、炮姜炭温肾固涩止泻。理、法、方、药丝丝入扣，临床疗效，节节取胜。

（肖凡.百家名医治验实录——腹泻与痢疾［M］.太原：山西科学技术出版社，2011.）

三、补中益气汤

【出处】金·李东垣《脾胃论》

【组成】黄芪一钱　炙甘草五分　人参三分（去节）　当归身三分（酒焙干）　橘皮三分　升麻三分　柴胡三分　白术三分

【用法】上㕮咀。都作一服，水二盏，煎至一盏，量气弱气盛，临病斟酌水盏大小，去渣，食远，稍热服。如伤之重者，不过二服而愈；若病日久者，以权立加减法治之。

【功效】补中益气，升阳举陷。

【主治】

1. 脾胃气虚证。症见少气懒言，四肢无力，困倦少食，动则气短，脉虚大无力。

2. 中气下陷证。症见久泻脱肛，或内脏下垂。

3. 气虚发热证。症见身热自汗，渴喜热饮，气短乏力，舌淡，脉虚大无力。

【歌诀】补中益气芪参术，炙草升柴归陈助，

　　　　清阳下陷能升举，气虚发热甘温除。

【方解】

方解见表 13-3。

表 13-3　补中益气汤方解

君	黄芪	补中益气，升阳固表
臣	人参、白术	补益脾气
佐	当归	养血合营
	陈皮	理气和胃，使诸药补而不滞
佐使	升麻、柴胡	升阳举陷，协助君药以升提下陷之中气
使	炙甘草	调和诸药

【临床应用】

1. 临证应用　本证为脾胃气虚，中气下陷所致。以少气懒言，体倦乏力，面

色萎黄，脉虚软无力为辨证要点。下陷甚者，加重人参用量，再加山茱萸；少腹下坠或有痉挛表现者，重用升麻；腹中痛者，加白芍、延胡索；风湿相搏，全身疼痛，加防风、羌活、藁本、苍术以祛风除湿。

2. 现代疾病应用　内脏下垂、脱肛、重症肌无力、慢性肝炎、妇科子宫脱垂、妊娠及产后癃闭、胎动不安、月经过多、眼睑下垂、麻痹性斜视等。

3. 使用注意　实证发热、外感发热、阴虚发热者禁用。

【医案精选】

脾胃虚弱案

王某，女，61岁。2006年1月10日初诊。全身乏力、纳呆、思睡1个月。

现病史：1个月前无明显诱因自觉全身疲乏无力，不思饮食，思睡，遂去咸阳某医院求治，查肝功能、腹部彩超均正常，给予药物治疗（具体不详），上述症状改善不明显。现症：纳呆，口淡无味，思睡，大便干结，2～3日一行，小便少。舌淡，脉沉弱。

辨证：脾胃虚弱，气血不足之虚劳。

治法：健脾和胃，补益气血。

处方：补中益气汤加减。黄芪30g，陈皮10g，升麻6g，甘草6g，当归10g，柴胡6g，鸡血藤30g，白术12g，山药10g，焦山楂、焦神曲、焦麦芽各15g，白芍12g，五味子10g，灵芝12g，制何首乌15g，丹参15g。7剂，水煎服，日1剂。

复诊：服药后食欲稍增，纳食有味，全身乏困缓解，夜寐差，二便正常。上方加党参10g，桑寄生15g。10剂，水煎服。随访好转。

按语：本患者年过六旬，饮食劳倦，损伤脾胃，脾胃为营卫气血生化之源，脾胃气虚，受纳与运化不及，故纳呆，不思饮食，口淡；脾胃虚弱，脑神、肢体、筋脉失养，而见全身乏困无力，思睡。舌淡，脉沉弱，均为气血不足之象。故本案病在脾胃，病性属虚，证属脾胃虚弱，气血不足。运用补中益气汤补气健脾，丹参、白芍、制何首乌以补血养血，达到健脾和胃、补益气血之效。

（贺兴东，翁维良，姚乃礼. 当代名老中医医案集·内科分册［M］. 北京：人民卫生出版社，2009.）

第二节　补血剂

补血剂指运用甘温药物补益营血的治法，适用于血虚证，代表方如四物汤、归脾汤等。

一、四物汤

【出处】唐·蔺道人《仙授理伤续断秘方》

【组成】当归（9g）　川芎（6g）　白芍（9g）　熟地黄（12g）各等分

【用法】上为粗末，每服三钱（15g），水一盏半，煎至七分，空心热服（现代用法：作汤剂，水煎服）。

【功效】补血和血。

【主治】营血虚滞证。头晕目眩，心悸失眠，月经不调，或经闭不行，脐腹疼痛，面色、唇爪无华，舌淡，脉细弦或细涩。

【歌诀】四物地芍与归芎，血家百病此方宗，
补血调血理冲任，加减运用在此中。

【方解】

方解见表13-4。

表13-4　四物汤方解

君	熟地黄	甘温滋腻，善滋补营血
臣	当归	味辛性温，补血活血（血中气药，补中有行）
佐	芍药	味酸性寒，养血敛阴，柔肝和营
	川芎	活血行气，祛瘀止痛（使全方补而不滞）

【临床运用】

1. 临证运用　本证为营血虚滞所致。以头晕心悸，面色、唇爪无华，舌淡，脉细为辨证要点。《蒲辅周医疗经验》云："此方为一切血病通用之方。凡血瘀者，俱改白芍为赤芍；血热者，改熟地黄为生地黄。川芎量宜小，大约为当归之半，地黄为当归二倍。"

2. 现代疾病应用　各种贫血和病后虚弱病证、妇女月经不调、痛经、经闭、妊娠腹痛、胎产疾病、荨麻疹等慢性皮肤病等。

3. 使用注意　阴虚发热及血崩气虚证不宜服用。

【医案精选】

胸痹心痛案

赵某，女，66岁，北京人，退休干部。2017年4月11日初诊。素有高血压，长期吃厄贝沙坦片，每日1片，血压时高时低。

现症：头晕、耳胀、足麻，早晨汗多湿被，下肢酸软无力。紧张则心慌，胸骨痛，累则胸闷。半月来时有阵发性心前区痛，每次发作10分钟左右缓解。睡眠不好，夜醒后难睡，颜面肿，下肢轻微水肿，大便易腹泻，日2次。吃养血清脑颗粒较好，但药后腹泻，胃部不适。尿常规正常。查：体胖，舌红略暗，苔薄白，脉弦数。血压120/80mmHg，身凉，手湿冷。

诊断：眩晕，胸痹心痛。

辨证：营虚血滞，湿瘀互阻，上盛下虚，心脾不足，升降失司。

治则：补血活血，利湿化浊，健脾益气，清上补下，镇惊安神，升清降浊。

处方：四物汤合香砂六君子汤加味。药物组成：当归 12g，川芎 12g，生地黄 12g，赤芍 12g，党参 12g，炒白术 12g，清半夏 9g，陈皮 12g，木香 6g，砂仁 10g，生黄芪 20g，茯苓 30g，猪苓 12g，甘草 6g，川续断 15g，桑寄生 15g，炒杜仲 15g，川牛膝、怀牛膝各 15g，煅龙骨（先煎）、煅牡蛎（先煎）各 30g，酸枣仁 30g，山茱萸 15g，红景天 10g，菊花 12g。7 剂，水煎服。嘱患者立即到心脏专科医院检查做全面检查。

2017 年 4 月 18 日二诊：诸症减轻。汗出胸闷心慌减少，1 周来心绞痛未再发作，血压稳定，睡眠好转，但仍浅眠，眼睑仍有浮肿，下肢微肿，大便正常。安贞医院检查诊断为高血压、冠心病、心肌缺血、心绞痛，脉仍弦略数。效不更方，上方加磁石 30g，菊花减为 10g，继服 14 剂，水煎服。2017 年 5 月 16 日三诊：近来血压稳定，厄贝沙坦减为 1/4 片，诸证明显减轻，睡眠较前明显好转，眼睑浮肿减轻，下肢肿消，仍时有汗出，足麻。上方减猪苓、茯苓，加鸡血藤 15g，继服 14 剂，水煎服。2017 年 6 月 6 日四诊：诸症均明显好转，精神愉悦，血压稳定，脉亦较前和缓，为巩固疗效，上方继服 14 剂，水煎服。

按语：本证为老年病，症状较为复杂，上有头晕耳胀之盛，下有足麻，下肢酸软无力、身凉之虚；体胖，腹泻水肿，手湿冷，为湿邪内蕴而脾虚之象；汗乃心之液，汗出湿被，心慌，胸闷，心痛，是心气不足、心脉不通之证。综观全症，乃为营虚血滞、湿瘀互阻、心脾不足、升降失司、上盛下虚之证，用四物汤合香砂六君子汤加味，全方共奏补血活血、利湿化浊、健脾益气、清上补下、镇惊安神、升清降浊之功，故获佳效。

〔韩松雪，孙语男，王玉英.王玉英教授临床应用四物汤经验［J］.世界中西医结合杂志，2018，13（11）：1527-1531.〕

二、归脾汤

【出处】宋·严用和《重订严氏济生方》

【组成】白术 茯神 黄芪 龙眼肉 酸枣仁各一两（各 18g） 人参 木香各半两（各 9g） 炙甘草二钱半（6g） 当归一钱（3g） 远志一钱（3g）（当归、远志从《内科摘要》补入）

【用法】上㕮咀，每服四钱（12g），水一盏半，加生姜五片，大枣一枚，煎至七分，去滓温服，不拘时候（现代用法：加生姜 5 片，大枣 1 枚，水煎服）。

【功效】益气补血，健脾养心。

【主治】

1.心脾气血两虚证。心悸怔忡，健忘失眠，气短乏力，食少，面色萎黄，舌淡，苔薄白，脉细弱。

2.脾不统血证。妇女崩漏，月经超前，量多色淡，或淋漓不止，便血，皮下紫癜，舌淡，脉细者。

【歌诀】归脾汤用术参芪，归草茯神远志随，

酸枣木香龙眼肉，煎加姜枣益心脾。

【方解】

方解见表 13-5。

表 13-5 归脾汤方解

君	黄芪、龙眼肉	甘温，补脾益气，兼补益心血
臣	人参、白术	与黄芪相配，补脾益气之功益著
	当归、酸枣仁	与龙眼肉相配，补心血，安神志
佐	茯神、远志	养心安神，宁神益智
	木香	理气醒脾，使全方补而不滞
佐使	炙甘草	补益心脾之气，并调和诸药
	生姜、大枣	调和脾胃，以资化源

【临床运用】

1. 临证运用 本证为心脾气血两虚所致。以气短乏力，心悸失眠，便血或崩漏，舌淡，脉细弱为辨证要点。崩漏下血偏寒者，加炮姜炭、艾叶炭以温经止血；偏热者，加生地炭、地榆炭以凉血止血。

2. 现代疾病应用 功能性子宫出血、妇女带下、盗汗、神经衰弱、再生障碍性贫血、血小板减少性紫癜、肠溃疡出血、冠心病及慢性心衰等。

3. 使用注意 气滞痰阻、内有郁热及大便溏薄者不宜服用。

【医案精选】

心脾两虚之崩漏案

患者，女，23 岁，学生。

症见：月经自初潮以来均先期而且量多，色红伴有血块，近数月来月经更是紊乱，一月 2 次，每次行经持续 1 周或 10 余天才能干净。本次经完半月又见流血，迄今 10 天经血淋沥不尽，色淡质稀薄，头晕心悸，神疲乏力，纳少寐差，多梦易醒，四肢不温，面色苍白，形体消瘦，舌淡，苔薄白，脉沉细无力。血常规检查：白细胞计数 8.6×10^9/L，红细胞计数 1.7×10^{12}/L，血红蛋白 82g/L，血小板计数 128×10^9/L，血压 80/55mmHg。B 超提示子宫及附件未见异常。

诊断：崩漏。

辨证：心脾两虚，气不摄血。

治法：补益心脾，补气摄血，固涩止血。

处方：归脾汤加减。药物组成：人参 15g，白术 15g，黄芪 30g，当归 10g，茯苓 12g，远志 15g，酸枣仁 12g，木香 6g（后下），龙眼肉 10g，炙甘草 6g，阿胶 15g（烊化），艾叶炭 10g，炮姜 10g，茜草炭 10g，血余炭 10g，大枣 5 枚。5

剂，水煎服，每日 1 剂，分两次温服。

二诊：服药 3 剂后经血几乎停止，7 天后经血全干净，头晕心悸消失，夜寐明显好转，但纳食较少，双下肢无力，以下午为甚。症见舌质淡白，苔薄白，脉沉细。原方去艾叶炭、炮姜、茜草炭、血余炭，加合欢皮 30g，鸡内金 10g，砂仁 10g，生姜 6g，继服 7 剂。

三诊：患者夜寐明显好转，纳食量明显增加，舌质淡红，苔薄白，脉沉细。再以此方调理 1 个月余，效果理想，查血常规：白细胞计数 9×10^9/L，红细胞计数 3.3×10^{12}/L，血红蛋白 122g/L，血小板计数 158×10^9/L。血压 100/70mmHg。随访期间月经来潮 1 次，6 天干净，量中等，色红，没有明显不适感，之后随访半年，月经正常，未再复发。

按语：该患者素体脾胃虚弱，气虚无以摄血，冲任不固，以致崩漏，故采用益气健脾、补脾摄血之法治疗。"急则治其标，缓则治其本"，初以流血过多，血红蛋白减少，益气固冲的同时，加入艾叶炭、炮姜、茜草炭、血余炭，以增强止血之功。血止后归脾汤常服，方从根本上解决问题。

〔郭常庆，张刚. 归脾汤的临床应用［J］. 中医临床研究，2018，10（17）：121-123.〕

第三节 气血双补剂

气血双补剂适用于气血两虚证。症见面色无华，头晕目眩，心悸怔忡，食少倦怠，气短懒言，舌淡，脉虚无力等。常用补气药如人参、黄芪、白术等，与补血药如当归、熟地黄、白芍、阿胶等共同组成方剂。代表方如八珍汤等。

八珍汤

【出处】明·薛己《正体类要》

【组成】人参一钱（10～15g） 白术一钱（10～15g） 白茯苓一钱（10～15g） 当归一钱（10～15g） 白芍一钱（10～15g） 熟地黄一钱（10～15g） 川芎一钱（3～5g） 炙甘草五分（3～5g）

【用法】加生姜 3 片，大枣 5 枚，水煎服（现代用法：加生姜、大枣，水煎服）。

【功效】益气补血。

【主治】气血两虚证。面色萎白或无华，头晕目眩，四肢倦怠，气短懒言，心悸怔忡，饮食减少，舌淡苔薄白，脉细弱或虚大无力。

【歌诀】气血双补八珍汤，四君四物合成方，
　　　　煎加姜枣调营卫，气血亏虚服之康。

【方解】

方解见表 13-6。

表 13-6　八珍汤方解

君	四君子汤		补气健脾
臣	四物汤		补血和血
佐	生姜、大枣		调和气血

【临床应用】

1.临证应用　本证为气血两虚所致。以气短乏力，头晕心悸，舌淡，脉细弱为辨证要点。气虚偏重，加大人参、白术用量以之为君药，或酌加黄芪，以增补气之力；血虚偏重，加大熟地黄用量以之为君药，或加阿胶，以增补血之力；兼气滞者，配以木香、砂仁，行气解郁，且可使补而不滞。

2.现代疾病应用　神经衰弱、风湿性心脏病、心律失常、血液病、排尿性昏厥、甲状腺功能低下、月经不调、闭经、慢性化脓性骨髓炎等。

3.使用注意　本方宜于气血两虚之证，邪气亢盛，则非所宜。

【医案精选】

产后气血两虚案

某患，女，25 岁。

症见：产后弥月矣，突作寒战发热，腰背酸楚，恶露少而复多，腹不痛，口不渴，脉沉细无力，舌质淡而苔白薄腻。辨证：时有主疟治者，有主逐瘀者。予谓脉症如此，恶露虽多而腹不痛，必不是瘀；虽作寒热，而非休作有时，更与疟无涉。且产已弥月，寒热交作，亦非血虚阳浮。据脉审症，盖为产后新虚，血气未复而感寒也。

辨证：产后亏虚，气血不足。

治法：益气补血。

方药：生晒参 9g，黄芪 30g，焦白术 9g，茯苓 9g，当归 9g，酒白芍 9g，熟地黄 15g，川芎 4.5g，肉桂 3g，炙甘草 4.5g，急浓煎进药服 1 剂，寒热大减，精神亦振，略能进食，寒战亦不作矣。又续进药 3 剂，恶露遂净，病即旋愈。

按语：产后月余，突作寒战发热，恶露复多，"时有主疟治者，有主逐瘀者"亦是常理，而医者认定"恶露虽多而腹不痛，必不是瘀；虽作寒热，而非休作有时，更与疟无涉"，况产已弥月，虽寒热交作，亦非血虚阳浮，患者又口不渴，脉沉细无力，舌质淡而苔白薄腻，据脉审症，其为产后新虚，气血未复而感寒所致，故用十全大补汤，双补气血，兼温里祛寒，一剂则寒热大减，寒战不作，又 3 剂"病即旋愈"。

（董建华.中国现代名中医医案精华［M］.北京：人民卫生出版社，2010.）

第四节　补阴剂

补阴剂适用于阴虚的病证。其症见形体消瘦，头晕耳鸣，潮热盗汗，口燥咽干，舌红少苔，脉细数。常用补阴药如熟地黄、麦冬、沙参、阿胶、龟甲等为主组方。代表方如六味地黄丸、大补阴丸、一贯煎、百合固金汤等。

一、六味地黄丸

【出处】宋·钱乙《小儿药证直诀》

【组成】炒熟地黄八钱（24～40g）　山茱萸四钱（12～20g）　干山药四钱（12～20g）　泽泻四钱（12～20g）　牡丹皮四钱（12～20g）　茯苓三钱（去皮，9～15g）

【用法】上为末，炼蜜为丸，如梧子大，空心温水化下三丸（现代用法：蜜丸，每服9g，日2～3次；汤剂，水煎服）。

【功效】滋阴补肾。

【主治】肾阴虚证。腰膝酸软，头晕目眩，视物昏花，耳鸣耳聋，盗汗，遗精，消渴，骨蒸潮热，手足心热，舌燥咽痛，牙齿动摇，足跟作痛，以及小儿囟门不合，舌红少苔，脉沉细数。

【歌诀】六味地黄益肾肝，茱薯丹泽地苓专，
　　　　阴虚火旺加知柏，养肝明目杞菊煎，
　　　　若加五味成都气，再入麦冬长寿丸。

【方解】

方解见表13-7。

表13-7　六味地黄丸方解

君	熟地黄	滋阴壮水，补肾填精
臣	山茱萸	补益肝肾，涩精（封藏之本，补而不失）
	山药	补脾益肾，固精助生化
佐	泽泻	利湿泻浊，以防熟地黄滋腻
	牡丹皮	清降相火，制山茱萸温涩
	茯苓	健脾利湿，助山药健脾运

【临床应用】

1. 临证应用　本证为肝肾阴虚所致。以腰膝酸软、头晕目眩、口燥咽干、舌红少苔、脉沉细为辨证要点。肝肾阴虚重者，加枸杞子、龟甲胶，以补益肝肾；骨蒸潮热盗汗明显者，加玄参、龟甲、牡蛎，以益阴潜阳。

2. 现代疾病应用 肾炎、高血压、糖尿病、前列腺炎、神经衰弱、甲状腺功能亢进、红斑性狼疮、中心性视网膜炎及视神经炎等。

3. 使用注意 脾胃虚寒者忌用。

【医案精选】

肝肾阴虚之消渴案

患者女，43岁，于2016年12月6日初诊。患者于2016年9月查体示血糖升高，于医院就诊诊断为2型糖尿病（具体不详），近日自测空腹血糖均在9mmol/L左右，尿糖（+++）。

症见：口渴多饮、尿频量多，乏力，伴视物模糊、多汗，大便干，3日一行，纳眠可，舌淡红，苔白，脉弦细。查随机血糖为11.2mmol/L。

辨证：肝肾阴虚证。

治法：滋肾养阴生津。

方药：六味地黄丸加减。处方：生黄芪30g，熟地黄30g，炒山药12g，山茱萸15g，茯苓15g，牡丹皮12g，泽泻15g，五味子15g，桑枝12g，黄连9g，石斛30g，枸杞子15g，7剂，水煎服，日1剂，分早晚温服。

服7剂，口渴多饮、尿频量多、乏力明显减轻，大便不干，日1次，查空腹血糖为8.3mmol/L，尿糖（++），上方熟地黄改为24g。再服用7剂后，口不渴，但仍有尿频量多，偶有汗出，双目干涩，舌苔薄黄，空腹血糖为8.0mmol/L，尿糖（++），上方加用浮小麦15g。再服用7剂后，症状明显减轻，查空腹血糖为7.6mmol/L，尿糖（+），原方不变，继续服用10剂后，复查空腹血糖为6.9mmol/L，尿糖（-），症状仅有口干，双目干涩，余无不适，舌淡红，苔薄黄。上方继服7剂后，患者诸症皆无，均无不适，再查空腹血糖为6.7mmol/L，尿糖（-）。随访1年，未有复发。

按语：肾为先天之本，主藏精，视为水脏，肾阴亏耗，子病及母，耗伤肺阴，肺不布津而口渴欲饮，肺为水之上源，通调水道失司，津液无气管摄，精微随溲而下。肾虚不能固摄，水谷精微随尿升泄；肝肾同源，肾虚及肝，母病及子，营血不足，肝肾精气不能上承，故双目干涩，视物昏花，脾虚气血精微化生不足，肌肉无以充养，故消瘦乏力。六味地黄丸用熟地黄甘柔补血，滋肾填精为主，辅以山茱萸滋养肝肾而固肾气，山药健脾益胃以助运化；泽泻淡泄肾浊，茯苓渗利脾湿，二味合用，以引浊邪下行，起"推陈致新"之用；牡丹皮清血脉中虚热，凉泄肝火，以利山茱萸之养肝，补泻结合，开合相济，故"此方非但治肝肾不足，实三阴并治之剂"。诸药合用，共奏上清肺热、养阴生津、下温肾阳之目的。

〔胡奕奕，郭文宇，赵泉霖.六味地黄丸加减治疗糖尿病经验举隅［J］.世界最新医学信息文摘，2018，18（62）：215-218.〕

二、一贯煎

【出处】清·魏之琇《续名医类案》

【组成】北沙参（9g） 麦冬（9g） 当归身（9g） 生地黄（18～30g） 枸杞子（9～18g） 川楝子（4.5g）（原书未著用量）

【用法】水煎服。

【功效】滋阴疏肝。

【主治】肝肾阴虚，肝气郁滞证。胸脘胁痛，吞酸吐苦，咽干口燥，舌红少津，脉细弱或虚弦。亦治疝气瘕聚。

【歌诀】一贯煎中用地黄，沙参枸杞麦冬襄，
　　　　当归川楝水煎服，阴虚肝郁是妙方。

【方解】

方解见表13-8。

表13-8　一贯煎方解

君	生地黄	滋阴养血
臣	枸杞子	滋补肝肾
	当归	补血和血
	沙参、麦冬	滋阴，以助滋补肝肾
佐	川楝子	理气疏肝

【临床应用】

1.临证应用 本证为阴虚气滞所致。以胸脘胁痛，咽干口燥，舌红少津，脉虚弦为辨证要点。大便秘结，加瓜蒌仁肃肺而润肠通便；有虚热或汗，加地骨皮以清虚热；痰多加贝母止咳化痰；舌红而干，阴虚过甚者，加石斛以滋养阴津；胁胀加芍药、甘草以缓急止痛；脚弱，加牛膝、薏苡仁补肾活血并祛湿；不寐，加酸枣仁养心安神；咽干口燥，加黄连三至五分，以清热泻火。

2.现代疾病应用 慢性肝炎、慢性胃炎、胃及十二指肠溃疡、肋间神经痛、神经官能症、妊娠高血压综合征、慢性睾丸炎、带状疱疹、多发性口疮、中心性视网膜炎等。

3.使用注意 方中甘寒滋腻药偏多，若证属停痰积饮，则不宜使用。

【医案精选】

脏躁案

某患，女，39岁。

症见：半年前患者因其长女突然病故，遂精神抑郁，心悸怔忡，头晕烦躁，夜寐不宁，骨蒸潮热，或悲或喜，反复无常，欠伸频作，时而喃喃自语，时又嚎

嗬大哭，周身疼痛，引及两胁，其痛楚难以名状。查患者，面容憔悴，形体消瘦，神情不能自制，手足心热，舌质偏红，少津，苔少，脉来弦细而弱。

辨证：肝郁化火，上扰心神，下灼肾阴。

治法：滋养肝肾，疏利气机。

方药：一贯煎加减。处方：北沙参9g，川楝子9g，牡丹皮9g，生地黄6g，当归身9g，乌梅肉3g，枸杞子12g，瓜蒌仁6g，麦冬9g，炙桑白皮6g，水煎两剂。二诊时，纳增寐安，诸症悉除，偶觉头晕，拟增疏肝理脾之品，再进两剂，病告痊愈。

按语：该病症状繁多，纷纭杂沓，且病势较重。然肝气郁，肝阴亏损实为症结之所在。《金匮要略》之甘麦大枣汤，专为妇人脏躁而设，意在甘润育阴，补脾养心，滋血柔肝，润肺之体，缓肝之急，但恐其力缓而不能胜任四脏俱累之证，故取其治脏躁之法，而选用魏柳洲之一贯煎为主治方剂，稍事加味，重在滋养肝肾，略参疏利，而兼顾心脾，抑木扶金，一方而诸脏皆宜，故取效甚捷。

（中医研究院广安门医院.医话医论荟要［M］.北京：人民卫生出版社，1984.）

第五节　补阳剂

补阳剂适用于阳虚证。阳虚以肾阳虚为本，故本节主要论述治疗肾阳虚的方剂。肾阳虚症见形寒肢冷，腰膝酸软或疼痛，小便清长，或小便不利，尿有余沥，少腹拘急，男子阳痿早泄，女子宫寒不孕，舌淡苔白，脉沉细，尺部尤甚。常用补阳药如附子、肉桂、肉苁蓉、淫羊藿等为主组方。代表方如肾气丸、右归丸等。

肾气丸

【出处】东汉·张仲景《金匮要略》

【组成】干地黄八两（24～40g）　薯蓣（即山药）四两（12～20g）　山茱萸四两（12～20g）　泽泻三两（9～15g）　茯苓三两（9～15g）　牡丹皮三两（9～15g）　桂枝一两（3～5g）　附子一两（3～5g）

【用法】上为细末，炼蜜和丸，如梧桐子大，酒下十五丸（6g），日再服（现代用法：蜜丸，每服6～9g，日2～3次，白酒或淡盐汤送下；汤剂，水煎服）。

【功效】补肾助阳化气。

【主治】肾阳不足证。腰痛脚软，身半以下常有冷感，少腹拘急，小便不利，或小便反多，入夜尤甚，阳痿早泄，舌淡而胖，脉虚弱，尺部沉细，以及痰饮、水肿、消渴、脚气、转胞等。

【歌诀】金匮肾气治肾虚，干地怀药及山萸，

丹皮苓泽加桂附，引火归原热下趋。

【方解】

方解见表 13-9。

表 13-9 肾气丸方解

君	附子	温肾助阳
	桂枝	温阳通脉，化气行水
臣	干地黄	滋阴补肾
	山茱萸	补肾益精
	山药	健脾益肾
佐	泽泻、茯苓	利水渗湿
	牡丹皮	清泄肝火，泄阴中之火

【临床应用】

1. 临证应用 本证为肾阳不足所致。以腰膝酸软，腰以下冷，小便失常，舌淡而胖，脉沉无力为辨证要点。现应用本方，多将干地黄易为熟地黄，桂枝改为肉桂，如此则滋阴温阳作用更佳。用于肾阳虚衰，阳事痿弱者，加淫羊藿、巴戟天、韭子等壮阳起痿之品。

2. 现代疾病应用 肾病综合征、慢性肾炎、性功能低下、精少不育、女子不孕、慢性前列腺炎、尿频遗尿、高血压、糖尿病、慢性支气管炎、哮喘等。

3. 使用注意 肾阴不足，虚火上炎者，不宜应用。

【医案精选】

鼓胀案

患者男性，35 岁，工人，居于北京南樱桃园，1958 年 12 月 22 日来诊。

症见：患腹胀大 6 个月之久，近两周病情增剧，气短，尤其两胁下胀痛为甚，下肢浮肿，便秘，小便少而黄，手足发冷。经检查，诊断为"门脉性肝硬化，食管静脉曲张"。

辨证：水血同病，阴邪偏胜，肾阳偏虚。

治法：温肾利水为主，佐以活血润肠。

方药：方用《金匮要略》肾气丸加减。处方：生山药 30g，茯苓 25g，肉桂 10g，牡丹皮 10g，桃仁 10g，杏仁 10g，泽泻 10g，炮附子 6g，生地黄 10g，熟地黄 10g，猪苓 10g，白术 10g，何首乌 10g，麻仁 10g，服 4 剂后，食欲增加，腹胁胀痛减轻，尿量稍有增加，腿肿渐消，腹围由 92cm 减至 87cm，便已通畅，舌无苔，脉弦滑。又将前方附子改为川附子 6g，熟地黄 18g，加木香 3g（后下），三棱 10g，莪术 10g，以增阴阳双补、软坚化结之功。至 1959 年 1 月 6 日，又服 7 剂，气短、憋气、腹胀、足肿、胁痛等症大有减轻，尿量增加，饮食增进，下肢浮肿消失，腹围降至 85cm，腹壁静脉曲张明显，左胁下可触及脾大三指，舌无苔，脉而有力，此水邪欲退，更宜理肺气以通调水道，前方稍事加减，腹围减至 83cm，此水邪已去大半，又将方调整为：生山药 15g，山茱萸 15g，茯苓 30g，泽泻 10g，牡丹皮 10g，肉桂 10g，川附子 10g，熟地黄 12g，车前子 10g（包煎），炒商陆 30g，红花 6g，桃仁 10g。至 1959 年 2 月 14 日，腹围降至 76cm，腹水不明显，上方加减又服 12 剂，腹水消失，除食管造影下段仍有静脉曲张外，余症基本消失，肝功能、血象已近正常，而告临床治愈。与桂附地黄丸与香砂六君子丸善后。

按语：肝硬化腹水实属难治之病，本例以水血同病，阴邪偏胜，肾阳偏虚为辨证要点，始终以温肾行水为主导，方用金匮肾气丸为主，随证或加理肺行水，或加活血化瘀，最终达到临床治愈，疗效实应嘉许。尤贵在坚持温肾利水法，以金匮肾气丸为主治方剂，贯穿施治全过程，终使顽疾几近治愈。

（王占玺.临床验集［M］.北京：科学技术文献出版社，1981.）

第六节　阴阳并补剂

阴阳并补剂适用于阴阳两虚的病证，症见头目眩晕，腰膝酸软，阳痿遗精，畏寒肢冷，自汗盗汗，午后潮热等。常用补阴药如熟地黄、山茱萸、龟甲、何首乌、枸杞子，补阳药如附子、肉桂、鹿角胶、巴戟天、肉苁蓉等为主，共同组成方剂，并根据阴阳虚损程度，辨明主次，权衡配伍。代表方如地黄饮子、龟鹿二仙胶等。

地黄饮子

【出处】金·刘完素《黄帝素问宣明论方》

【组成】熟干地黄（18～30g）　巴戟天（去心,9～15g）　山茱萸（9～15g）　石斛（9～15g）　肉苁蓉（浸酒，焙，9～15g）　炮附子（6～10g）　五味子（6～10g）　官桂（6～10g）　白茯苓（6～10g）　麦冬（去心，6～10g）　石菖蒲（6～10g）　远志（去心，6～10g）

【用法】上为粗末，每服三钱（9～15g），水一盏半，生姜五片，大枣一枚，薄荷同煎至八分，不拘时候（现代用法：加生姜、大枣、薄荷水煎服）。

【功效】滋肾阴，补肾阳，开窍化痰。

【主治】喑痱。舌强不能言，足废不能用，口干不欲饮，足冷面赤，脉沉细弱。

【歌诀】地黄饮子山茱斛，麦味菖蒲远志茯，
　　　　苁蓉桂附巴戟天，少入薄荷姜枣服。

【方解】

方解见表 13-10。

表 13-10　地黄饮子方解

君	熟地黄、山茱萸	滋阴补肾（补肾阴）
	肉苁蓉、巴戟天	温壮肾阳（补肾阳）
臣	附子、肉桂	温阳散寒
	五味子、麦冬、石斛	滋养肺肾
佐	石菖蒲、远志、茯苓	开窍化痰
佐使	生姜、大枣	和中调药

【临床应用】

1. 临证应用　本证为肾阴肾阳两虚所致。以舌强不语，足废不用为辨证要点。阳虚偏重者，减石斛、麦冬；阴虚偏重者，减肉桂、附子；兼有气虚者，加人参、黄芪以补气；兼血虚者，加当归、白芍以养血和营。

2. 现代疾病应用　冠心病、脑血管意外、脑动脉硬化、中风后遗症、小脑共济失调、脑萎缩、痴呆、脊髓疾病、月经不调、闭经、不孕症等。

3. 使用注意　本方所指之中风纯属肾之阴阳气虚者，并非肝阳亢极导致的类中风、脑出血，更不是有六经形证的真中风。

【医案精选】

痿证案

患者，男，10 岁。因"四肢软弱无力，行走困难 1 年"就诊。患者平素体质好，为学校体育队成员，1 年前在体育训练中，双腿绑 5kg 沙袋跑步，1 周后出现双下肢软弱无力，颈部发软，头部侧歪，不能正视前方，需家属搀扶方可行走，在多家医院诊治未见好转，经人介绍前来就诊。

症见：患者全身瘫软无力，不能独自坐立，颈部无力致脑袋耷拉，需家属帮助才能勉强正视医生，言语欠利，纳食一般，二便正常，舌淡红，苔薄黄，脉沉细。

辨证：肾阴阳两虚。

治法：阴阳并补。

方药：地黄饮子加减。处方：熟地黄 20g，山茱萸 15g，石斛 15g，麦冬 15g，五味子 10g，石菖蒲 15g，远志 15g，茯苓 15g，肉苁蓉 15g，肉桂 6g，制附子 6g，巴戟天 10g，全蝎 6g，僵蚕 18g，地龙 10g，甘草 6g。30 剂，每日 1 剂，早晚分服。

二诊：患者 1 个月后来复诊，已经能自行走进诊室，坐立时不需要家属扶持，脑袋少有不自主地摆动，食欲也有增加，大便稀，每日 1～2 行，舌淡红，苔薄白，脉沉细。

按语：脾为后天之本，主四肢百骸，肌力虽为脾气所主，但后天之脾气有赖先天之肾气温煦充养；反之，先天之精气也靠水谷精微的填充方能源源不绝。可见，脾肾相互影响，是重症肌无力发病的根本环节。故中医辨证多从脾肾两虚论治，早期以脾虚为主，疾病后期则多从补肾入手。本病患者虽年纪很小，但病程日久，肾阴阳两虚，因此，应当重用补肾之剂，运用地黄饮子正是恰到好处，治疗中不忘补脾，正所谓"治痿独取阳明"之意，长期坚持这一治疗原则，日久症状必能有所改善。

〔赵剑锋，孟动玲.王晞星运用地黄饮子治验三则［J］.中国民间疗法，2016，24（4）：11-12.〕

复习思考题

1.补益剂分哪几类？每类各举一首代表方剂。

2.四物汤的组成、功用与主治、配伍特点是什么？

3.玉屏风散主治证是什么？方中黄芪与防风配伍意义如何？

4.四物汤与归脾汤为补血之剂，其功用、主治各是什么？药物配伍各有何特点？

5.试比较六味地黄丸与肾气丸之异同。

第十四章　固涩剂

扫一扫，查阅本章数字资源，含PPT、音视频、图片等

【概念】凡以固涩药为主组成，具有收敛固涩的作用，以治气、血、精、津滑脱散失之证的方剂，统称为固涩剂。

【适应范围】固涩剂适用于正气亏虚，统摄失权而引起的气、血、精、津滑脱散失之证，所以正虚为本，精血津液滑脱散失为标，故在治法和用药上每多配伍补益药，标本兼顾，才能治其病本。

【立法依据】固涩剂是根据《素问·至真要大论》"散者收之"的理论立法，属十剂中的"涩剂"。

【分类】本类方剂根据其不同的作用，分为固表止汗、涩肠固脱、涩精止遗、固崩止带四类。

【注意事项】

固涩剂为正虚无邪者设，故凡外邪未去者，皆非所宜，用之则有"闭门留寇"之弊。另外，热病汗出，火动遗精，伤食泻痢或血热崩漏者，亦非本类方剂所宜。

第一节　固表止汗剂

固表止汗剂以益气固表药为主配伍组成，治疗卫气不固之自汗证，或阴虚有热之盗汗证。代表方如牡蛎散、玉屏风散。

一、牡蛎散

【出处】宋《太平惠民和剂局方》

【组成】黄芪（去苗土）　麻黄根（洗）　牡蛎（米泔浸，刷去土，火烧通赤）各一两（各30g）

【用法】上三味粗散，每服三钱（9g），水一盏半，小麦百余粒（30g），同煎至八分，去渣热服，日二服，不拘时候（现代用法：为粗末，每服9g，用小麦30g，水煎。亦可作汤剂，按原方比例酌减用量，加小麦30g，水煎服）。

【功效】固表敛汗。

【主治】体虚自汗、盗汗证。身常汗出，夜卧尤甚，久而不止，心悸惊惕，短气烦倦，舌淡红，脉细弱。

【歌诀】牡蛎散内用黄芪，浮麦麻根合用宜，
　　　　卫虚自汗或盗汗，固表收敛见效奇。

【方解】

方解见表14-1。

表14-1　牡蛎散方解

君	牡蛎	益阴潜阳，兼以除烦敛汗
臣	黄芪	益气实卫，固表止汗
佐使	麻黄根、小麦	麻黄根专于止汗，小麦益心气，养心阴，清心除烦

【临床应用】

1.临证应用　本证为体虚卫外不固，又复心阳不潜所致。以汗出，心悸，短气，舌淡，脉细弱为辨证要点。气虚明显者，加人参、白术以益气；阴虚明显者，加生地黄、白芍以养阴。

2.现代疾病应用　病后、术后或产后身体虚弱，自主神经功能失调，以及肺结核等所致自汗、盗汗等。

3.使用注意　阴虚火旺之盗汗不宜。

【医案精选】

自汗案

席某，女，42岁，某市工人。1977年11月12日初诊。

症见：1976年9月人工流产后，自汗恶风，偶尔怕冷，形体逐渐消瘦，周身乏力，纳食尚可，颜面萎黄，月经量少，色泽淡黄，经多方治疗效不明显，在家人扶持下前来我院延余诊治。脉沉细，舌质红，苔薄白略腻。

辨证：气血俱虚，卫阳不固。

治法：益气健脾，固表敛汗。

方药：牡蛎散加味。煅牡蛎30g，麻黄根9g，生黄芪30g，防风、白术各9g，丹参15g，当归12g，陈皮9g，甘草3g，浮小麦30g，水煎服。

11月17日二诊：服上药5剂，上述各症状均明显减轻，舌质红，苔薄白，脉细。守前方继服。11月22日三诊：服上药5剂，诸症均愈，精神转佳，停药观察，并嘱其加强营养，巩固疗效。

按语：患者行人工流产术后出现自汗恶风等症，乃术后气血不足，卫气不固的见症。形体消瘦，全身乏力，说明患者脾胃运化不力，气血生化乏源，故而兼见月经量少等症。方用牡蛎散合玉屏风散，补敛并用，益气健脾，固表敛汗，故而5剂后明显好转。接方续服而诸症均愈。

（仝示雨.愚壶集［M］.郑州：河南科学技术出版社，1982.）

二、玉屏风散

【出处】元·朱震亨《丹溪心法》

【组成】防风　黄芪各一两（各30g）　白术二两（60g）

【用法】研末，每服三钱，水一盏半，姜三片，煎服（现代用法：研末，每日2次，每次6～9g，开水送服。亦可按原方用量比例酌减煎服）。

【功效】益气固表止汗。

【主治】表虚自汗，易感风邪。汗出恶风，面色苍白，舌淡，苔薄白，脉浮虚；亦可治虚人腠理不固，易患感冒者。

【歌诀】玉屏组合少而精，芪术防风鼎足形，
　　　　表虚汗多易感冒，固表敛汗效特灵。

【方解】

方解见表14-2。

表14-2　牡蛎散方解

君	黄芪	益气固表
臣	白术	健脾益气
佐使	防风	走表祛风

【临床应用】

1.临证应用　本证为卫虚腠理不密，感受风邪所致。以自汗，恶风，面色苍白，舌淡，脉虚为辨证要点。自汗较甚者，加浮小麦、牡蛎等以加强固表止汗；表虚外感风邪，汗出不解，脉浮者，合桂枝汤以解肌祛风，固表止汗。

2.现代疾病应用　感冒、多汗、过敏性鼻炎、上呼吸道感染等。

3.使用注意　伤风自汗或阴虚盗汗者不宜。

【医案精选】

术后汗出案

何某，男，39岁。1973年4月9日来诊。

症见：系甲状腺肿瘤切除术后，身体较弱，予以疏风活血消瘀之剂。4月19日复诊，自诉服前药几剂后，又服抗甲状腺肿西药，服后汗出不止，且恶风，每日发作二三次，虽处密室也不免，颇为苦恼。诊其脉弦大，舌有齿痕而胖。

辨证：断为疏解肌表有过，而伤表阳，致使不能卫外，津液因之不固而外泄，且畏风感冒。

治法：益气固表自汗。

方药：投以玉屏风散，为粗末，每次用 9g，日煎服 2 次，服 1 个月为限，观后果如何。

复诊：服前散剂 20 天后，又来复诊，云汗已基本不出，感冒亦无。诊其脉，弦大象亦减，唯舌仍胖大。嘱再续 10 日，以竟全功。

按语：此患者因过服疏风之剂，使表虚不固而出现汗出不止，恶风，乃感冒之症状。此自汗恶风乃因表虚，宜补而不宜散，故以玉屏风散益气固表而收功。

（岳美中 . 岳美中医案集［M］. 北京：人民卫生出版社，2005.）

第二节　涩肠固脱剂

涩肠固脱剂以涩肠止泻药为主配伍组成，治疗脾肾虚寒所致之泻痢日久，滑脱不禁等证。代表方如真人养脏汤、四神丸、桃花汤。

一、真人养脏汤

【出处】宋《太平惠民和剂局方》

【组成】人参　当归（去芦）　白术（焙）各六钱（各18g）　肉豆蔻半两（面裹，煨，15g）　肉桂（去粗皮）　炙甘草各八钱（24g）　白芍一两六钱（48g）　木香一两四钱（不见火42g）　诃子一两二钱（去核，12g）　罂粟壳三两六钱（去蒂萼，蜜炙，108g）

【用法】上锉为粗末，每服二大钱，水一盏半，煎至八分，去渣，食前温服。忌酒、面、生冷、鱼腥、油腻（现代用法：共为粗末，每服6g，水煎去渣，饭前温服。亦可作汤剂，按原方用量比例酌减，水煎去渣，饭前温服）。

【功效】涩肠固脱，温补脾肾。

【主治】久泻久痢，脾肾虚寒证。大便滑脱不禁，日夜无度，或下痢赤白，或便脓血，里急后重，腹痛喜按喜温，倦怠食少，舌淡苔白，脉迟细。

【歌诀】真人养脏木香诃，当归肉蔻与粟壳，
　　　　术芍参桂甘草共，脱肛久痢服之瘥。

【方解】

方解见表 14-3。

表 14-3　真人养脏汤方解

君	罂粟壳	涩肠止泻
臣	肉豆蔻、诃子、人参、白术	温中健脾，补益中气，涩肠止泻

续表

佐	当归、白芍、木香、肉桂	养血和营，理气止痛，温肾暖脾
使	炙甘草	调药和中

【临床应用】

1. 临证应用　本证为泻痢日久，脾肾虚寒所致。以大便滑脱不禁，腹痛喜温喜按，食少神疲，舌淡苔白，脉迟细为辨证要点。脾肾虚寒，手足不温者，可加附子以温肾暖脾；脱肛下坠者，加升麻、黄芪益气升提。

2. 现代疾病应用　慢性肠炎、慢性结肠炎、肠结核、慢性痢疾、痢疾综合征等。

3. 使用注意　泻痢虽久，而湿热积滞未去者不宜。

【医案精选】

下痢案

王某，男，68 岁，病案号 548404。

症见：2017 年 8 月 1 日初诊，轮椅推入。患者头颤 5 年余，加重伴泄泻 20 天。刻下症见头颤，头晕，肢体震颤、沉重，以上肢为甚，嘴角流涎，言语不利，脘腹胀满，腹痛喜温喜按，嗳腐吞酸，乏力气短，畏寒肢冷，食少神疲，倦怠嗜卧，泻痢无度，日 20 余次，下痢臭秽，脱肛，肛门有灼热感，舌淡苔白腻，脉沉细。既往史：5 年前于长春市某三甲医院神经内科诊断为"帕金森综合征"；2 年前因肠梗阻行升结肠切除术。

辨证：脾肾阳虚，滑脱失禁。

治法：涩肠固脱，温补脾肾，健脾燥湿。

方药：真人养脏汤加味。处方：诃子 25g，木香、肉豆蔻、生姜、黄芩、甘草、大枣、丁香、柿蒂 10g，葛根、党参、炒白术、炒苍术、厚朴各 15g，白芍、当归、陈皮各 20g，肉桂 6g，黄连 5g。5 剂，水煎取汁 450mL，日 2 次口服。

2017 年 8 月 12 日二诊，轮椅推入。刻下症：头颤、肢体震颤明显好转，言语稍利，嘴角流涎减轻，食欲可，仍有乏力倦怠，腹泻消失，大便日 2 次，脱肛、排便无力感明显，余症基本消失。

按语：该患者久病伤及脾胃之气，脾胃为气血生化之源，脾胃虚弱则气血生成不足，筋骨失养，故出现头颤，肢体震颤，血不能上荣清窍则头晕；日久伤及脾阳，中焦虚寒故而腹痛喜温喜按，嘴角流涎，乏力气短，食少神疲；五脏之伤必穷及肾，中焦虚寒致使脾肾阳虚，火不生土，肾阳不足则倦怠嗜卧、畏寒肢冷、泻痢无度；舌淡苔白腻，脉沉细，皆为脾肾阳虚之象，故治疗时，选用真人养脏汤为基础方温中补虚，涩肠止泻。

〔沈东，刘铁军，邓厚波，等．刘铁军教授运用真人养脏汤加味治疗帕金森病验案 1 则［J］．世界最新医学文摘，2018，（27）：165-167．〕

二、四神丸

【出处】明·王肯堂《证治准绳》

【组成】肉豆蔻二两（60g） 炒补骨脂四两（120g） 五味子二两（60g） 吴茱萸四两（120g）

【用法】上为末，用大枣四十九枚，生姜四两（120g）切碎，同大枣用水煮熟，去生姜取枣肉和药，丸桐子大，每服五十丸，空心盐汤下（现代用法：共为粗末，水泛为丸，每服9g，每日1～2次。临睡前用淡盐水或温开水送服。亦可作汤剂，按原方用量比例酌减，加生姜、大枣水煎去渣，临睡温服）。

【功效】温补脾肾，涩肠止泻。

【主治】脾肾虚寒的五更泄泻。不思饮食，或久泻不愈，腹痛腰酸肢冷，神疲乏力，舌淡苔白，脉沉迟无力。

【歌诀】四神故纸与吴萸，肉蔻五味四般齐，
大枣生姜同煎合，五更肾泻最相宜。

【方解】

方解见表14-4。

表14-4 四神丸方解

君	补骨脂	壮火益土
臣	肉豆蔻、吴茱萸	温脾暖肾，涩肠止泻
佐使	五味子	温敛收涩

【临床应用】

1. 临证应用 本证为脾肾虚寒所致。以五更泄泻，不思饮食，舌淡苔白，脉沉迟无力为辨证要点。气虚甚者，加黄芪、人参、白术以补气健脾；阳虚甚者，加附子、肉桂之类温助阳气。

2. 现代疾病应用 慢性结肠炎、溃疡性肠炎、腹泻型肠易激综合征等。

3. 使用注意 胃肠实热引起的腹痛泄泻不宜使用；服药期间忌生冷油腻之物。

【医案精选】

泄泻案

症见：泄泻，半年不愈，每日5～6次，以晨起6～8点为甚，伴食少，倦乏，有胃痛病史，舌苔白滑腻，脉细滑。

辨证：脾虚湿盛，命门火衰。

治法：健脾运湿，温肾固涩。

方药：七味白术散合四神丸。处方：党参15g，炒白术10g，茯苓15g，藿香10g，葛根10g，广木香6g，补骨脂15g，吴茱萸4g，五味子6g，炒肉豆蔻6g，

甘草 6g。10 剂，水煎服。

复诊：诉泄泻稍缓，但仍以晨起 6 ~ 8 点为甚，泄泻次数显减，舌苔薄白滑，脉细滑。拟原方再进 10 剂。三诊时诉泄泻大减，晨起 6 ~ 8 点泄泻亦不明显，舌苔薄白，脉细。拟原方做丸剂 1 剂。处方：西洋参 60g，茯苓 40g，炒白术 50g，藿香 40g，葛根 50g，广木香 30g，甘草 20g，炒补骨脂 40g，炒肉豆蔻 30g，吴茱萸 15g，五味子 20g，怀山药 60g，砂仁 40g。合碾细末，蜜丸如黄豆大，早晚各服 30 粒。

按语：《素问·阴阳应象大论》云："湿盛则濡泄。"《景岳全书·泄泻》曰："泄泻之本，无不由于脾胃。"张景岳又云："肾为胃关，开窍于二阴，所以二便之开闭，皆肾脏之所主，今肾中阳气不足，则命门火衰，而阴寒独盛，故于子丑五更之后，当阳气未复，阴气盛极之时，即令人洞泄不止也。"本案泄泻属脾胃虚弱，无力化湿，又兼肾阳虚弱，失于温煦，故其泄泻，五更为甚。取七味白术散合四神丸，一健脾化湿，二温肾固涩，使脾胃健运，肾阳充足，泄泻自止。

（熊继柏.熊继柏临证医案实录［M］.北京：中国中医药出版社，2017.）

三、桃花汤

【出处】东汉·张仲景《伤寒论》

【组成】赤石脂一斤（一半全用，一半筛末，30g） 干姜一两（9g） 粳米一升（30g）

【用法】上三味，以水七升，煮米令熟，去渣，温服七合，内赤石脂末方寸匕，日三服。若一服愈，余勿服（现代用法：水煎去渣，温服）。

【功效】温中涩肠。

【主治】脾肾阳虚之久痢。久痢不愈，便脓血，色暗不鲜，小便不利，腹痛喜温喜按，舌淡苔白，脉微细。

【歌诀】桃花汤中赤石脂，粳米干姜共用之，

为涩虚寒少阴痢，热邪滞下切难施。

【方解】

方解见表 14-5。

表 14-5 桃花汤方解

君	赤石脂	涩肠固脱
臣	干姜	温中散寒
佐使	粳米	养胃和中

【临床应用】

1.临证应用 本证为脾肾阳虚所致。以久痢，便脓血，腹痛喜温喜按，舌淡

苔白，脉迟弱为辨证要点。久痢而脾肾虚寒甚者，加附子、人参、白术以补气温阳；腹痛甚者，加白芍等缓急止痛。

2. 现代疾病应用 菌痢、阿米巴痢疾、慢性结肠炎、溃疡性肠炎、慢性腹泻等。

3. 使用注意 泻痢属热者不宜使用。

【医案精选】

下痢脓血案

程某，男，56岁。

症见：患肠伤寒住院治疗四十余日，基本已愈。唯大便泻下脓血，血多而脓少，日行三四次，腹中时痛，屡治不效。其人面色素来不泽，手脚发凉，体疲食减，六脉弦缓，舌淡而胖大。

辨证：脾肾阳虚，寒伤血络，下焦失约，属少阴下利便脓血。

治法：温涩固脱保元。

方药：赤石脂30g（一半煎汤，一半研末冲服），炮姜9g，粳米9g，人参9g，黄芪9g。服3剂而血止，又服3剂，大便不泻而体力转佳。转方用归脾汤加减，巩固疗效而收功。

按语：患者患肠伤寒后出现脓血便，且血多而脓少，伴手足冷，六脉缓，舌淡而胖大，此证为少阴下利便脓血无疑，且因久痢之后，不但大肠滑脱，而气血虚衰亦在所难免，故治以温涩固脱。见效后用归脾汤补益气血，固本培元。

（陈明.伤寒名医验案精选［M］.北京：学苑出版社，1998.）

第三节　涩精止遗剂

涩精止遗剂以补肾涩精药为主配伍组成，治疗肾虚不固所致之遗精滑泄、遗尿等证。代表方如金锁固精丸、桑螵蛸散。

一、金锁固精丸

【出处】清·汪昂《医方集解》

【组成】沙苑蒺藜（炒） 蒸芡实 莲须各二两（60g） 龙骨（酥炙） 牡蛎（盐水煮一日一夜，煅粉）各一两（30g）

【用法】莲子粉糊为丸，盐汤下（现代用法：每日1～2次，每次9g，淡盐汤或开水送下。亦可按原方用量比例酌减，加入适量莲子肉，水煎服）。

【功效】补肾涩精。

【主治】肾虚不固之遗精证。遗精滑泄，神疲乏力，四肢酸软，腰酸耳鸣，舌淡苔白，脉细弱。

【歌诀】金锁固精芡莲须，龙骨牡蛎与蒺藜，莲粉糊丸盐汤下，能止无梦夜滑遗。

【方解】

方解见表 14-6。

表 14-6　金锁固精丸方解

君	沙苑蒺藜	补肾涩精
臣	芡实、莲子	益肾固精
佐使	莲须、龙骨、牡蛎	涩精止遗

【临床应用】

1. 临证应用　本证为肾虚不固所致。以遗精滑泄，腰痛耳鸣，舌淡苔白，脉细弱为辨证要点。腰膝酸痛甚者，加杜仲、续断以补肾壮腰膝；兼见阳痿者，加锁阳、淫阳藿以补肾壮阳。

2. 现代疾病应用　遗精早泄、慢性肾炎蛋白尿、前列腺炎、男性不育等。

3. 使用注意　心肝火旺或下焦湿热所致遗精者不宜使用。

【医案精选】

滑精案

江阴患者奚某，18 岁，未婚。

症见：无梦滑精半年。病前屡犯手淫，现在每一至两晚即无梦滑精 1 次，白天腰酸如折，头晕头痛，口干不欲饮，面色灰滞，心悸少寐，脉来弦大，舌苔薄白。

辨证：心肾两虚，精关不固。

治法：心肾同治，补涩并投。

方药：①内服。莲须 7g，潼蒺藜、白蒺藜各 10g，金樱子 10g，芡实 10g，煅牡蛎 20g（先煎），煅龙骨 12g（先煎），北五味子 2g，杜仲 10g，炙远志 3g，茯神 10g，鱼鳔胶 1 条。②外用。五倍子 3g，每晚临卧以冷开水调和做丸，置于脐上，以胶布固定，两日换药 1 次。

复诊：内外并治 1 个月，滑精减少（约每周 1 次），并且大多有梦，尿后余沥不尽，阳事举而不坚，脉转和缓，再从原意扩充。治疗：①内服。原方加制何首乌 10g，菟丝子 10g。②外用同上。上药又服两月，滑精痊愈，随访 8 年，疗效巩固，据说已经完婚。

按语：患者因屡犯手淫，致肾精不足，故头晕头痛，口干。腰为肾之府，故现腰酸如折。阴虚不能制阳，故心阳偏亢而心悸少寐。张景岳云："精之藏制在肾，而精之主宰则在心。""苟欲惜精，先宜净心。"金锁固精丸、水陆二仙丹为治无梦滑精之正方，两方合用，相得益彰。五倍子酸涩能敛精，咸寒能降火，降火敛精，亦治遗滑之妙方，贴于脐眼，直取精宫，故奏效更捷。

〔徐福松.滑精验案四则［J］.黑龙江中医药，1987（2）：26-27.〕

二、桑螵蛸散

【出处】宋·寇宗奭《本草衍义》

【组成】桑螵蛸 远志 菖蒲 龙骨 人参 茯神 当归 龟甲（醋炙）各一两（30g）

【用法】上药为末，夜卧人参汤调下二钱（现代用法：研末，睡前党参汤调下 6g。亦可按原方用量比例酌减，水煎服）。

【功效】调补心肾，涩精止遗。

【主治】心肾两虚之遗尿、滑精证。小便频数，或如米泔色，心神恍惚，健忘食少，以及遗尿、滑精，舌淡苔白，脉细弱。

【歌诀】桑螵散治小便数，参苓龙骨同龟壳，
菖蒲远志加当归，补肾宁心健忘却。

【方解】

方解见表 14-7。

表 14-7　桑螵蛸散方解

君	桑螵蛸	补肾益精，固脬止遗
臣	龙骨、龟甲	镇心安神，滋养肾阴
佐	人参、当归、茯神	补益气血，宁心安神
使	远志、石菖蒲	安神定志，交通心肾

【临床应用】

1. 临证应用　本证为心肾两虚，心肾不交所致。以小便频数，遗尿滑精，恍惚健忘，舌淡苔白，脉细弱为辨证要点。遗尿严重者，加益智仁、覆盆子以涩精缩尿止遗；健忘心悸者，加酸枣仁、五味子以安神定悸；兼见遗精者，加沙苑蒺藜、山茱萸以固肾涩精。

2. 现代疾病应用　术后尿失禁、小儿遗尿等。

3. 使用注意　下焦火盛或湿热困扰所致者不宜。

【医案精选】

小儿遗尿案

陶某，女，9 岁，2008 年 1 月 4 日就诊。

症见：患儿家长代诉，患儿遗尿数年，每晚尿床 1 次以上，小便清长，神疲乏力，平日怕冷，舌淡，苔薄白。

辨证：脾肾阳虚，膀胱失约。

治法：温补肾阳，固涩小便。

方药：桑螵蛸散合缩泉丸加减。处方：桑螵蛸 10g，益智仁 15g，党参 10g，

当归 10g，覆盆子 10g，五味子 10g，台乌药 10g，小茴香 6g，补骨脂 10g，鸡内金 10g，芡实 15g，炙甘草 6g，生龙骨 15g（先煎），生牡蛎 15g（先煎），巴戟天 10g，远志 6g，菟丝子 10g，金樱子 10g。12 剂，水煎服。服后每晚尿床次数减少，精神好转，其余症状如前。上方去当归继服 12 剂，诸症悉除。

按语：患儿平素畏寒，小便清长，白天神疲乏力，此乃肾阳亏虚，失于温养，肾气不足，失于固摄所致之遗尿。在桑螵蛸散合缩泉丸的基础上，酌加温补肾阳之品，以达温补肾阳、固涩小便之功。

〔张金龙. 张士卿教授运用桑螵蛸散合缩泉丸治疗小儿遗尿经验［J］. 中医儿科杂志，2009，5（3）：1-2.〕

第四节 固崩止带剂

固崩止带剂以收涩止血药为主配伍组成，治疗脾肾亏虚、冲脉不固所致之崩漏等证。代表方如固冲汤。

固冲汤

【出处】张锡纯《医学衷中参西录》

【组成】炒白术一两（30g） 生黄芪六钱（18g） 龙骨八钱（煅，捣细，24g） 牡蛎八钱（煅，捣细，24g） 萸肉八钱（去净核，24g） 生杭芍四钱（12g） 海螵蛸四钱（捣细，12g） 茜草三钱（9g） 棕边炭二钱（6g） 五倍子五分（轧细，药汁送服，1.5g）

【用法】水煎服。

【功效】固冲摄血，益气健脾。

【主治】脾肾亏虚，冲脉不固证。猝然血崩或月经过多，或漏下不止，色淡质稀，头晕肢冷，心悸气短，神疲乏力，腰膝酸软，舌质淡，脉微弱。

【歌诀】固冲汤中用术芪，龙牡芍萸茜草齐，
　　　　倍子海螵棕榈炭，崩中漏下总能医。

【方解】

方解见表 14-8。

表 14-8 固冲汤方解

君	萸肉	补益肝肾，收敛固涩
臣	龙骨、牡蛎、白术、黄芪	收涩元气，补气健脾
佐使	白芍、海螵蛸、茜草、棕边炭、五倍子	养血化瘀，收敛止血

【临床应用】

1.临证应用 本证为治肾虚不固，脾虚不摄，冲脉滑脱所致。以出血量多，

色淡质稀，腰膝酸软，舌淡，脉微弱为辨证要点。兼肢冷汗出，脉微欲绝者，为阳气虚衰欲绝之象，须重用黄芪，并合以参附汤以益气回阳。

2. 现代疾病应用　崩漏、功能失调性子宫出血等。

3. 使用注意　血热妄行所致崩漏者不宜。

【医案精选】

血崩案

症见：一妇人，年三十余。陡然下血，两日不止。及愚诊视，已昏愦不语，周身皆凉，其脉微弱而迟。

辨证：脾虚气陷，冲任不固。

治法：健脾益气，固冲止血。

方药：遂急用此汤，去白芍，加野台参八钱、乌附子三钱。一剂血止，周身皆热，精神亦复。

按语：血崩之证，有因暴怒而得者，有因虚而得者，当血大下之后血脱可伴气脱，应病急治其标。固冲汤止血兼有补血之功，恰合病情。

（张锡纯．医学衷中参西录［M］．太原：山西科学技术出版社，2010．）

复习思考题

1. 牡蛎散与玉屏风散均可治疗自汗症，如何区别应用？
2. 真人养脏汤的配伍特点有哪些？
3. 金锁固精丸与桑螵蛸散均可治疗遗精滑泄之证，如何区别使用？
4. 试述四神丸的配伍特点。
5. 试述固冲汤的配伍特点。

第十五章 安神剂

扫一扫，查阅本章数字资源，含PPT、音视频、图片等

【概念】凡以安神药为主组成，具有安神定志作用，治疗神志不安证的方剂，统称为安神剂。

【适应范围】安神剂适用于神志不安病证。临床表现多以心悸失眠或多梦为主，兼有烦躁惊狂等症。

【立法依据】安神剂是根据《素问·阴阳应象大论》中"惊者平之""虚者补之""损者益之"的原则立法。

【分类】依据病性虚实之别，分三类。

$$\left\{\begin{array}{l}\text{重镇安神——实证}\\\text{补养安神——虚证}\\\text{交通心肾——心肾不交}\end{array}\right.$$

【注意事项】

1. 注意按虚实论治，虚实夹杂者，可重镇安神和滋养安神结合使用。

2. 审因求因论治，祛除病因，以治其本。神志不安往往因火、因瘀、因痰致病。

3. 重镇安神剂多由金石、贝壳类组成，易伤脾胃，只宜暂服，不能久用。对于脾胃虚弱者，可配伍健脾和胃之品。某些安神药，如朱砂等久服可能引起慢性中毒。

4. 神志不安病证除了药物治疗外，还可以配合心理疗法、体育锻炼。

5. 安神剂宜在睡前 1 ～ 2 小时服用。

一、朱砂安神丸

【出处】元·李东垣《内外伤辨惑论》

【组成】朱砂五钱（另研，水飞为衣，15g） 甘草五钱五分（16g） 黄连六钱（去须净，酒洗，18g） 当归二钱五分（8g） 生地黄一钱五分（5g）

【用法】上药除朱砂外，四味共为细末，汤浸蒸饼为丸，如黍米大，以朱砂为衣，每服十五丸或二十丸，津唾咽下，或温水、凉水少许送下亦得（现代用法：上药研末，炼蜜为丸，每次 6～9g，临睡前温开水送服；亦可作汤剂，水煎服，朱砂研细末冲服 1g）。

【功效】镇心安神，清热养血。

【主治】心火亢盛，阴血不足证。心神烦乱，失眠多梦，惊悸怔忡，或胸中懊恼，舌尖红，脉细数。

【歌诀】朱砂安神东垣方，归连甘草合地黄，

　　　　怔忡不寐心烦乱，清热养阴可复康。

【方解】

方解见表 15-1。

表 15-1　朱砂安神丸方解

君	朱砂	质重味甘性寒，专入心经，长于镇心安神，清心火
臣	黄连	苦寒入心，清心泻火除烦
佐	生地黄	甘寒养心阴，滋肾水，肾水上济，心火不亢，阴能制阳
	当归	甘润，补养心血
佐使	甘草	制黄连、朱砂苦寒伤胃，调和诸药

【临床应用】

1. 临证应用　本证为心火亢盛，阴血不足所致。以心神烦乱，惊悸，失眠，舌红，脉细数为辨证要点。心火较重，烦热不寐较甚者，加栀子或莲子心以清心安神；神乱而魂魄不宁，兼有惊恐、易惊者，加龙骨、牡蛎、磁石以镇惊安神。

2. 现代疾病应用　神经衰弱、抑郁症及心动过速等。

3. 使用注意　朱砂有毒，不宜多服或久服，且一般不作煎剂；不宜与碘化物或溴化物同用；脾虚或阴虚较重者不宜使用。

【医案精选】

心肝火旺，痰热内闭案

曹某，女，22 岁，河南省上蔡县护士，1975 年 12 月初诊。

症见：神态呆滞，情绪低落，淡漠寡言，对答迟钝，口苦口臭，患者素体壮实，性格欠开朗。约 3 个月前因工作差错及口角，心中郁闷，数夜不眠，遂致烦躁惊惕，胸中烦热，口鼻焮热；家属代诉生活不能自理，小便短黄，睡眠差。舌质暗红，苔白厚腻，脉弦数。

辨证：气郁化火，心肝火盛，痰热内闭。

治法：镇惊安神，清热除痰。

方药：辰砂 2g（冲），黄连 6g，麦冬 12g，竹黄 12g，胆南星 9g，郁金 9g，赤芍 12g，丹参 12g，白蒺藜 12g，3 剂。

二诊：情绪较佳，睡眠仍差。头晕头痛减轻，仍感前额痛，后脑麻痹，溺黄，舌苔白厚微黄，脉弦细数。为痰热内闭未清，心肝之火仍盛，故仍以上方为基础，加石菖蒲开窍涤痰，龙骨镇惊安神，并加白蒺藜、赤芍，以加强平肝阳、养阴血之效。3 剂。三诊：精神好转，情绪较前开朗，言语对答正常，唯记忆力及睡眠仍差，口干，头晕胀，胃纳、二便正常，舌脉同前。药已中病，仍宗前法，照一诊处方 3 剂。

按语：癫证多由心肝两经异常而发，本症属癫证范畴，由于气郁化火，心肝火盛，痰热内闭所致。治宜镇心安神，清热除瘀，用朱砂安神丸加减。

（张孝娟．岭南医方精选［M］．广州：广东高等教育出版社，1991.）

二、天王补心丹

【出处】明·薛己《校注妇人良方》

【组成】人参（去芦）　茯苓　玄参　丹参　桔梗　远志各五钱（各 15g）　当归（酒浸）　五味子　麦冬（去心）　天门冬　柏子仁　炒酸枣仁各一两（30g）　生地黄四两（120g）

【用法】上为末，炼蜜为丸，如梧桐子大，用朱砂为衣，每服二三十丸（6～9g），临卧，竹叶煎汤送下（现代用法：上药共为细末，炼蜜为小丸，用朱砂水飞 9～15g 为衣，每服 6～9g，温开水送下，或竹叶煎汤送服；亦可作汤剂，水煎服）。

【功效】滋阴养血，补心安神。

【主治】阴虚血少，神志不安证。心悸怔忡，虚烦失眠，神疲健忘，或梦遗，手足心热，口舌生疮，大便干结，舌红少苔，脉细数。

【歌诀】天王补心柏枣仁，二冬生地与归身，
　　　　三参桔梗朱砂味，远志茯苓共养神。

【方解】

方解见表 15-2。

表 15-2　天王补心丹方解

君	生地黄	重用，滋阴养血，清虚热
	天冬、麦冬	滋阴清热
臣	酸枣仁、柏子仁	养心安神
	当归	补养心血

续表

	人参	补气,使气旺而阴血自生,以宁心神
佐	五味子	酸收敛阴,以养心神
	茯苓、远志	养心安神,交通心肾
	玄参	滋阴降火,以制虚火上炎
	丹参	养心血而活血,可使诸药补而不滞
	朱砂	镇心安神,兼治其标
使	桔梗	载药上行,以使药力上入心经

【临床应用】

1. 临证应用 本证为心肾阴血亏虚,虚火上炎所致。以心悸失眠,手足心热,舌红少苔,脉细数为辨证要点。虚热不甚,去玄参、天冬、麦冬;失眠较重者,加龙齿、夜交藤以宁心安神;精关不固,遗精滑泄较甚,加金樱子、芡实、牡蛎等涩精止遗。

2. 现代疾病应用 神经衰弱、精神分裂症、冠心病、甲状腺功能亢进等。

3. 使用注意 脾胃虚寒及湿痰留滞者,本方不宜;服药期间忌食辛辣食物。

【医案精选】

心血亏虚,阴虚阳亢案

李某,男,51岁。近半年多来精神萎靡不振,极度倦怠乏力,心慌气短,周身肌肉酸困疼痛,烦躁,头昏头痛,健忘失眠,有时低热,口干,大便干,3～4日1次,食欲不振,盗汗,舌质红苔薄,脉细数,症状时轻时重。

辨证:心脏气血亏虚,阴虚阳亢证。

治法:滋阴养血,补心安神。

方药:生地黄20g,麦冬15g,丹参12g,玄参10g,当归10g,西洋参10g,茯神12g,五味子10g,炒酸枣仁15g,柏子仁10g,制远志10g,火麻仁10g,柴胡15g。

二诊:患者心慌、乏力减轻,睡眠好转,无发热,大便两日1次,不干结,余症无明显改善,上方加天麻10g,黄芪15g,继服7剂。嘱患者适当参加体育活动,如去户外散步、打太极等。三诊:患者精神状况明显好转,头痛肌肉痛减轻,夜间入眠5～6个小时,仍多梦,口干好转,舌脉同前。上方加炒谷芽20g,首乌藤10g,继服10剂。四诊:患者诸症明显好转,已可以上班工作,活动后仍容易疲劳,有时心慌气短,头昏。嘱服天王补心丹成药合归脾丸口服半月以巩固疗效。嘱患者放松心态,生活规律,不要熬夜及抽烟饮酒。3个月后随访,患者未复发。

按语:中医学将本病归属于"虚劳""郁证"的范畴,认为长期劳心劳力,心力交瘁，伤气耗血，气血亏虚，久病及阴，阴虚阳亢而生本病。《素问·灵兰秘典论》云："心者，君主之官，神明出焉。"因此，心主神志的功能正常，则神志清晰，精力充沛，思维敏捷。《灵枢·邪客》云："心者，五脏六腑之大主。"《素问·灵兰秘典论》云："主不明则十二官危。"因此，心失所养，功能失常，则导致全身各脏器的功能失调，从而变症丛生。治病必其本，因此治疗应补心气、养心血、滋心阴，药中病所，"主明则下安"，而诸症痊愈。

〔张丽.天王补心丹临床应用举隅［J］.中国中医药现代远程教育,2016,14（16）:128-129.〕

三、酸枣仁汤

【出处】东汉·张仲景《金匮要略》

【组成】酸枣仁二升（15g） 甘草一两（3g） 知母二两（6g） 茯苓二两（6g） 川芎二两（6g）

【用法】上五味，以水八升，煮酸枣仁，得六升，内诸药，煮取三升，分温三服（现代用法：水煎服）。

【功效】养血安神，清热除烦。

【主治】肝血不足，虚热内扰之虚烦不眠证。虚烦失眠，心悸不安，头目眩晕，咽干口燥，舌红，脉弦细。

【歌诀】酸枣仁汤治失眠，川芎知草茯苓煎，

　　　　养血除烦清虚热，安然入睡梦乡甜。

【方解】

方解见表 15-3。

表 15-3　酸枣仁汤方解

君	酸枣仁	养血补肝，宁心安神
臣	茯苓	宁心安神
	知母	滋阴润燥，清热除烦
佐	川芎	调肝血，疏肝气，与酸枣仁相伍，寓散于收，补中有行，共奏养血调肝之功
使	甘草	和中缓急，调和诸药

【临床应用】

1.临证应用 本证为肝血不足，虚热内扰所致。以虚烦失眠，咽干口燥，舌红，脉弦细为辨证要点。虚热逼津外泄而兼见盗汗者，加牡蛎、浮小麦、五味子以收敛止汗；兼心胆气虚而心悸易惊甚者，加龙齿、人参以益气安神；虚火内扰较甚，烦躁不安者，加白芍、栀子、生地黄以清热养阴。

2.现代疾病应用 神经衰弱、心脏神经官能症、围绝经期综合征等。

3. 使用注意　酸枣仁宜捣碎先煎。

【医案精选】

心肾不交案

患者女，2013 年 11 月 3 日初诊。

主诉：失眠半年余，多梦，易醒，醒后入睡困难，白天精神欠佳，有睡意但入睡难，夜间盗汗，腰膝酸软，大便调，小便频数。

症见：神疲，不喜言语，目无光彩，面色晦暗，黑眼圈，舌质红，脉细数。

辨证：心肾不交证。

治法：滋阴降火，交通心肾。

处方：酸枣仁 30g，茯神 15g，川芎 10g，知母 10g，夜交藤 30g，百合 15g，玄参 15g，五味子 15g，黄芪 30g，炒栀子 10g，淡豆豉 15g，当归 10g，煅龙骨 15g，煅牡蛎 15g，白芍 10g，浮小麦 30g，炙甘草 6g，黄连 10g，肉桂 6g。14 剂，水煎服，日 1 剂，分两次服用。

2013 年 11 月 17 日二诊：患者诉失眠较前好转，睡眠时间有所延长，仍易醒，但醒后可以入睡，精神较前有好转，偶有盗汗，诉近期饮水较多。舌质红，苔白，脉细缓。证药相符，仍以养阴清热为主，考虑肉桂过于温燥，故去肉桂，改用阿胶 10g，滋阴补血，继 14 剂，服法同前。2013 年 12 月 15 日三诊：服上方后患者睡眠好转，偶夜间醒，醒后可睡，盗汗、乏力明显减轻，已无腰膝酸软，舌红苔薄白，脉弦细。上方用完后自行停药一段时间。近期偶感头部畏寒。目前患者病情稳定，结合新出现的症状，减少寒凉药，去栀子、淡豆豉，加白术 15g，防风 15g，益卫固表，14 剂，服法同前。患者服药后症状明显改善。后对该患者进行随访，恢复良好。

按语：失眠病机总属阴阳失交、阳盛阴衰，与心肝二脏尤为密切，治疗上以酸枣仁汤为主方，随症加减，灵活变通，疗效显著。

〔谢光璟，王平. 王平教授以酸枣仁汤为主方治疗失眠经验［J］. 世界睡眠医学杂志，2016，3（5）：302-304.〕

四、甘麦大枣汤

【出处】东汉·张仲景《金匮要略》

【组成】甘草三两（9g）　小麦一升（15g）　大枣十枚（10 枚）

【用法】上三味，以水六升，煮取三升，温分三服（现代用法：水煎服）。

【功效】养心安神，和中缓急。

【主治】脏躁。精神恍惚，常悲伤欲哭，不能自主，心中烦乱，睡眠不安，甚则言行失常，呵欠频作，舌淡红苔少，脉细略数。

【歌诀】金匮甘麦大枣汤，妇人脏躁喜悲伤，
　　　　精神恍惚常欲哭，养心安神效力彰。

【方解】

方解见表15-4。

表15-4 甘麦大枣汤方解

君	小麦	取其甘凉之性，补心养肝，益阴除烦，宁心安神；正如《灵枢·五味》曰："心病者，宜食麦。"
臣	甘草	补养心气，和中缓急
佐使	大枣	甘温质润，益气和中，润燥缓急

【临床应用】

1. 临证应用 本证为心阴受损，肝气失和所致。以精神恍惚，悲伤欲哭，不能自主为辨证要点。阵发性身热，面赤，汗出，加麦冬以养心止汗；心烦不眠，加百合、酸枣仁以养肝宁心；呵欠频作属于心肾两虚者，加山茱萸、党参以补养心肾。

2. 现代疾病应用 癔病、更年期综合征、神经衰弱、小儿夜啼等。

3. 使用注意 痰火内盛之癫狂不宜使用。

【医案精选】

脏躁案

患者女，20岁，2013年11月15日来诊。因精神压力大，情绪不稳定，急躁易怒，心悸惊惕，时欲哭不能自已。舌质紫暗，脉弦细。

辨证：脏躁证。

治法：养心安神，和中缓急。

方药：小麦30g，大枣10枚，炙甘草6g，白芍15g，合欢皮12g，石菖蒲9g，郁金9g，玫瑰花9g，黄连6g。6剂，水煎服，每日1剂。

经回访，6剂服完，诸症消失。

按语：患者为在校大学生，因面临考研，精神压力较大，加之平素思虑劳倦，导致气血耗伤，心阴不足，燥伤心神；肝失血养，疏泄失职，故临床见情绪不稳，急躁易怒，心悸惊惕，时欲哭不能自已等症。舌质紫暗，脉弦细，为气血不调、脏阴不足之征。治以养心安神、调肝解郁之法。方以甘麦大枣汤养心柔肝，除烦安神，配伍白芍、合欢皮、石菖蒲、郁金、玫瑰花、黄连。其中白芍收敛肝阴以养血；合欢皮为悦心安神要药，《神农本草经》谓其"主安五脏，和心志，令人欢乐无忧"，与玫瑰花相伍，以收解郁安神之效；石菖蒲可"开心孔，补五脏，通九窍"（《神农本草经》），配伍郁金"行气，解郁，泄血，破瘀，凉心热，散肝郁"（《本草备要》），加以黄连清泻心经之火。诸药配伍，共奏养脏阴、益心气、调肝解郁安神之效。

〔崔社通，王欣.刘持年应用甘麦大枣汤临床经验［J］.山东中医杂志，2018，37（2）：138-141.〕

五、黄连阿胶汤

【出处】东汉·张仲景《伤寒论》

【组成】黄连四两（12g） 黄芩二两（6g） 芍药二两（6g） 鸡子黄二枚（2枚） 阿胶三两（9g）

【用法】上五味，以水六升，先煮三物，取二升，去滓，内胶烊尽，小冷，内鸡子黄，搅令相得，温服七合，日三服（现代用法：水煎服，阿胶烊化，鸡子黄搅匀冲服）。

【功效】滋阴降火，除烦安神。

【主治】阴虚火旺，心肾不交证。心中烦热，失眠不得卧，口燥咽干，舌红苔少，脉细数。

【歌诀】黄连阿胶鸡子黄，黄芩白芍和成方，
　　　　水亏火炽烦不卧，滋阴降火自然康。

【方解】

方解见表 15-5。

表 15-5　黄连阿胶汤方解

君	黄连	苦寒入心，清降心火
	阿胶	甘平入肾，滋阴补血，与黄连相伍，降心火，滋肾阴，使心火降、肾水旺，水火共济，心神安宁
臣	黄芩	苦寒，助黄连清热泻火
	芍药	酸甘，养血滋阴，助阿胶滋补肾水
佐	鸡子黄	上以养心，下以补肾，并能安中

【临床应用】

1.临证应用　本证为阴虚火旺、心肾不交所致。以心烦失眠，舌尖红，脉细数为辨证要点。肾阴虚甚者，可加枸杞子、女贞子以育阴滋肾；心胸烦热较甚者，加栀子、竹叶以清心火；大便干者，加麻仁、麦冬以滋阴润燥生津；失眠甚者，加酸枣仁、柏子仁以滋补阴血安神；整夜不寐或稍入眠即多梦者，加朱茯神、石菖蒲、远志，以交通心肾，宁心安神。

2.现代疾病应用　顽固性失眠、神经衰弱、焦虑性神经官能症、慢性溃疡性口腔炎、失音、支气管扩张咯血、青春期子宫出血、肺结核、梦遗、阳痿等。

3.使用注意　方中鸡子黄为血肉有情之品，擅长养心滋肾，需生用；纯实火所致的不寐证不宜。

【医案精选】

心肾不交证案

张某，男，26岁。素体健康，近苦于婚姻大事诸多不顺，万绪纷来，致心烦

失眠。初翻转时许尚可入梦，后通宵达旦难以成寐，头痛脑胀，耳内蝉鸣。服安定等镇静药，量小无济于事，量大亦仅寐两三小时。寐后多梦，梦中遗精，久久不愈，心烦益甚。口干口苦，思饮思冷。视其神态萎靡，白睛贯有赤丝，舌红少津，边尖尤甚，苔薄黄燥。诊其脉，弦细而数。

辨证：心肾不交证。

治法：清心火，滋肾水。

方药：黄连 6g，黄芩 10g，阿胶 10g，白芍 15g，鸡子黄 2 枚。3 剂。

二诊：1 剂即可入睡，3 剂尽，每晚可睡五六个小时，心烦耳鸣亦明显减轻。嘱守方续进。三诊：共服 12 剂，睡眠恢复如前，遂停药。

按语：观其脉症，此心肾不交证也。先贤谓五志过极，皆可化火。盖忧思气结日久，心火亢盛，如赤日炎炎，致真阴内耗肾水亏虚，水火不济，故而不寐，寐则遗泄。张景岳谓："精之藏制虽在肾，而精之主宰则在心。"故当清心火，滋肾水，务求水火相济，主明神安。拟黄连阿胶汤原方。

（闫云科．临证实验录［M］．北京：中国中医药出版社，2012．）

复习思考题

1. 酸枣仁汤、天王补心丹、柏子养心丸均可治疗失眠，各自组方用药及配伍特点有何异同？临证应如何鉴别？
2. 试分析酸枣仁汤配伍川芎的意义。
3. 交泰丸与黄连阿胶汤应如何鉴别？

第十六章　开窍剂

扫一扫，查阅本章数字资源，含PPT、音视频、图片等

【**概念**】凡以芳香开窍药为主组成，具有开窍醒神功用，用以治疗神昏窍闭之证的方剂，统称开窍剂。

【**适用范围**】闭证，神昏不语，四肢抽搐，不省人事，牙关紧闭，两手紧握，痰涎壅盛（喉中痰鸣有声），大小便闭，脉有力。

【**立法依据**】本章方剂以《素问·至真要大论》"开之发之""客者除之""热者寒之""寒者热之"等为立法依据。"八法"虽未明确提出开窍一法，但因凉开可属"清法"，温开可属"温法"，故可包含于"八法"之中。

【**分类**】神昏窍闭之证，多由邪气壅盛，蒙蔽心窍所致。按其感邪和临床表现不同，可分为两类。

$$\begin{cases} 凉开——热闭 \\ 温开——寒闭 \end{cases}$$

【**使用注意**】应用开窍剂，首先当辨明病证的虚实，即脱证与闭证。若神昏而症见口噤不开，两手握固，脉象有力的闭证，可选用开窍剂；对于遗尿，手撒，目开口合，汗出肢冷，脉微的脱证，即使神昏，也不宜使用本类方剂。此外，还应辨清闭证之属寒属热，而正确运用凉开或温开。对于表证未解，热盛神昏，治宜解表透热为主。再如阳明腑实证而见神昏谵语者，治宜寒下。至于阳明腑实而兼邪陷心包，应根据病情的轻重缓急，在治疗上可先予开窍，或先投寒下，或开窍与攻下同用，才能切合病情。

开窍之品，大都辛散走窜，只可暂用，宜中病即止。此外，麝香、冰片诸药有碍胎元，孕妇慎用。开窍剂多制成丸、散剂或注射剂应用，不宜加热煎煮，以免影响药效。

第一节 凉开剂

凉开剂，适用于温邪热毒内陷心包所致的热闭证。症见高热烦躁，神昏谵语，甚或痉、厥等。其他如中风、痰厥，以及感触秽恶之气，卒然昏倒，不省人事，而见热象者，亦可选用，常用芳香开窍药如麝香、冰片等配伍清心解毒药，如牛黄、水牛角等组成方剂；代表方如安宫牛黄丸、紫雪、至宝丹等。

安宫牛黄丸

【出处】清·吴鞠通《温病条辨》

【组成】牛黄一两（30g）郁金一两（30g）犀角一两（现用水牛角代，30g）黄连一两（30g）朱砂一两（30g）梅片二钱五分（7.5g）麝香二钱五分（7.5g）珍珠五钱（15g）山栀一两（30g）雄黄一两（30g）黄芩一两（30g）

【用法】上为极细末，炼老蜜为丸，每丸一钱（3g），金箔为衣，蜡护。脉虚者人参汤下，脉实者金银花、薄荷汤下，每服一丸。大人病重体实者，日再服，甚至日三服；小儿服半丸，不知，再服半丸。

【功效】清热解毒，豁痰开窍。

【主治】邪热内陷心包证。高热烦躁，神昏谵语，口干舌燥，或舌謇肢厥，舌红或绛，脉数。亦治中风昏迷，小儿惊厥，属邪热内闭者。

【歌诀】安宫牛黄开窍方，芩连栀郁朱雄黄，
犀角珍珠冰麝箔，热闭心包功用良。

【方解】

方解见表 16-1。

表 16-1 安宫牛黄丸方解

君	牛黄	清心解毒，息风定惊，豁痰开窍
	麝香	芳香开窍，化浊醒神，通行十二经
臣	犀角	清心解毒，化浊开窍
	梅片	芳香解秽，开窍醒神
	黄连、黄芩、山栀、郁金	清热解毒，泻火开郁，以助清心开窍之力
佐	雄黄	豁痰解毒，助牛黄之力
	朱砂	清心热，安心神
	珍珠	化痰息风，镇心安神
	金箔	镇心安神
使	蜂蜜	调和诸药（和胃调中）

【临床应用】

1. 临证应用 本证为邪热内陷心包所致。以神昏谵语，高热烦躁，舌红或绛，脉数为辨证要点。兼见大便不通者，用"安宫牛黄丸二丸，化开，调生大黄末三钱，先服一半，不知再服"，此即牛黄承气汤。

2. 现代疾病应用 乙型脑炎、流行性脑脊髓膜炎、病毒性脑炎、脑血管意外、颅脑损伤、癫痫、肺性脑病、肝性脑病、中毒性痢疾、尿毒症、败血症等。

3. 使用注意 不宜过服、久服；孕妇慎用。

【医案精选】

热陷心包案

官某，五十岁。辛酉年八月染疫，前医迭次攻下而无效。

症见：初起恶寒头痛，四肢酸痛，叠经误治，遂致舌胀满口，不能言语，昏不识人，呼之不应，小便自遗，便闭，旬余大小腹胀，按之板硬，六脉洪大，齿垢紫如干漆，脉症合参，此极重之温疫昏厥也。医者不明病源，发表数次，大耗其液，温补药多，更助其火，火炽液伤，上蒸心脑，下烁肠胃，病之所以酿成坏象也。

辨证：气血两燔，热陷心包。

治法：清热解毒，豁痰开窍。

方药：安宫牛黄丸。生石膏八钱（研细），真犀角四钱，小川黄连四钱，黄芩四钱，青翘三钱，玄参一两，鲜生地黄一两，知母八钱，牡丹皮三钱，焦栀子三钱，生绿豆二两，连鲜竹叶五钱，令其先用利便糖衣丸五粒，接服蓖麻油一两，服后约一时许，大便自下，大小腹俱软，速进汤药两剂头煎，调服安宫牛黄丸二颗。

次诊：六脉和而略大，齿垢净尽，舌尚干，能言语，唯昏谵未净除，是余热未清，原方减其用量，再进两服，间服安宫牛黄丸一颗，汤药调服。三诊：六脉和平，舌苔退而微干，时有错语，仿增液汤意，令其连进两剂，间用万氏牛黄丸一颗，汤药调下。八日即能坐起，旬余胃健而愈。

按语：本案屡因误治，酿成坏象，以致液伤火炽，气血两燔，热陷心包，上蒸心脑，下烁肠胃。治以安宫牛黄丸和清瘟败毒饮加减，且中西并进，以西法通腑，意在釜底抽薪。何廉臣赞其："清矫雄健，卓尔不群，真胆识兼全之验案也。"

（何廉臣.重印全国名医验案类编［M］.上海：上海科学技术出版社，1959.）

第二节 温开剂

温开之剂，适用于寒湿痰浊内闭心窍，或秽浊之邪闭阻气机之寒闭证。症见卒然昏倒，牙关紧闭，神昏不语，苔白脉迟等。多见于中风、中寒、气郁、痰厥等属寒闭证者。常用芳香开窍药如麝香、冰片、苏合香、安息香等为主组方，代表方如苏合香丸、紫金锭等。

苏合香丸（原名吃力伽丸）

【出处】唐·王焘《外台秘要》

【组成】吃力迦（即白术） 朱砂 麝香 诃子肉 香附子 沉香 青木香 丁子香 安息香 白檀香 乳香 荜茇 犀角（现用水牛角代）各一两（60g） 苏合香 冰片各半两（30g）

【用法】上十五味，捣筛极细，白蜜煎，去沫，和为丸。每朝取井华水，服如梧子四丸，于净器中研破服，老小每碎一丸服之。仍取一丸如弹丸，蜡纸裹，绯袋盛，当心带之。

【功效】温通开窍，行气止痛。

【主治】寒闭证。突然昏倒，牙关紧闭，不省人事，苔白，脉迟。亦治心腹卒痛，甚则昏厥。中风、中气及感受时行瘴疠之气等，属寒凝气滞之闭证者。

【歌诀】苏合香丸麝息香，木丁熏陆荜檀襄，
　　　　犀砂术沉诃香附，再加龙脑温开方。

【方解】
方解见表 16-2。

表 16-2 苏合香丸方解

君	安息香、麝香、苏合香、冰片	芳香开窍，辟秽化浊
臣	木香、香附	理气解郁，和胃止痛
	白檀香、沉香	行气止痛，散寒化浊
	丁香、荜茇	温中降逆，散寒止痛
	乳香	活血止痛
佐	白术	益气健脾，燥湿化浊
	水牛角粉	凉血清心解毒
	诃子肉	收敛肺气，防辛燥耗伤正气，且可化痰。

【临床应用】

1.临证应用 本证为寒邪内闭心包所致。以突然昏倒，不省人事，牙关紧闭，苔白，脉迟为辨证要点。中风痰盛者，用姜汁、竹沥送服；癫痫痰迷心窍者，用石菖蒲、郁金煎汤送服。

2.现代疾病应用 流行性乙型脑炎、脑血管意外、癫痫、肝昏迷、冠心病心绞痛、心肌梗死等。

3.使用注意 本方辛香走窜，不可过量服用，并有损胎气，孕妇慎用；脱证、热闭者忌用。

【医案精选】

小儿喘息案

孙某，男，8个月。

症见：由其母代诉，4个月前患儿因感冒，突发喘息，气急憋闷，经我院儿科诊为间质性肺炎，用抗生素治疗收效不显，求治于余。刻诊：形体肥胖，喘息气急，喉间有痰鸣声，面色黄白，舌苔薄白，指纹黄淡。

辨证：邪气闭肺，气机不宣。

治法：理气化痰。

方药：投苏合香丸2丸，每次1/3丸，日服2次。服用1丸后，症状明显减轻，一日内只发作2～3次，每次约1小时，喉间已无痰鸣。守方继服6丸而愈。

按语：小儿素体肥胖，脾虚湿蕴，外邪乘袭，引动湿痰，肺气不宣，肃降失令而呼吸迫急。宗《金匮要略》"病痰饮者，当以温药和之"之义，取苏合香丸化痰理气之功而治愈。

〔王凤阳，高桂荟.苏合香丸的临床新用［J］.辽宁中医杂志，1990（2）：19-20.〕

复习思考题

1. 开窍剂的使用注意事项有哪些？

2. 苏合香丸的功用是什么？主治何证？药物配伍的特点如何？

3. 安宫牛黄丸、紫雪、至宝丹三方在功用、主治方面有何异同？

第十七章　理气剂

扫一扫，查阅本章数字资源，含PPT、音视频、图片等

【概念】凡以理气药为主组成，具有行气或降气作用，治疗气滞或气逆证的方剂，统称理气剂。

【适应范围】理气剂适用于劳倦过度，或情志失调，或饮食失节，或寒温不适等多种原因导致的气机郁结或气逆不降等病证。

【立法依据】理气剂是根据《素问·至真要大论》"坚者消之""结者散之""逸者行之"的原则立法，属八法中的"消法"。

【分类】依据病性有气郁、气逆之别，分两类。

$$\begin{cases} 行气剂——气机郁滞证 \\ 降气剂——气机上逆证 \end{cases}$$

【注意事项】

1.理气剂解表剂多属芳香辛燥之品，容易伤津耗气，应适可而止，勿使过剂。

2.须辨明病情的寒热虚实及有无兼夹。

3.年老体弱、孕妇或素有崩漏吐衄者慎用。

第一节　行气剂

行气剂以行气通滞、疏肝解郁药为主配伍组成，治疗脾胃气滞或肝气郁滞等气机郁滞证。代表方如越鞠丸、柴胡疏肝散、半夏厚朴汤等。

一、越鞠丸

【出处】元·朱震亨《丹溪心法》

【组成】香附　川芎　苍术　栀子　神曲各等分（各 6 ～ 10g）

【用法】上为末，水丸如绿豆大（原书未著用法用量。现代用法：水丸，每服 6 ～ 9g，温开水送服。亦可按参考用量比例作汤剂煎服）。

【功效】行气解郁。

【主治】六郁（气、血、痰、火、湿、食）证。胸膈痞闷，脘腹胀痛，嗳腐吞酸，恶心呕吐，饮食不消。

【歌诀】越鞠丸治六般郁，气血痰火食湿因，

　　　　芎苍香附兼栀曲，气畅郁舒痛闷伸。

【方解】

方解见表 17-1。

表 17-1　苏合香丸方解

君	香附	行气解郁，针对气郁
臣佐	川芎	活血止痛，针对血郁
	栀子	清热泻火，针对火郁
	苍术	健脾燥湿，针对痰湿郁
	神曲	消食，针对食郁

【临床应用】

1. 临证应用　本证为气血痰火湿食"六郁"所致。以胸膈痞闷，脘腹胀痛，饮食不消为辨证要点。气郁偏重者，重用香附，酌加木香、枳壳、厚朴等以助行气解郁；血郁偏重者，重用川芎，加桃仁、赤芍、红花等以助活血祛瘀；湿郁偏重者，重用苍术，加茯苓、泽泻以助利湿；食郁偏重者，重用神曲，加山楂、麦芽以助消食；火郁偏重者，重用山栀子，加黄芩、黄连以助清热泻火；痰郁偏重者，加半夏、瓜蒌以助祛痰。

2. 现代疾病应用　胃神经官能症、胃及十二指肠溃疡、慢性胃炎、胆石症、胆囊炎、肝炎、肋间神经痛、痛经、月经不调等。

3. 使用注意　本方以行气解郁为主，在临床运用时，须随诸郁的轻重不同，而变更其主药，并适当加味。

【医案精选】

腹胀案

夏某，男，30 岁。2013 年 11 月 21 日初诊。

症见：头晕，失眠多梦，时有上腹部饱胀感，纳呆，强食则嗳腐吞酸，舌质暗，苔白厚腻，脉弦滑。

辨证：肝气郁滞，饮食积滞。

治法：疏肝和胃，消食导滞。

方药：香附 15g，川芎 12g，苍术 12g，栀子 12g，神曲 15g，生山楂 15g，炒麦芽 15g。

按语：本案患者病因于情志不遂，致肝气郁结，肝木不能疏脾土，则使脾不运化，食气不消，故见腹部饱胀，纳呆，嗳腐吞酸，清气不升，浊气上犯，则发头晕。此为肝郁兼食积之证，即为"食郁"，故给予越鞠丸疏肝解郁，方中苍术一味，燥湿理气，运脾和胃，为治脾胃湿困食停之要药。因食滞较突出，故重用神曲，加山楂、麦芽共奏消食化积之功。待痰湿积滞已化，浊气下降，清阳上升，眩晕自然消失。

〔李社芳.马云枝教授运用越鞠丸验案举隅［J］.中国中医药现代远程教育，2014，12（22）：21-22.〕

二、柴胡疏肝散

【出处】明·张景岳《景岳全书》）

【组成】陈皮（醋炒） 柴胡各二钱（6g） 川芎 香附 枳壳（麸炒） 芍药各一钱半（4.5g） 炙甘草五分（1.5g）

【用法】水一盅半，煎八分，食前服（现代用法：水煎服）。

【功效】疏肝行气，和血止痛。

【主治】肝气郁滞证。胁肋疼痛，胸闷善太息，情志抑郁易怒，或嗳气，脘腹胀满，脉弦。

【歌诀】柴胡疏肝芍川芎，枳壳陈皮草香附，
　　　　疏肝理气兼活血，胁肋疼痛皆能除。

【方解】

方解见表 17-2。

表 17-2　柴胡疏肝散方解

君	柴胡	疏肝解郁	
臣	香附	理气疏郁止痛	共助柴胡解肝经之郁，并能增强行气活血止痛之功
	川芎	活血行气止痛	
佐	陈皮、枳壳、芍药	理气行滞，养血柔肝	
使	甘草	调和诸药，益脾和中	

【临床应用】

1. 临证应用 本证为肝气郁滞所致。以胁肋胀痛、脉弦为辨证要点。胁肋痛甚者，加郁金、青皮、当归、乌药等，以增强其行气活血之力；肝郁化火者，加山栀子、黄芩、川楝子以清热泻火。

2. 现代疾病应用 慢性胃炎、消化性溃疡、肠易激综合征等肠胃疾病及肝胆疾病、抑郁症等。

3. 使用注意 本方芳香辛燥，易耗气伤阴，不宜久服。

【医案精选】

腹胀案

患者，男，57 岁，职员。确诊 2 型糖尿病 15 年，上腹部胀闷不适半年余。2014 年 5 月 21 日于我科初诊。

主症：上腹部胀满不适，严重时伴恶心、呕吐，早饱，胸闷嗳气，嗳气后痛减，大便时干时稀，腹泻与便秘交替。舌红苔薄黄，脉沉弦。平素使用预混胰岛素控制血糖，未正规监测血糖，糖化血红蛋白 8.7%；我院多次消化道钡餐提示：胃肠蠕动收缩力减弱，胃排空延迟。

辨证：脾虚肝郁，胃失和降。

治法：疏肝健脾，和胃降逆。

方药：柴胡、白芍、陈皮、枳实、香附各 10g，炒谷芽、炒麦芽各 20g，白术 18g，百合 9g，乌药、甘草各 6g。每日 1 剂，水煎服。嘱适度运动，继续服用降糖药物。

复诊：服药 4 剂，矢气频作，无恶心、呕吐，胀满、胸闷症状大减。加党参、大枣各 10g，再 10 余剂，诸症悉除。

按语：消渴日久，饮食不节或长期药物损伤，致脾胃失养，加之久病及社会精神压力，致肝气郁结。健运失职，气机不和，致饮食、水谷滞于胃脘；土虚木旺，肝气横逆反胃，肝脾失调，气机郁滞，引起各种症状，治疗选柴胡疏肝散，佐以健脾、消食、开郁化滞，诸药合用，健脾和胃，行气开郁，上下分消，诸症悉除。

〔詹红霞.谭华儒运用柴胡疏肝散经验［J］.湖北中医杂志，2016，38（4）：18-19.〕

三、半夏厚朴汤

【出处】东汉·张仲景《金匮要略》

【组成】半夏一升（12g） 厚朴三两（9g） 茯苓四两（12g） 生姜五两（15g） 紫苏叶二两（6g）

【用法】以水七升，煮取四升，分温四服，日三夜一服（现代用法：水煎服）。

【功效】行气散结，降逆化痰。

【主治】梅核气。咽中如有物阻，咯吐不出，吞咽不下，胸膈满闷，或咳或呕，舌苔白润或白滑，脉弦缓或弦滑。

【歌诀】半夏厚朴痰气疏，茯苓生姜共紫苏，
        加枣同煎名四七，痰凝气聚皆能除。

【方解】

方解见表 17-3。

表 17-3　半夏厚朴汤方解

君	半夏		化痰散结，降逆和胃
臣		厚朴	下气除消，助半夏以散结降逆
		茯苓	甘淡渗湿，助半夏以化痰
佐使		生姜	辛温散结，和胃止呕
		紫苏叶	芳香行气，理肺疏肝

【临床应用】

1. 临证应用　本证为情志不畅、痰气互结所致。以咽中如有物阻，吞吐不得，胸膈满闷，苔白腻，脉弦滑为辨证要点。气郁较甚者，加香附、郁金助行气解郁之功；胁肋疼痛者，加川楝子、延胡索以疏肝理气止痛；咽痛者，加玄参、桔梗以解毒散结，宣肺利咽。

2. 现代疾病应用　癔病、胃神经官能症、慢性咽炎、慢性支气管炎、食管痉挛等。

3. 使用注意　方中多辛温苦燥之品，仅适宜于痰气互结而无热者。若见颧红口苦，舌红少苔，属于气郁化火，阴伤津少者，虽具梅核气之特征，亦不宜使用本方。

【医案精选】

痰浊阻滞案

陈某，男，49 岁，1997 年 11 月 15 日初诊。

症见：声音嘶哑，心烦，寐差，咽喉暗红，舌稍暗，苔薄白，脉滑。

辨证：痰浊阻滞。

治法：行气散结，降逆化痰。

方药：姜半夏 10g，厚朴 6g，紫苏梗 10g，茯苓 15g，枳壳 6g，山栀子 10g，连翘 12g，黄芩 6g，生甘草 5g。水煎服，每日 1 剂，分两次服。

按语：半夏厚朴汤由半夏、厚朴、茯苓、紫苏、生姜等药组成，具有行气解郁、降逆化痰之功，仲景用本方治疗气郁痰凝之"妇人咽中如有炙脔"的病证。

〔刘岳，顾炜．黄煌教授运用半夏厚朴汤的经验［J］. 国医论坛，1998，13（4）：24-25.〕

第二节　降气剂

降气剂以降气祛痰、止咳平喘药或降逆和胃、镇中止呕药为主配伍组成，分别治疗肺气上逆证和胃气上逆证。代表方如苏子降气汤、定喘汤、旋覆代赭汤等。

一、苏子降气汤

【出处】宋《太平惠民和剂局方》

【组成】紫苏子二两半（75g） 半夏二两半（汤洗七次，75g） 川当归两半（去芦，4g） 甘草二两（爁，60g） 前胡一两（去芦，30g） 厚朴一两（去粗皮，30g） 姜汁一两（拌炒，30g） 肉桂一两半（去皮，45g）

注：一方有陈皮去白一两半（45g）

【用法】上为细末，每服二大钱（6g），水一盏半，入生姜二片，大枣一个，紫苏叶五叶，同煎至八分，去滓热服，不拘时候（现代用法：加生姜2片，大枣1个，紫苏叶2g，水煎服，用量按原方比例酌定）。

【功效】降气平喘，祛痰止咳。

【主治】上实下虚喘咳证。痰涎壅盛，胸膈满闷，喘咳短气，呼多吸少，或腰疼脚弱，肢体倦怠，或肢体浮肿，舌苔白滑或白腻，脉弦滑。

【歌诀】苏子降气半夏归，前胡桂朴草姜随，
　　　　上实下虚痰嗽喘，或加沉香去肉桂。

【方解】

方解见表17-4。

表17-4　苏子降气汤方解

君	紫苏子	降气平喘，温化寒痰止咳
臣	半夏、厚朴	行气化痰兼顾（宽胸）
	前胡	降气又化痰，助紫苏子降气化痰
佐	肉桂	温阳化气，温肾纳气，畅通血行
	当归	配合肉桂，治气调血，防止气病及血，润燥
	生姜、紫苏叶	药引子，散表
	大枣	（姜枣）调气血，和营卫
	甘草	补气安中，调和药性
	一方有陈皮	理气化湿

【临床应用】

1.临证应用 本证为痰涎壅盛、上实下虚所致。以胸膈满闷，痰多稀白，苔白滑或白腻为辨证要点。痰涎壅盛，喘咳气逆难卧者，加沉香以加强其降气平喘之功；兼表证者，加麻黄、杏仁以宣肺平喘，疏散外邪；兼气虚者，加人参等益气。

2.现代疾病应用 慢性支气管炎、肺气肿、支气管哮喘等。

3.使用注意 本方药性偏温燥，以降气祛痰为主，对于肺肾阴虚的喘咳及肺热痰喘之证，均不宜使用。

【医案精选】

咳喘案

郑某，男，29 岁，职员，2016 年 3 月 13 日初诊。

症见：咳嗽有痰，色黄质黏难咯，伴有气喘，夜间尤甚，鼻音重、口唇干、色暗，晨起口干，口气重，饭后便意急，小便黄，舌质红，苔黄厚腻，脉滑数。

辨证：痰热壅肺，肺脾气虚。

治法：清热化痰止咳，健脾益气平喘。

方药：紫苏子 10g，陈皮 10g，厚朴 10g，姜半夏 10g，苍术 10g，瓜蒌 24g，桃仁 10g，芦根 24g，茯苓 10g，神曲 10g，冬瓜仁 10g，杏仁 10g，黄芩 10g，薏苡仁 24g，浙贝母 10g（捣碎），滑石粉 24g（包煎），旋覆花 10g（包煎），5 剂，水煎服，日 1 剂，分两次服用。

2016 年 3 月 19 日复诊：服药后诸症缓解，痰多色黄质黏，鼻音重，头时沉重，时有咳嗽，偶喘，动则汗出，大便偏稀，舌尖红，苔黄腻。方药：在上方基础上加减，紫苏子 10g，陈皮 10g，姜半夏 10g，厚朴 10g，苍术 10g，神曲 10g，旋覆花 10g（包煎），茯苓 10g，白术 10g，杏仁 10g，竹茹 10g，白芷 10g，藿香 10g，黄芪 24g，冬瓜仁 10g，鱼腥草 10g，芦根 24g，5 剂，水煎服，日 1 剂，分两次服用。服药后平顺，咳喘已平，诸症皆除，嘱其清淡饮食，注意保暖。

按语：患者反复咳嗽、气喘，属于中医学"喘证"范畴。喘证的辨证首当分清虚实，实喘当辨外感内伤，虚喘应辨病变脏器。患者反复咳嗽、气喘，《灵枢·五阅五使》所言："肺病者，喘息鼻张。"说明肺为主病之脏。《素问·痹论》云："心痹者，脉不通，烦则心下鼓，暴上气而喘。"又有《素问·经脉别论》云："有所坠恐，喘出于肝。"可见喘亦涉及他脏。该患者反复咳嗽，迁延不愈，久病导致肺虚，气失所主，津液输布失常，聚而成痰，郁而化热，痰热上干，壅阻肺气，升降不利，发为喘促。咳嗽气喘夜间尤甚，乃久咳亏耗气阴所致。脾虚失健运，故饭后便意急。痰黄难咯，口唇干、色暗，晨起口干，口气重，小便黄，舌质红，苔黄厚腻，脉滑数，为痰热壅肺，耗损肺阴之象。综合四诊，病家以痰热壅肺为标，肺脾气虚为本，故当清热化痰治其标，健脾益气、降气平喘治其本，以苏子降气汤加减。辨证丝丝入扣，切中病机。

〔李晓明，程燕彬，刘启鸿，等.陈锦芳教授运用苏子降气汤治疗咳喘经验［J］.亚太传统医药，2017，13（13）：84.〕

二、定喘汤

【出处】明·张时彻《摄生众妙方》

【组成】白果二十一枚（去壳，砸碎炒黄，9g）　麻黄三钱（9g）　紫苏子二钱（6g）　甘草一钱（3g）　款冬花三钱（9g）　杏仁一钱五分（去皮、尖，4.5g）　桑白皮三钱（蜜炙，9g）　黄芩一钱五分（微炒，6g）　法制半夏三钱（如

无，用甘草汤泡七次，去脐用，9g）

【用法】水三盅，煎二盅，作二服，每服一盅，不用姜，不拘时候，徐徐服（现代用法：水煎服）。

【功效】宣降肺气，清热化痰。

【主治】风寒外束，痰热内蕴证。咳喘痰多气急，质稠色黄，或微恶风寒，舌苔黄腻，脉滑数者。

【歌诀】定喘白果与麻黄，款冬半夏白皮桑，

苏杏黄芩兼甘草，外寒痰热哮喘尝。

【方解】

方解见表 17-5。

表 17-5　定喘汤方解

君	麻黄	麻黄辛温，散风寒
	白果	性平，收敛肺气，润肺
臣	紫苏子、杏仁、半夏、款冬花	温化痰饮
佐使	黄芩	清肺热
	桑白皮	清肺热，降肺气，化痰
	甘草	养胃气，调和诸药

【临床应用】

1. 临证应用　本证为风寒外束、痰热内蕴所致。以哮喘咳嗽，痰多色黄，微恶风寒，苔黄腻，脉滑数为辨证要点。无表证者，以宣肺定喘为主，麻黄可减量应用；痰多难咯者，加瓜蒌、胆南星等以助清热化痰之功；肺热偏重，加石膏、鱼腥草以清泄肺热。

2. 现代疾病应用　支气管哮喘、慢性支气管炎等。

3. 使用注意　新感风寒，虽恶寒发热、无汗而喘，但内无痰热者或哮喘日久，肺肾阴虚者，皆不宜使用。

【医案精选】

咳喘案

周某，男，3岁。1994年10月24日初诊。

症见：发热，体温38.4℃，咳喘频作，喉中痰鸣，胸高气促，不能平卧，口唇轻度发绀，心率110次/分钟。双肺布满哮鸣音及痰鸣音。舌质红，舌苔薄黄少津，指纹紫滞达气关，

辨证：痰热内蕴。

治法：清热宣肺，化痰定喘。

方药：定喘汤加地龙、僵蚕、浙贝母。3剂，水煎服，日1剂，分3次服，

每服 50mL。

按语：此病例表现为一派热、咳、痰、喘等邪实在急之候。治疗总以清热宣肺、化痰止咳平喘为首务。定喘汤甚为合拍，黄师认为小儿为纯阳之体，生机蓬勃，在疾病过程中易于生热，有小儿脾常不足，脾虚易于生痰，故易痰热内蕴，方中药味清温并举，不因用热而忘却，遵"病痰饮者，当以温药和之"之古训，由于痰湿不除，热势难孤，肺壅不宣，病诚难愈；反之，不清肺热，任其留恋，则势必烁津为痰，更之痰热交结，喘壅亦难自已。定喘一方，黄氏认为其乃融宣肺、肃肺、清肺、敛肺、化痰诸法为一体的止咳平喘良方。方中麻黄宣肺平喘；白果敛肺祛痰而定喘；紫苏子、杏仁、半夏、款冬花降气平喘，止咳化痰；桑白皮、黄芩清泄肺热，止咳平喘；甘草调和诸药。

〔黄牷，刑新婵.黄明志教授治疗小儿咳喘的经验［J］.陕西中医,2006,27（10）：1256-1257.〕

三、旋覆代赭汤

【出处】东汉·张仲景《伤寒论》

【组成】旋覆花三两（9g） 人参二两（6g） 生姜五两（15g） 代赭石一两（6g） 炙甘草三两（9g） 半夏半升（洗，9g） 大枣十二枚（擘，4枚）

【用法】以水一斗，煮取六升，去滓再煎，取三升，温服一升，日三服（现代用法：水煎服）。

【功效】降逆化痰，益气和胃。

【主治】胃虚痰阻气逆证。胃脘痞闷或胀满，按之不痛，频频嗳气，或见纳差、呃逆、恶心，甚或呕吐，舌苔白腻，脉缓或滑。

【歌诀】旋覆代赭用人参，半夏姜甘大枣临，
　　　　重以镇逆咸软痞，痞硬噫气力能禁。

【方解】

方解见表 17-6。

表 17-6　旋覆代赭汤方解

君	旋覆花	降气化痰
臣	代赭石	和胃降逆
佐	生姜、半夏	化痰降逆兼顾
	人参	补脾益气
	大枣	配生姜，调和脾胃
佐使	甘草	增强人参补气，调和诸药，防止代赭石伤胃气

【临床应用】

1. 临证应用 本证为胃虚痰阻气逆所致。以心下痞硬，嗳气频作，或呕吐，呃逆，苔白腻，脉缓或滑为辨证要点。胃气不虚者，去人参、大枣，加重代赭石用量以增重镇降逆之效；痰多者，加茯苓、陈皮助化痰和胃之力。

2. 现代疾病应用 胃神经官能症、胃扩张、慢性胃炎、胃及十二指肠溃疡、幽门不完全性梗阻、神经性呃逆、膈肌痉挛等。

3. 使用注意 胃虚有热之呕吐、呃逆、嗳气者，不宜使用本方。因方中代赭石、半夏有降逆作用，妊娠呕吐者不宜用之。服药时以少量频服为佳，可预防服后吐出。若顽固性呕吐，服药入口即吐者，可用灶心黄土或芦根先煎取汁，以药汁煎其他药。

【医案精选】

呃逆案

某男，61岁，2015年6月23日入院。患者主因"呃逆2月，加重伴恶心欲吐1周"入院。

症见：呃逆，恶心欲呕，反酸烧心，口干喜饮，全身乏力，纳眠差，小便正常，大便2～3日一行。查体：腹平软，无压痛、反跳痛及肌紧张，肝脾肋下未及，肝肾区无叩击痛，双下肢不肿。舌淡红，苔薄黄，脉沉。

辨证：胃虚火逆。

治法：益气健脾，降逆止呃。

方药：旋覆花10g，代赭石30g，生姜10g，大枣10g，党参10g，炙甘草9g，竹茹20g，沉香6g，厚朴12g，玄参10g，麦冬10g，大黄12g，蜜枇杷叶30g，颗粒剂3剂，水冲服，日1剂，分两次口服。

按语：旋覆花、代赭石降逆止呃，生姜、大枣、党参、炙甘草健脾和胃，竹茹清热，沉香、厚朴降逆止呕，玄参、麦冬清热止渴，大黄通便，蜜枇杷叶清热降逆。

〔张立宏.马万千运用旋覆代赭汤治疗呃逆病临床经验［J］.世界中医药，2017，12（1）：120-123.〕

复习思考题

1. 理气剂分几类，各适用于何种证型？
2. 简述越鞠丸的临证应用。
3. 柴胡疏肝散的功效和主治是什么？
4. 苏子降气汤与定喘汤均可治疗喘证，临床应用有何不同？

第十八章　理血剂

扫一扫，查阅本章数字资源，含PPT、音视频、图片等

【概念】凡以活血祛瘀或止血药为主而组成，具有通畅血行、消除瘀血或制止体内外出血等作用，主治血瘀证或出血证的方剂，统称为理血剂。

【适应范围】理血剂适用于血的病变，主要是各种原因引起的血瘀证或出血证。血瘀证见于内外妇儿各科多种疾病，如各种疼痛，如针刺，痛处固定；癥瘕积聚；中风后遗症等。出血证见于多种出血，如咯血、吐血、衄血、尿血、便血、崩漏等。

【立法依据】理血剂有活血祛瘀和止血两类。活血祛瘀是根据《素问·阴阳应象大论》"血实者宜决之"，《灵枢·小针解》"菀陈则除之者，去血脉也"的原则立法。止血是根据《素问·阴阳应象大论》"定其血气，各守其乡"的原则立法。

【分类】依据血的不同病变，分两类。

$$\begin{cases} 活血祛瘀——血瘀证 \\ 止血——出血证 \end{cases}$$

【注意事项】

1. 活血化瘀是攻伐之剂，不可用药过猛或使用时间过长，避免伤正。

2. 活血化瘀多破散消逐，月经过多及孕妇要慎用或禁用。

3. 止血剂在使用时，要辨清虚实寒热及出血部位的不同。

4. 止血不宜过早或重用寒凉、收敛之品，以免血止而留瘀。

5. 因瘀血内阻使血不循经，而致出血者，在止血的基础上当配合活血化瘀之品。

第一节 活血祛瘀剂

活血祛瘀剂以攻逐瘀血、畅通血脉的药物为主组成，治疗瘀血内停的各种病证，如疼痛、肿块、蓄血、痛经、闭经、半身不遂等。代表方如丹参饮、血府逐瘀汤、补阳还五汤、温经汤等。

一、丹参饮

【出处】清·陈修园《时方歌括》
【组成】丹参一两（30g） 檀香 砂仁各一钱（3g）
【用法】水一杯半，煎七分服。
【功效】活血祛瘀，行气止痛。
【主治】血瘀气滞所致的心胃诸痛。
【歌诀】丹参饮中用檀香，砂仁合用成妙方，
　　　　血瘀气滞两相结，心胃诸痛用之良。
【方解】
方解见表 18-1。

表 18-1 丹参饮方解

君	丹参	活血祛瘀
佐使	檀香、砂仁	温中行气止痛

【临床应用】
1. 临证应用 本证为血瘀气滞所致。以心胃诸痛，兼胸闷脘痞为辨证要点。疼痛较甚者，加郁金、乳香等行气止痛。

2. 现代疾病应用 慢性胃炎、胃及十二指肠溃疡、胃神经官能症，以及心绞痛等。

3. 使用注意 方中丹参有活血之功，且用量大，出血性疾病要慎用。

【医案精选】
气滞血瘀案
王某，女，32岁，2008年5月3日初诊。
症见：胃脘部胀满隐痛两月余，加重1周，夜间明显；食欲较差，且食后胃脘痞满，嗳气；大便不畅，矢气多。月经周期正常但经前胸胁胀痛，且色暗有血块，就诊时非经期。舌质暗，苔薄白，脉弦。胃镜提示：慢性浅表性胃炎，幽门螺杆菌阴性。

辨证：气滞血瘀，肝胃不调。
治法：活血化瘀，降胃疏肝。

处方：丹参 30g，檀香 10g，川芎 10g，赤芍 15g，广木香 10g，鸡内金 10g，炒莱菔子 15g，焦山楂、焦神曲、焦麦芽各 10g，青皮 10g，枳实 10g，郁金 10g，甘草 6g，7 剂。

复诊：药后胃痛减轻，大便较畅。复诊值经期，恐活血太过伤正，原方丹参改为 20g，继服 7 剂。诉经期腹痛减轻，且经前胸胁不适基本消失，后又继续服用 5 剂巩固疗效。

按语：该患者胃脘部胀满隐痛两月余，加重 1 周，夜间明显，中医诊断为胃痛，证属气滞血瘀，加之经前胸胁胀痛、纳差胃痞，考虑兼有肝胃失调，故在丹参饮的基础上，加入木香、青皮、枳实、郁金疏肝行气，加鸡内金、炒莱菔子、焦山楂、焦神曲、焦麦芽健脾醒胃。又因其月经有血块，加川芎、赤芍，行气活血调经。

〔陈晓辉，杨博文.唐宋教授用加味丹参饮治疗脾胃病经验探微［J］.中国中医药现代远程教育，2016，14（22）：75-76.〕

二、血府逐瘀汤

【出处】清·王清任《医林改错》

【组成】当归三钱（9g） 生地黄三钱（9g） 桃仁四钱（12g） 红花三钱（9g） 枳壳二钱（6g） 赤芍二钱（6g） 柴胡一钱（3g） 甘草二钱（6g） 桔梗一钱半（5g） 川芎一钱半（5g） 牛膝三钱（9g）

【用法】水煎服。

【功效】活血祛瘀，行气止痛。

【主治】胸中血瘀证。胸痛、头痛，痛如针刺，痛有定处；或呃逆、干呕；或心悸怔忡，失眠多梦，急躁易怒，午后潮热；唇暗或两目暗黑，舌质暗红，或舌有瘀点、瘀斑，脉涩或弦紧。

【歌诀】血府当归生地桃，红花赤芍枳壳草，
柴胡芎桔牛膝入，血化下行不作劳。

【方解】

方解见表 18-2。

表 18-2 血府逐瘀汤方解

君	桃仁	破血行滞而润燥
	红花	活血祛瘀以止痛
臣	赤芍、川芎	助君药活血祛瘀
	牛膝	入血分，性善下行，能祛瘀血，通血脉，并引瘀血下行
佐	生地黄、当归	养血育阴，清热活血
	桔梗、枳壳	一升一降，宽胸行气
	柴胡	疏肝解郁，升达清阳，与桔梗、枳壳同用，气行则血行
使	甘草	调和诸药

【临床应用】

1. 临证应用 本证为瘀血，兼有气滞阻于胸中所致。以胸痛、头痛日久不愈，痛如针刺而位置固定，舌质紫暗或边有瘀斑为辨证要点。血瘀经闭、痛经，去桔梗，加香附、益母草、泽兰等以活血调经止痛；胁下有痞块属瘀血者，加郁金、丹参以活血祛瘀，消癥化积。

2. 现代疾病应用 冠心病心绞痛、风湿性心脏病，胸部挫伤及肋软骨炎之胸痛，以及脑梗死、高血压、高脂血症、血栓闭塞性脉管炎、神经官能症，脑震荡后遗症之头痛、头晕等。

3. 使用注意 根据瘀血所处脏腑、官窍部位的不同，运用本方灵活加减。

【医案精选】

气郁瘀阻案

王某，女，48岁，农民，2015年4月12日初诊。

病史：患者失眠20余年，加重月余。20年余前，患者因父亲意外伤亡，郁闷不乐，失眠反复发作，曾服中西药无数，疗效欠佳。现每晚服安定10mg，仍不能入睡，对治疗失去信心，欲寻短见。

症见：夜不安卧，烦躁不适，胁肋胀痛，纳食不香，口干苦，大便干，舌质暗红有瘀斑，舌苔薄黄，脉细涩。

辨证：瘀血内阻，火热扰心之不寐。

治法：活血化瘀，泻火除烦，解郁安神。

方药：桃仁10g，红花10g，当归10g，赤芍15g，生地黄10g，牛膝15g，桔梗6g，柴胡10g，枳壳10g，合欢皮15g，夜交藤30g，百合10g，龙骨30g（先煎），琥珀3g（冲服），栀子10g。7剂，每日1剂，水煎服。

复诊：睡眠稍安，精神转佳，口干苦减轻，饮食增加，大便日行1次。上方加丹参30g，以增活血化瘀、养血安神之功，继服10剂。睡眠渐安，后改血府逐瘀口服液继服月余，失眠得愈。随访半年，未见复发。

按语：对顽固性失眠患者，按常规辨证治疗，效果往往欠佳。笔者细审病机，不寐一证，病程较长，且易反复，其气必郁，气郁日久，由气及血，血流不畅，瘀血阻络，久则化热、化火，而火热之邪又煎熬阴血，使瘀血加重，心失所养，加之心神为火热所扰，故失眠顽固难愈。本案瘀血内阻乃根本所在，血府逐瘀汤祛其血瘀之本，合栀子解热除烦，合欢皮、夜交藤、百合、龙骨、琥珀等安神解郁治其标，药证合拍，故收捷效。

〔王加索. 血府逐瘀汤治疗疑难杂症体会［J］. 国医论坛，2018，33（6）：23-24.〕

三、补阳还五汤

【出处】清·王清任《医林改错》

【组成】生黄芪四两（120g） 归尾二钱（6g） 赤芍钱半（4.5g） 地龙一钱（3g） 川芎一钱（3g） 红花一钱（3g） 桃仁一钱（3g）

【用法】水煎服。

【功效】补气活血通络。

【主治】气虚血瘀之中风。半身不遂，口眼㖞斜，语言謇涩，口角流涎，小便频数或遗尿，舌质暗红，苔白，脉缓而无力。

【歌诀】补阳还五赤芍芎，归尾通经佐地龙，

　　　　四两黄芪为主药，血中瘀滞用桃红。

【方解】

方解见表18-3。

表18-3　补阳还五汤方解

君	生黄芪	甘温大补元气，使气旺以促血行，瘀去络通
臣	归尾	活血补血，祛瘀不伤正
佐	赤芍、川芎、桃仁、红花	配合当归，增强行气活血化瘀之功
佐使	地龙	通经活络，通达全身，引诸药力达络中

【临床应用】

1. 临证应用　本证为气虚血瘀所致。以半身不遂、口眼㖞斜、语言謇涩、口角流涎为辨证要点。偏寒者，加肉桂、巴戟天等温肾散寒；脾虚者，加党参、白术以健脾益气；痰多者，加法半夏、天竺黄以化痰；语言不利者，加石菖蒲、远志以开窍化痰；口眼㖞斜者，加白附子、僵蚕、全蝎祛风化痰通络；偏瘫日久，疗效不显者，加水蛭、虻虫破瘀通络；下肢瘫痪者，加杜仲、牛膝以补肝肾。

2. 现代疾病应用　脑血管意外后遗症、小儿麻痹后遗症、偏瘫、截瘫、上肢或下肢痿软、血管神经性头痛、坐骨神经痛、脉管炎、冠心病等。

3. 使用注意　本方需久服方有效，愈后当续服以巩固，防止复发；中风后遗症属阴虚阳亢，痰阻血瘀，若舌红苔黄，脉洪大有力者，则不宜使用本方。

【医案精选】

气虚血瘀案

张某，女，63岁，于2017年4月7日初诊。

主诉：肢体麻木3月余，加重1周。

症见：四肢麻木，以四肢末端为甚，劳累及受凉后症状加重，近日来由于体力劳动过重，出现四肢麻木不仁，痛觉减退，纳眠欠佳，二便调。舌质淡暗，苔薄黄，脉细涩。

辨证：气虚血瘀之痹证。

治法：补气活血，化瘀通络。

方药：黄芪 30g，桃仁 10g，红花 10g，川芎 12g，赤芍 15g，当归尾 15g，地龙 15g，桂枝 6g，夜交藤 30g，甘草 6g。7 剂，每日 1 剂，水煎服，早晚温服。嘱患者避免过度劳累，注意保暖。

二诊：服药 1 周后，患者诉四肢麻木症状较前减轻，纳可，夜眠较前改善，舌质淡暗，苔薄黄，脉细稍涩。守方继服 14 剂。嘱患者注意休息，四肢保暖。

三诊：服上方 2 周后，四肢麻木症状基本消失，手足稍有麻木感，纳眠可，舌质淡红，苔薄白，脉细缓。上方去夜交藤，余药不变，继服 14 剂，以资巩固。随诊半年，症状未复。

按语：《伤寒杂病论》将麻木的病机归纳为不荣及不通，即麻木多与气血虚弱及闭塞不通有关，缘由气虚血瘀，导致筋脉不通，周身肌肤失于气血的濡养所致。"气为血之帅，血为气之母"，气虚则血虚，气虚无力推动血行则致血瘀，因此，益气活血通络为治疗麻木的治本之法。方中黄芪大补脏腑经脉营卫之气，使气能帅血，为君药；血脉不利，以桃仁、红花、赤芍、川芎行血活血，使血行脉中，共为臣药；当归尾补血养血，与黄芪配伍，以冀气从血中而生；脉络不通，佐以地龙通经活络，畅通血脉，桂枝温通经脉，与黄芪配伍，可益气温阳、和血通脉；患者眠欠佳，辅以夜交藤 30g 安神，促进临床症状改善。本方中补气药配补血药，使气能生血，血能化气；补血药配活血药，使血虚得补，瘀血得行，补血而不壅滞，行血而不伤正。全方共奏补气、活血、通络之功效。

〔陈慧亭，崔应麟，朱燕，等.补阳还五汤临证新悟〔J〕.亚太传统医药，2018，14（8）：138–139.〕

四、温经汤

【出处】东汉·张仲景《金匮要略》

【组成】吴茱萸三两（9g）　当归二两（6g）　芍药二两（6g）　川芎二两（6g）　人参二两（6g）　桂枝二两（6g）　阿胶二两（6g）　牡丹皮二两（去心，6g）　生姜二两（6g）　甘草二两（6g）　半夏半升（6g）　麦冬去心一升（9g）

【用法】上十二味，以水一斗，煮取三升，分温三服（现代用法：水煎服，阿胶烊化）。

【功效】温经散寒，祛瘀养血。

【主治】冲任虚寒，瘀血阻滞证。月经超前，或延后，或逾期不止，或一月再行，或经停不至，或漏下不止，淋沥不畅，血色暗红而有血块；少腹里急，腹满，傍晚发热，手心烦热，舌质暗红，脉细而涩；妇人宫冷，久不受孕。

【歌诀】温经归芍桂萸芎，姜夏丹皮又麦冬，
　　　　参草益脾胶养血，调经亦可治崩中。

【方解】

方解见表 18-4。

表 18–4　温经汤方解

君	吴茱萸	辛热，入肝肾而走冲任，散寒行气止痛
	桂枝	辛甘温，入血分，温通血脉
臣	当归、川芎、芍药	活血祛瘀，养血调经，补血之虚，祛血之瘀
佐	牡丹皮	辛苦微寒，活血祛瘀，并清虚热
	阿胶	甘平，养血止血，滋阴润燥
	麦冬	甘寒清润，滋阴润燥，合阿胶养血，配牡丹皮清热
	人参	益气健脾，以资生化之源，阳生阴长，气旺血充
	半夏	辛温行散，入胃经降胃气，以助通冲任，散瘀结
	生姜	温胃气以助生化，又助吴茱萸、桂枝以温经散寒
使	甘草	调和诸药

【临床应用】

1. 临证应用　本证为冲任虚寒、瘀血阻滞所致。以月经不调，小腹冷痛，经有瘀块，手心烦热，唇干口燥为辨证要点。小腹冷痛甚者，去寒性之牡丹皮、麦冬，加小茴香、艾叶，或用肉桂替换桂枝，温经散寒；气滞者加香附、乌药以行气止痛；漏下色淡不止，去寒凉之牡丹皮，加炮姜、焦艾叶、熟地黄以温经补血止血；气虚甚者，加黄芪以益气。

2. 现代疾病应用　功能性子宫出血、慢性盆腔炎、痛经、不孕症等。

3. 使用注意　月经失调以实热证为主者不宜。

【医案精选】

冲任虚损，瘀血内停案

周某，女，51 岁，河北省滦县人，1960 年 5 月 7 日初诊。

患者已停经 3 年，于半年前偶见漏下，未予治疗，1 个月后，病情加重，经水淋漓不断，经色浅，夹有血块，时见少腹疼痛。经唐山市某医院诊为"功能性子宫出血"，经注射止血针，服用止血药，虽止血数日，但少腹胀满时痛，且停药后复漏下不止。又服中药数十剂，亦罔效。身体日渐消瘦。遂来京诊治。症见：面色㿠白，五心烦热，午后潮热，口干咽燥，大便秘结。七年前曾小产 1 次，舌质淡红，苔薄白，脉细涩。

辨证：冲任虚损，瘀血内停。

治法：温补冲任，养血祛瘀。

方药：吴茱萸 9g，当归 9g，川芎 6g，白芍 12g，党参 9g，桂枝 6g，阿胶 9g（烊化），牡丹皮 6g，半夏 6g，生姜 6g，炙甘草 6g，麦冬 9g，7 剂。

复诊：漏下及午后潮热减轻，继服上方，随证稍有加减。服药 20 剂后，漏下忽见加重，夹有黑紫血块，血色深浅不一，腹满时轻时重。病家甚感忧虑。岳老诊其脉象转为沉缓，五心烦热、口干咽燥等症大为减轻，即告病家，脉症均有好转，下血忽见增多，乃为佳兆，系服药之后，体质增强，正气渐充而带血行之故。此瘀血不去，则新血不生，病亦难愈。并嘱继服原方6剂，隔日1剂。药后连续下血块五日，之后下血渐少，血块已无。腹胀痛基本消失。又服原方5剂，隔日服。药后下血停止，唯尚有便秘，但亦较前好转，以麻仁润肠丸调理两周而愈。追访10年，未见复发。

按语：妇人年届五十左右，冲任虚损，天癸将竭。该患者经断三年复漏血不止，是因曾经小产，内有瘀血，冲任虚损所致。长期下血不止则耗伤津液，津失濡养，故见口干咽燥，大便秘结等症。阴血耗损，不能藏阳，故见午后潮热等症。此气血虚弱，内有瘀血，非破瘀消癥药物所宜；若用固涩止血之药，则使瘀血内停，亦为不可。而当缓消其癥，以温药治之，是以血得温则行也。服温经汤数剂之后，下血加剧，但是岳老洞察全貌，明辨病情，指出此乃正气驱邪外出之佳兆，消除病家疑惧心理，守方继服，经治二月余，终获痊愈。

〔王明五，岳沛芬.岳美中验案选录［J］.北京中医，1985（1）：7.〕

第二节　止血剂

止血剂以止血药物为主组成，治疗各种出血病证，如吐血、衄血、便血、尿血、崩漏、皮下出血等。代表方如十灰散、小蓟饮子、黄土汤等。

一、十灰散

【出处】元·葛可久《十药神书》

【组成】大蓟　小蓟　荷叶　侧柏叶　茅根　茜根　山栀　大黄　牡丹皮　棕榈皮各等分（各9g）

【用法】上药各烧灰存性，研极细，用纸包，碗盖于地上一夕，出火毒。用时先将白藕捣碎绞汁，或萝卜汁磨真京墨半碗，调灰五钱（15g），食后服下（现代用法：各药烧炭存性，为末，藕汁或萝卜汁磨京墨适量，调服9～15g；亦可作汤剂，水煎服）。

【功效】凉血止血。

【主治】血热妄行之上部出血证。呕血、吐血、咯血、衄血等，血色鲜红，来势凶猛，舌红，脉数。

【歌诀】十灰散用十般灰，柏荷茅茜丹棕煨，
　　　　二蓟栀黄各炒黑，上部出血势能摧。

【方解】
方解见表18-5。

表 18-5　十灰散方解

君	大蓟、小蓟	凉血止血，既能增强澄本清源之力，又有塞流止血之功
臣	荷叶、侧柏叶、白茅根、茜根	凉血止血
	棕榈皮	收涩止血
佐	栀子	清热泻火
	大黄	导热下行，使气火降而助止血；又有活血化瘀之功，使血止而不留瘀
	牡丹皮	助诸药凉血清热，又合茜根、大黄活血化瘀

【临床应用】

1.临证应用　本证为肝胃火盛，火性炎上，损伤血络，气逆血升，迫血妄行所致。以上部出血，血色鲜红，舌红脉数为辨证要点。气火上逆，血热较盛者，改为汤剂使用，此时以大黄、栀子为主药，亦可加入牛膝、代赭石等镇降之品，引血热下行。

2.现代疾病应用　上消化道出血、支气管扩张及肺结核咯血等。

3.使用注意　本方为急则治标之剂，只能轻用，不宜久服多服；血止后，应审证求因，以图治本，方能巩固疗效。

【医案精选】

血热妄行案

张某，男，40岁。住院号00361。

1983年起患肺结核，1989年开始间断咯血。因大咯血3天，于1993年4月18日入院。体检：体温37.5℃，血压105/75mmHg，精神疲乏，气短懒言，面色苍白。X线诊断：肺结核吸收好转伴支气管扩张。入院后月余反复大咯血不止，先后有15次之多，每次血量不等，100～350mL。1次大咯血中发生过窒息，经抢救脱险，曾输血两次，除中医治疗外还应用过多种中西药治疗，但只能时止时发。5月23日邀余会诊。症见：面色苍白，神疲气短，舌淡苔白，舌边有瘀点，脉细数。

辨证：火毒内盛，血热妄行。

治法：急则治其标，以凉血止血，泻火解毒。

方药：大蓟、小蓟、白茅根（鲜者为佳）各30g，栀子、牡丹皮各15g，茜草炭、大黄炭、侧柏炭、棕榈炭、荷叶炭各10g，水煎服。羚羊角粉1g，早晚各0.5g，温开水冲服。三七参6g，川贝母10g，白及15g，共研细末，每天分3次温开水冲服。3剂。

二诊：1剂见效，咳痰咯血明显减少。再进两剂，余血已净。缓则治其本，改用百合固金汤加减，以滋阴润肺，凉血止血。处方：百合30g，生地黄、熟地黄、麦冬、玄参各15g，白茅根、白芍、栀子、牡丹皮各10g。水煎服，每天1剂。三七参3g，川贝母10g，白及15g，共研细末，每天1剂，分3次冲服。三诊：连服 15 剂后（同时配合西药），精神爽朗，体力恢复。X 线片复查提示：炎性改变吸收。于 6 月 20 日出院。再给予百合固金丸（百合 30g，生地黄、熟地黄、麦冬、玄参、桔梗、川贝母、白及、当归、白芍、甘草各 10g，共研细末，蜜制为丸，每日 1 剂），以善其后。随访 1 年未见咯血。

按语：该患者有肺结核病史，长期间断咯血，有阴虚血燥之病机。此次发病出现大咯血，当属急危重症，急则治其标，先予十灰散凉血止血，泻火解毒。血止后当缓图其本，用百合固金丸养阴润燥，使其不再复发。

〔张玉美，郑贤明．十灰散加减治疗支气管扩张咯血 8 例疗效观察［J］．时珍国药研究，1997，8（4）：301．〕

二、小蓟饮子

【出处】南宋·严子礼《济生方》

【组成】生地黄四两（洗，30g） 小蓟半两（15g） 滑石半两（15g） 木通半两（6g） 炒蒲黄半两（9g） 藕节半两（9g） 淡竹叶半两（9g） 当归半两（酒浸，6g） 山栀子半两（9g） 炙甘草半两（6g）

【用法】上咬咀，每服四钱（12g），水一盏半，煎至八分，去滓温服，空心食前（现代用法：水煎服）。

【功效】凉血止血，利水通淋。

【主治】热结下焦之血淋、尿血。尿中带血，小便频数，赤涩热痛，舌红苔黄，脉数。

【歌诀】小蓟饮子藕蒲黄，木通滑石生地襄，
　　　　归草黑栀淡竹叶，血淋热结服之良。

【方解】

方解见表 18-6。

表 18-6　小蓟饮子方解

君	小蓟	凉血止血，清热利尿
臣	藕节、蒲黄	助君药凉血止血，兼能化瘀，使血止不留瘀
	生地黄	凉血止血，清热养阴
佐	滑石、木通、竹叶	清热利尿通淋
	栀子	清泻三焦之火
	当归	养血和血，防诸药寒凉滞血，又合生地黄滋阴养血
使	甘草	调和诸药，和中

【临床应用】

1.临证应用　本证为瘀热蕴结下焦膀胱，损伤血络所致。以尿中带血，频、

急、热、痛为辨证要点。血淋尿血日久气阴两伤者，减木通、滑石渗利之品，加党参、黄芪、阿胶等补气养阴；瘀热盛，小便赤涩热痛甚者，加石韦、蒲公英、黄柏以清热利湿；伴茎中剧痛者，加琥珀，以通淋化瘀止痛。

2.现代疾病应用 急性泌尿系感染、急性肾小球肾炎、肾盂肾炎、泌尿系结石等。

3.使用注意 本方只宜用于实证，方中炙甘草可改为生甘草，清热泻火之力较强。

【医案精选】

心移热于小肠案

陈某，男，13岁，廊坊二中学生，1978年4月18日初诊。

症见：感冒发热，咽喉肿痛半月，经服中西药热退，咽喉肿痛消，但发现头面浮肿，头晕，小便不利，尿黄少，口渴心烦，口角生疮。查体：体温36.5℃。神清，咽充血，双侧扁桃体Ⅱ度肿大。舌尖红，苔少，脉浮数。下肢明显水肿。血压：120/90mmHg。尿呈黄赤浑浊，尿蛋白（+++），红细胞散在，管型0～1。

辨证：心火亢盛，心移热于小肠。

治法：清心凉血止血，利水通淋。

方药：小蓟15g，生地黄10g，藕节15g，蒲黄10g，木通6g，竹叶10g，滑石12g，当归10g，山栀子10g，钩藤20g，夏枯草20g，水煎服，6剂。

复诊：全身浮肿消退，尿量增多，色已转淡，心烦口渴诸症消除，尿镜检：尿蛋白（–），白细胞0～3，血压90/60mmHg。继服上方3剂，诸症悉除。又以大蓟、小蓟、白茅根、黄芪各15g，煎汤频服，以巩固疗效。经多次反复化验尿，未见异常。

按语：该患者因感冒引起急性肾小球肾炎，外邪已结而里证未除。心火亢盛而见口渴心烦、口角生疮；心火下移小肠，出现小便不利、尿黄少，血尿；小肠泌别清浊功能失职，精微物质外泄而见蛋白尿；水饮内停，浸淫周身，而见全身浮肿、头晕等症。方用小蓟饮子加减，既清心与小肠之火，又通利下焦，凉血止血，利水消肿，故收效甚捷。

〔李正东.小蓟饮子治愈急性肾小球肾炎两例［J］.河北中医，1981（1）：45-46.〕

三、黄土汤

【出处】东汉·张仲景《金匮要略》

【组成】甘草　干地黄　白术　炮附子　阿胶　黄芩各三两（9g）灶心黄土半斤（30g）

【用法】上七味，以水八升，煮取三升，分温二服（现代用法：先煎灶心黄土，取澄清水煎煮余药，阿胶烊化）。

【功效】温阳健脾，养血止血。

【主治】脾阳不足，脾不统血证。大便下血，先便后血，或吐血、衄血，妇人崩漏，血色暗淡，四肢不温，面色萎黄，舌淡苔白，脉沉细无力。

【歌诀】黄土汤用芩地黄，术附阿胶甘草尝，

温阳健脾能摄血，便血崩漏服之康。

【方解】

方解见表18-7。

表18-7 黄土汤方解

君	灶心黄土	辛温而涩，温脾阳且收涩止血
臣	附子、白术	温阳健脾，助君药以复脾土统血之权
佐	生地黄、阿胶	滋阴养血止血
	黄芩	苦寒止血
佐使	甘草	调和诸药，益气和中

【临床应用】

1. 临证应用 本证为脾阳不足、气不摄血所致。以血色暗淡，四肢不温，舌淡，脉沉细无力为辨证要点。胃纳差，阿胶改为阿胶珠，减轻滋腻之性，或加炮姜；气虚甚者，加党参以益气摄血；出血多者，加三七等止血药；便溏者，黄芩炒炭，减轻苦寒之性，再加炮姜，以助温中。

2. 现代疾病应用 慢性胃肠道出血、功能性子宫出血等。

3. 使用注意 实热证引起的出血，不可使用本方。

【医案精选】

脾胃虚寒血失统摄案

吴某，男，46岁，2000年6月4日初诊。

症见：患者既往有溃疡病，胃脘剧痛，近半月来大便次数多，如柏油状，大便隐血试验强阳性，四肢不温，面色苍白，舌淡苔白，脉细无力。

辨证：脾胃虚寒，不能统血之便血。

治法：温健脾土止血。

方药：炙甘草10g，白术15g，伏龙肝30g，干地黄15g，制附片6g，阿胶15g，黄芩6g，党参15g，白及15g，田七粉3g（吞服）。每日1剂，水煎分两次温服。5剂。

复诊：大便次数减少，便色转正常。续予调治，隐血阴性。

按语：本例便血属脾胃虚寒，不能统血所致。脾主四肢，阳虚不能温养，则四肢不温；脾阳不振，后天生化不继，故面色苍白无华；脉为血之府，气血不能充盈脉道，故脉细无力；脾胃虚寒，不能统血归经，则血溢肠道而见大便如柏油

样，故采用《金匮要略》黄土汤温阳健脾，滋养阴血。方中以伏龙肝（即灶心黄土）温中涩肠，固下止血；白术、附子温阳健脾；干地黄、阿胶滋养阴血；黄芩苦寒坚阴，且能制附子之刚燥；甘草甘缓和中，此即黄土汤之原方。再加党参增补健脾之力，白及、田七加强化瘀止血之功。

〔胡华容．经方杂病举隅［J］．湖北中医杂志，2014，36（2）：48-49.〕

复习思考题

1. 血府逐瘀汤和补阳还五汤的功效和主治病证有何不同？
2. 简述温经汤的主治病证及配伍意义。
3. 十灰散的功效和主治是什么？

第十九章　治风剂

扫一扫，查阅本章数字资源，含PPT、音视频、图片等

【概念】凡是以辛散疏风或息风止痉等药物为主组成，具有疏散外风或平息内风等作用，治疗风病的方剂，统称为治风剂。

【适应范围】治风剂主要适用于外风侵袭人体和脏腑功能失调引起的内风。

【立法依据】"风者，百病之长"，风邪是六淫中最主要的致病因素，治风剂是根据辨别风病的属内、属外，针对不同病情，根据邪气之兼夹，病变之虚实，灵活加减，或者数法合参。

【分类】依据病因有内外之分，分为两类。

$$\begin{cases} \text{疏散外风——外风证} \\ \text{平息内风——内风证} \end{cases}$$

【注意事项】

1. 首先辨清风病的内外，外风宜疏散，不宜平息，忌留邪；内风宜平息，切忌辛散，恐助热伤津，使风阳无助。

2. 辨别病邪的兼夹及虚实，灵活加减，数法合参，"治风先治血，血行风自灭"。

3. 分清主次，兼顾治之，外风可以引动内风，内风又可兼夹外风。

第一节　疏散外风剂

疏散外风剂，适用于外风所致诸病。《灵枢·五变》中有"肉不坚，腠理疏，则善病风"之论，说明人体正气足，则邪不干内；正气不足，则易于感受外来风邪而发生风病。外感风邪，侵袭肌表，以表证为主者，在解表剂中已有论述。在本节中，所述外风病者，风邪侵袭人体肌肉、经络、筋骨、关节等处，常见症状为头痛、风疹湿疹、肢体麻木、筋骨痉挛、关节屈伸不利或口眼㖞斜、角弓反张等。常用辛散祛风药如川芎、防风、羌活、独活、白芷等组成方剂，代表方剂有川芎茶调散、大秦艽汤、消风散、牵正散等。

一、川芎茶调散

【出处】宋《太平惠民和剂局方》

【组成】川芎 荆芥（去梗）各四两（各12g） 白芷 羌活 甘草各二两（各6g） 细辛一两（去节，3g） 防风一两半（去芦，4.5g） 薄荷八两（叶不见火，12g）

【用法】上为细末，每服二钱（6g），食用后用茶清调下。常服清头目（现代用法：共为细末，每服6g，每日2次，饭后清茶调服，亦可作汤剂，水煎服）。

【功效】疏风止痛。

【主治】外感风邪头痛。偏正头痛或颠顶头痛，恶寒发热，目眩鼻塞，舌苔薄白，脉浮。

【歌诀】川芎茶调白芷羌，细辛薄荷草荆防，
　　　　偏正颠顶诸头痛，疏风散寒效非常。

【方解】

方解见表19-1。

表19-1 川芎茶调散方解

君	川芎	性味辛温，为"诸经头痛之要药"，善于祛风活血而止头痛，长于治少阳、厥阴经头痛（头顶或两侧痛）
臣	薄荷、荆芥	清而上行，善能疏风止痛，清利头目
佐	羌活、白芷、细辛、防风	羌活、白芷能疏风止痛。羌活善治太阳经头痛（后脑牵连项痛），白芷善治阳明经头痛（前额及眉棱骨痛），细辛散寒止痛，善治少阴经头痛，防风辛散上部风邪；共同协助君臣以增强疏风止痛之效
使	炙甘草	益气和中，调和诸药

【临床应用】

1.临证应用 本证为风邪外袭，循经上犯所致。以头痛，鼻塞，脉浮为辨证要点。头痛风寒偏甚，重用川芎，加生姜、紫苏等以散寒祛风；头痛风热偏甚，可去羌活、细辛，加蔓荆子、菊花以疏散风热；头痛久而不愈，邪深入络者，配僵蚕、全蝎、桃仁、红花等以通络活血。

2.现代疾病应用 普通感冒、流行性感冒、偏头痛、血管神经性头痛、慢性鼻炎、鼻窦炎等。

3.使用注意 本方辛温药较多，凡久病气虚、血虚，或因肝肾阴虚阳亢、肝风内动引起之头痛，均不宜使用本方；使用时宜量轻微煎，以取其轻清升散之用。

【医案精选】

风寒袭头面案

张某，女，68岁，2012年12月7日初诊。

病史：患者1月前于炉旁取暖，左侧面部微汗，外出不慎受寒，而发左侧面部跳痛，疼痛呈突然发生的刀割样烧灼痛，每次数秒钟，刷牙或说话可诱发，甚至用手轻触左侧面颊可发生疼痛。就诊多处给予止痛剂服用后胃部不适，中医给予发汗、活血、化痰等药物仍不缓解，并出现头昏、耳闷。既往无特殊病史，查体无特殊。

症见：左侧面颊疼痛，恶寒，气短，汗多，疲乏，饮食差，二便可。舌淡苔薄白，脉弦细而微。外院查头颅MRI无异常。

辨证：风寒外袭，上犯颠顶，凝滞经脉，气血不和。

诊断：面痛（气血亏虚）。

治法：补益气血。

方药：黄芪20g，党参15g，白术10g，陈皮10g，当归10g，赤芍10g，蔓荆子10g，升麻10g。7剂，水煎服，日1剂。

2012年12月15日二诊：患者疲乏，气短，多汗明显好转，左侧面颊疼痛好转不明显。方药：川芎10g，白芷10g，荆芥10g，羌活10g，薄荷6g，细辛4g，防风10g，黄芪20g，葛根20g，7剂，水煎服，日1剂。14剂后症状明显减轻，后按上方巩固1周，面痛未发，随访3月未见复发。

按语：考虑患者年高气弱，外受寒邪，前医予发汗治疗，气血不足，头为诸阳之会、清阳之府、人体之高位，五脏六腑之精血皆会聚于头，清气不能升于头面，故而出现头昏、耳闷，宜先补其气血，待气血充足，后用川芎茶调散方可奏效。

〔赵宏廷. 李妍怡教授活用川芎茶调散医案举隅［J］. 光明中医，2014，29（5）：932-933.〕

二、大秦艽汤

【出处】金·刘完素《素问病机气宜保命集》

【组成】秦艽三两（9g） 川芎 川独活 当归 白芍 石膏 甘草各二两（6g） 川羌活 防风 吴白芷 黄芩 白术 白茯苓 生地黄 熟地黄各一两（各3g） 细辛半两（2g）

【用法】上十六味，锉，每服一两（30g），水煎，去滓温服，不拘时候（现代用法：水煎服）。

【功效】祛风清热，养血活血。

【主治】风邪初中经络证。口眼㖞斜，舌强不能言语，手足不能运动，风邪散见，不拘一经者；或兼恶寒发热，肢节疼痛，苔白或黄，脉浮紧或弦细。

【歌诀】大秦艽汤羌独防，芎芷辛芩二地黄，

石膏归芍苓术草，风中经络可煎尝。

【方解】

方解见表 19-2。

表 19-2 大秦艽汤方解

君	秦艽	祛风通络
臣	羌活、独活、防风、白芷、细辛	祛风散邪
佐	熟地黄、当归、白芍、川芎	养血活血，以补血养筋，络通则风易散，寓有"治风先治血，血行风自灭"之意，并制诸风药之温燥
	白术、茯苓	益气健脾，以化生气血
	生地黄、石膏、黄芩	清热
使	甘草	调和诸药

【临床应用】

1. 临证应用 本证为风邪初中，病在经络，气血痹阻，筋脉失养所致。以口眼㖞斜，舌强不能言语，手足不能运动，猝然发病为辨证要点。无内热者，去黄芩、石膏、生地黄等清热之品，专以祛风养血通络。

2. 现代疾病应用 缺血性脑中风、脑血栓形成、类风湿关节炎、面神经麻痹等。

3. 使用注意 本方多辛温发散之品，阴血亏虚者应慎用；风邪直中脏腑，或口眼㖞斜证属内风所致者，本方不宜使用。

【医案精选】

产后感受风寒案

柴某，女，28 岁。1993 年 3 月 10 日初诊。

病史：因产后起居不慎，感受风寒，初起双手指尖胀痛，继之则双手指甲向上下折裂，致使疼痛加剧。并见小腹发凉、大便溏泄。一医虑其产后多虚，纯用温补之方，服至十余剂而不效。患者形体丰满，面色尚润，视其舌质淡，苔白腻，切其脉弦。

辨证：产后受风，经脉闭阻，实多虚少。

治法：祛风通经，兼以养血为宜。

方药：当归 15g，白芍 15g，生地黄 15g，川芎 10g，茯苓 10g，白术 10g，炙甘草 3g，秦艽 10g，防风 6g，白芷 6g，羌活 3g，独活 3g，红花 3g，丹参 12g，生石膏 12g，鸡血藤 15g，忍冬藤 15g，7 剂。

二诊：服药后手指胀痛大减，而又添腹痛、大便溏薄肠胃不和之证。上方停用，改用补中益气汤加味。处方：黄芪 14g，党参 12g，炙甘草 10g，白术 10g，当归 10g，葛根 15g，升麻 12g，炮姜 8g，黄连 6g，生姜 3g，大枣 7 枚，5 剂。

三诊：服5剂后泄泻停止、腹中不痛。继续用大秦艽汤加减调治，又服十余剂，手指痛止，新生指甲红润而光泽，病愈。

按语：大凡世医治产后病，囿于"产后多虚"之成规，每用补养气血之剂，朱丹溪即谓："产后当大补气血，即有杂病，以末治之。"刘老认为，产后属虚属实，当据证而断。果为真虚，断用补法无疑。若有实邪阻滞，则又当用祛邪之法治疗，辨证论治则产后与否不与焉。吴鞠通对此独有见地，他在《温病条辨》中说："治产后之实证，自有妙法。妙法为何？手挥目送是也。手下所治系实证，目中心中意中注定是产后，识证真，对病确，一击而罢。治上不犯中，治中不犯下。目中清楚，指下清楚，笔下再清楚，治产后之能事毕矣。"其言颇耐人寻味。本案虽患于产后，然脉证所现，实多虚少，为风寒之邪痹阻于内，经脉不通，故治疗仍以祛邪为主，佐以养血益气之法。方中用秦艽、防风、白芷、羌活、独活祛风散邪；以红花、丹参、鸡血藤、忍冬藤、当归、川芎以活血通经；白芍、生地黄、茯苓、白术、炙甘草以养血益气；用生石膏在于制风药辛燥之性，以防伤阴耗血之弊。本方以通为主，佐以扶正之品，使祛邪而不伤正，虽在产后，又何疑虑？

（鲍艳举，花宝金．经方时方"六经辨证"应用案解［M］．北京：中国中医药出版社，2011．）

三、消风散

【**出处**】明·陈实功《外科正宗》

【**组成**】当归　生地黄　防风　蝉蜕　知母　苦参　胡麻　荆芥　苍术　牛蒡子　石膏各一钱（各6g）　甘草　木通各五分（各3g）

【**用法**】水二盅，煎至八分，食远服（现代用法：水煎服）。

【**功效**】疏风养血，清热除湿。

【**主治**】风毒湿热之风疹、湿疹。皮肤疹出色红，或遍身云片斑点，瘙痒，抓破后渗出津水，苔白或黄，脉浮数有力。

【**歌诀**】消风散中荆芥防，蝉蜕胡麻苦参苍，
　　　　　知膏蒡通归地草，风疹湿疹常用方。

【**方解**】

方解见表19-3。

表 19-3　消风散方解

君	荆芥、防风	疏风止痒，透邪外达
臣	蝉蜕、牛蒡子	疏散风热
	苍术	祛风除湿
	苦参	清热燥湿
	木通	渗利湿热

续表

	石膏、知母	清热泻火
佐	当归、生地黄	养血活血,滋阴润燥,制约诸药之温燥
	胡麻仁	疏风养血止痒
使	甘草	解毒和中,调和诸药

【临床应用】

1. 临证应用 本证为风湿或湿热之邪侵袭人体,浸淫血脉,郁于肌肤腠理之间所致。以皮肤瘙痒,疹出色红,或遍身云片斑点为辨证要点。风热偏盛而身热、口渴者,加金银花、连翘以疏风散热;湿热偏盛,胸脘痞满,身重乏力,舌苔黄厚而腻者,加地肤子、车前子、栀子等以清热利湿;血分热甚,五心烦热,舌红或绛者,加赤芍、牡丹皮、紫草等以凉血散血。

2. 现代疾病应用 荨麻疹、皮炎、皮肤瘙痒症、银屑病、扁平疣、疥疮、急性肾炎等。

3. 使用注意 本方疏风、祛湿药较多,易伤阴血,气血虚弱者不宜使用;服药期间,不宜食用辛辣、鱼腥、厚味、烟酒、浓茶等,以免影响疗效。

【医案精选】

"纽扣风"案

亚某,女,65岁。1993年9月19日就诊。

病史:患者得一奇病,于颈下衬衣第一粒纽扣处(即天突穴)生一瘾疹,约钱币大,其色浅黄,边缘不清,时隐时现,奇痒无比,搔破则有津水渗出。遇冷则减,遇热加剧。每年发作数次,多方医治罔效。问其二便,曰大便干结,舌红绛而裂,脉弦。

辨证:风热夹湿郁于肌表。

治法:疏风利湿,养血清热。

方药:荆芥10g,防风10g,连翘10g,苦参10g,黄芩10g,当归12g,生地黄10g,苍术10g,生石膏12g,牛蒡子6g,薄荷3g,羌活、独活各4g,白芍10g,蝉衣3g,木通10g,炒胡麻10g,大黄6g(后下),知母6g。嘱患者忌食辛辣油腻。服药5剂,大便通利,则疹消痒止而病愈。

按语:本案所见为《医宗金鉴》所载的"纽扣风"。此证生于颈下天突穴之间。因汗出之后,邪风侵于皮里,起如粟米,瘙痒无度,抓破津水,误用水洗,则浸淫成片。本案之"纽扣风"为汗出当风,风热夹湿浸淫血脉,郁于肌腠而发。治当以疏风为主,兼以清热利湿,唯"消风散"为合拍。《医宗金鉴》说:"消风散,治纽扣风,瘙痒无度,抓破津水,亦有津血者。"方中荆芥、防风、牛蒡子、蝉衣疏散风邪,因其奇痒难忍,故加羌活、独活以助疏风止痒之力;以苍术苦温燥湿；苦参清热燥湿；木通渗利湿热；用石膏、知母以清热泻火。因热毒为甚，燥血伤阴而大便干结，故加连翘、黄芩、大黄以清热通幽；风热夹湿，浸淫血脉，易伤阴血，故配当归、生地黄、炒胡麻，并加白芍以养血活血，滋阴润燥，此亦"治风先治血，血行风自灭"之意。

（鲍艳举，花宝金.经方时方"六经辨证"应用案解［M］.北京：中国中医药出版社，2011.）

四、牵正散

【出处】南宋·杨倓《杨氏家藏方》

【组成】白附子　白僵蚕　全蝎（去毒，并生用）各等分（各5g）

【用法】上细为末，每服一钱（3g），热酒调下，不拘时候（现代用法：共为细末，每次3g，温酒送服，日服2～3次；亦可作汤剂，水煎服）。

【功效】祛风化痰，通络止痉。

【主治】风痰阻于头面经络所致口眼喎斜。

【歌诀】牵正散中白附子，僵蚕全蝎各等分，
　　　　口眼喎斜面抽搐，解痉通络能祛风。

【方解】

方解见表19-4。

表19-4　牵正散方解

君	白附子	辛温燥烈，入阳明走头面，祛风化痰，尤善治头面之风
臣	僵蚕、全蝎	祛风止痉。全蝎长于通络，僵蚕并有化痰之功
佐使	热酒	宣通血脉，引药入经，助药势直达头面受病之所

【临床应用】

1. 临证应用　本证为风痰阻于头面经络所致。以猝然口眼喎斜为辨证要点。风邪上攻兼见头痛恶寒者，加荆芥、防风、白芷以疏风散邪；风邪窜络较甚，兼见面部肌肉掣动者，加蜈蚣、地龙、天麻等以祛风通络。

2. 现代疾病应用　颜面神经麻痹、三叉神经痛、偏头痛、面神经炎、眼肌麻痹、颞颌关节紊乱症等。

3. 使用注意　气虚血瘀或肝风内动引起的口眼喎斜或半身不遂，不宜使用本方；方中白附子和全蝎均为有毒之品，用量应慎重，不宜长期服用。

【医案精选】

风痰阻络之口眼喎斜案

患者，女，36岁，干部，2001年11月6日就诊。

病史：因前1天夜间受凉后出现右侧面部麻木，晨起发现口角向左侧歪斜，

右眼不能闭合而入院。查体：右侧额纹消失，右眼睑不能闭合，右侧鼻唇沟变浅，口角下垂，鼓腮漏气，舌淡红，苔薄白，脉浮弦。患者言语清晰，四肢肌力正常，病理反射阴性。诊断为周围性面瘫。

辨证：经脉空虚，风痰阻络。

治法：祛风化痰，通络止痉。

方药：牵正散加白芍、柴胡。每日1剂。并配合面部针灸理疗治疗，21天后面肌功能完全恢复，歪斜症状消失。追访1年未见复发。

按语：此例为风寒之邪入中面部，痰浊阻滞经络，而见右侧面部板滞，口角㖞斜，脉浮弦，还可见舌淡红、苔薄白、脉浮弦等肝风内动之象，故加白芍、柴胡以养血疏肝。遵古训："治风先治血，血行风自灭。"

〔王炳强，郑秀英．牵正散古方今用验案［J］．中国社区医师［医学专业半月刊］，2009，11（23）：184.〕

第二节　平息内风剂

平息内风剂，适用于内风证。《素问·至真要大论》谓："诸风掉眩，皆属于肝。"内风的产生主要与肝有关，有虚实之分。内风属实证，治宜平肝息风，多以平肝息风药为主组方，如羚羊角、钩藤、石决明、天麻等，因热盛伤津灼液，或炼液为痰，故常配伍清热、养阴、化痰之品。内风属虚证，多为肝肾阴血亏虚，虚风内动，治宜滋阴息风，常用滋阴养血药为主组方，或配伍平肝潜阳之品，如阿胶、鸡子黄、白芍、鳖甲、龟甲等。代表方剂有羚角钩藤汤、镇肝熄风汤、天麻钩藤饮、大定风珠等。

一、羚角钩藤汤

【出处】清·俞根初《通俗伤寒论》

【组成】羚角片一钱半（先煎，4.5g）　霜桑叶二钱（6g）　京川贝四钱（去心，12g）　鲜生地黄五钱（15g）　双钩藤三钱（后入，9g）　茯神木三钱（9g）　生白芍三钱（9g）　生甘草八分（3g）　淡竹茹五钱（鲜刮，与羚角先煎代水，15g）

【用法】水煎服。

【功效】凉肝息风，增液舒筋。

【主治】肝热生风证。高热不退，烦闷躁扰，手足抽搐，发为痉厥，甚则神昏，舌绛而干，或舌焦起刺，脉弦而数。

【歌诀】清肝羚角钩藤汤，桑菊茯神鲜地黄，
　　　　贝草竹茹同芍药，肝热风动急煎尝。

【方解】

方解见表19-5。

表 19-5　羚角钩藤汤方解

君	羚羊角、钩藤	羚羊角清热凉肝息风；钩藤清热平肝，息风解痉。两者合用，凉肝息风之功大增
臣	桑叶、菊花	桑叶、菊花辛凉疏泄，清热平肝，以加强凉肝息风之效
佐	鲜生地黄、白芍、川贝母、鲜竹茹、茯神木	生地黄、白芍、甘草三味酸甘化阴，滋阴柔肝舒筋；川贝母、鲜竹茹清热化痰；茯神木宁心安神，兼可平肝清热
使	甘草	调和诸药

【临床应用】

1.临证应用　本证为肝热生风所致。以高热烦躁，手足抽搐，脉弦数为辨证要点。热邪内闭，神志昏迷者，加服紫雪丹等以开窍；伤阴较甚，唇焦咽燥者，加天冬、麦冬、玄参、石斛等以养阴；邪热偏于气分，壮热烦渴者，加石膏、知母等以清热；邪热偏于营血，兼见斑疹吐衄者，加犀角、牡丹皮、紫草等以凉血；风动抽搐较频者，加蝉蜕、僵蚕等以息风；风动痰涌而见神昏痰鸣者，加天竺黄或安宫牛黄丸等以化痰开窍。

2.现代疾病应用　流行性乙型脑炎、流行性脑脊髓膜炎、病毒性脑炎、休克型肺炎、子痫、小儿脐风等。

3.使用注意　热病后期，阴血亏虚而动风者，不宜使用。

【医案精选】

阴虚火旺，肝风夹痰之不寐案

徐某，女性，62 岁，2014 年 3 月 3 日初诊。

病史：患者有高血压、失眠病史 14 年，加重 2 年。入睡困难，多梦，易醒，每日睡眠 1～3 小时，经多种治疗效果不显，头晕头胀，自汗盗汗明显，可湿衣被，手抖，腿酸，口干，多饮，纳可，二便调。高血压病史 14 年，经治（既往用药不详）始终不能达标，即刻血压 160/105mmHg。糖尿病病史 14 年，每日胰岛素 40U，血糖控制可。脉弦滑，苔白腻，质暗。

辨证：阴虚火旺，肝风夹痰。

方药：羚角钩藤汤合当归六黄汤加减。处方：羚羊角粉 1.2g，钩藤 15g，菊花 15g，桑叶 15g，鲜地黄 10g，浙贝母 15g，赤芍 15g，竹茹 15g，茯苓 15g，熟地黄 15g，黄柏 15g，黄芩 15g，生黄芪 15g，苦丁茶 15g，川牛膝 30g，生石决明 30g，车前草 30g，法半夏 30g，煅牡蛎 30g，水煎服，7 剂。外用五倍子 30g，琥珀 1.5g，研末外敷肚脐。西药控制血压。

2014 年 4 月 3 日二诊：上方加减治疗 1 个月，睡眠显著改善，夜寐可达 5～6 小时，血压下降至 145/90mmHg，自汗盗汗明显缓解，手颤、麻缓解，脉弦滑，苔白微腻，质胖大，色暗。继用上方加减 14 剂善后。2015 年 2 月，患者因其他不适来诊，询问得知，患者自 2014 年 3 月服药后近 1 年来睡眠好，原述诸症安。

按语：该患者老年女性，失眠多年，入睡困难，睡眠质量差，睡眠时间短，患者平素性格喜动喜热闹，自诉为"闲不住，有活力散发不出去"。《灵枢·口问》中对睡眠的论述为："阳气尽，阴气盛，则目瞑；阴气尽而阳气盛则寤矣。"该患者素体阳盛可知。阳气亢盛不能入于阴，则失眠。患者头晕头胀，血压控制不佳，脉弦滑，为肝阳亢盛之象，手抖为肝阳化风见证，辨证属于肝阳亢盛，治当凉肝息风为主，方选羚角钩藤汤加味。

〔李春岩.史载祥中西医结合治疗高血压病经验［J］.辽宁中医杂志，2013，40（6）：1095-1096.〕

二、镇肝熄风汤

【出处】清·张锡纯《医学衷中参西录》

【组成】怀牛膝一两（30g）　生赭石一两（轧细，30g）　生龙骨五钱（捣碎，15g）　生牡蛎五钱（捣碎，15g）　生龟甲五钱（捣碎，15g）　生杭芍五钱（15g）　玄参五钱（15g）　天冬五钱（15g）　川楝子二钱（捣碎，6g）　生麦芽二钱（6g）　茵陈二钱（6g）　甘草一钱半（4.5g）

【用法】水煎服。

【功效】镇肝息风，滋阴潜阳。

【主治】肝阳上亢、气血上逆之类中风。头目眩晕，目胀耳鸣，脑部热痛，面色如醉，心中烦热，或时常噫气，或肢体渐觉不利。口角渐形歪斜；甚或眩晕颠仆，昏不知人，移时始醒，或醒后不能复原，脉弦长有力。

【歌诀】镇肝息风牛天冬，玄参龙牡赭茵从，
　　　　麦芽芍草龟川楝，滋阴潜阳治法宗。

【方解】

方解见表19-6。

表19-6　镇肝熄风汤方解

君	怀牛膝	引血下行，折其阳亢，平定气血逆乱之势，补益肝肾
臣	代赭石	镇肝降逆，合牛膝引血下行以治其标
	龙骨、牡蛎、龟甲、白芍	益阴潜阳，镇肝息风
佐	玄参、天冬	滋阴清热，壮水涵木
	茵陈、川楝子、生麦芽	清泄肝热，疏理肝气，利于肝阳的平降镇潜
使	甘草	调和诸药。合生麦芽又能和胃安中，以防金石、介壳类药物质重碍胃之弊

【临床应用】

1.临证应用　本证为肝肾阴虚，肝阳偏亢，阳亢化风，气血逆乱所致。以头

目眩晕，脑部胀痛，面色如醉，心中烦热，脉弦长有力为辨证要点。肝热上冲，头痛脑热重者，加夏枯草、菊花；原书后附有加减："心中热甚者，加生石膏一两；痰多者，加胆南星二钱；尺脉重按而虚者，加熟地黄八钱，净萸肉五钱；大便不实者，去龟甲、赭石，加赤石脂一两。"

2. 现代疾病应用 高血压、血管性头痛、脑卒中、眩晕综合征、癫痫小发作、癔病性晕厥、神经官能症、月经前期紧张症等。

3. 使用注意 热极动风者不宜使用；气滞血瘀之中风不宜使用；方中金石类介类药碍胃，脾胃虚弱者应慎用。

【医案精选】

肝阳上亢之头晕案

张金秀，女，52岁，2017年11月21日初诊。

症见：头晕，急躁，心烦易怒，耳鸣，口苦，心悸，气短，时有叹息，纳差，寐不安，夜梦多，大便干，舌红，苔黄，脉弦细。

辨证：肝肾阴虚，肝阳上亢。

治则：滋补肝肾，平肝潜阳。

处方：怀牛膝20g，生龙骨、生牡蛎各30g，龟甲30g，白芍10g，菊花15g，川芎10g，合欢皮15g，夜交藤15g，佛手10g，陈皮10g，枳壳15g，茵陈5g，甘草10g，7剂，水煎服。

11月28日二诊：眩晕明显减轻，口苦及耳鸣等症状发作次数较前明显减少，患者精神状态得以改善，饮食、二便及睡眠较前明显好转。继续用原方进行治疗，7剂后治愈。

按语：本案应辨证为肝肾阴虚、肝阳上亢证，治以滋补肝肾、平肝潜阳之法，以镇肝熄风汤加减治疗，方中怀牛膝归肝肾经，入血分，性善下行，故重用以引血下行，并有补益肝肾之效，为君药。配伍生龙骨、生牡蛎、龟甲、白芍益阴潜阳，镇肝息风，共为臣药。肝为刚脏，性喜条达而恶抑郁，过用重镇之品，势必影响其条达之性，故又以茵陈、菊花、川芎、佛手、枳壳清泄肝热，疏肝理气，以遂其性，以上俱为佐药。合欢皮、夜交藤可疏肝安神。甘草调和诸药。全方重用镇潜诸药，配伍滋阴、疏肝之品，共成标本兼治，而以治标为主的良方。针对临床各种证候表现，以该方为基础，灵活加减。

〔张永乐，陈宝贵.陈宝贵教授治疗眩晕临床验案举隅［J］.云南中医中药杂志，2018，39（0）：8-9.〕

三、天麻钩藤饮

【出处】胡光慈《中医内科杂病证治新义》

【组成】天麻9g　钩藤12g（后下）　石决明18g（先煎）　山栀9g　黄芩9g　川牛膝12g　杜仲9g　益母草9g　桑寄生9g　夜交藤9g　朱茯神各9g（原著本方无

用量）

【用法】水煎服。

【功效】平肝息风，清热活血，补益肝肾。

【主治】肝阳偏亢，肝风上扰证。头痛，眩晕，失眠，舌红苔黄，脉弦或数。

【歌诀】天麻钩藤石决明，寄生茯神夜交藤，

栀子黄芩川牛膝，杜仲益母治头晕。

【方解】

方解见表19-7。

表 19-7 天麻钩藤饮方解

君	天麻、钩藤	平肝息风
臣	石决明	平肝潜阳，并能除热明目，与君药合用，加强平肝息风之力
	川牛膝	引血下行，并能活血利水
佐	杜仲、桑寄生	补益肝肾以治本
	栀子、黄芩	清肝降火，以折其亢阳
	益母草	合川牛膝活血利水，有利于平降肝阳
	夜交藤、朱茯神	宁心安神

【临床应用】

1. 临证应用 本证为肝肾不足，肝阳偏亢，生风化热所致。以头痛，眩晕，失眠，舌红苔黄，脉弦或数为辨证要点。眩晕头痛剧者，加羚羊角、龙骨、牡蛎等，以增强平肝潜阳息风之力；肝火盛，口苦面赤，心烦易怒，加龙胆草、夏枯草，以加强清肝泻火之功；脉弦而细者，宜加生地黄、枸杞子、何首乌以滋补肝肾；兼胃肠燥热而大便干结者，加用大黄以通便。

2. 现代疾病应用 高血压、脑血栓形成、脑出血、脑梗死、面神经痉挛、更年期综合征、高脂血症、颈椎病等。

3. 使用注意 肝经实火或湿热所致头痛，不宜使用本方。

【医案精选】

肝火偏盛，火动阳亢之眩晕案

姜某，男，60岁，1974年4月10日初诊。

症见：头目眩晕，头痛耳聋，暴躁易怒，面色潮红，口苦，心烦不得眠，左侧手足麻木欠灵，言语尚清；舌红，苔薄黄，脉弦数；血压230/100mmHg。

辨证：肝火偏盛，火动阳亢。

治法：清泻肝火，潜阳息风。

方药：天麻钩藤饮合栀子豉汤加减。处方：天麻10g，钩藤12g，黄芩10g，栀子10g，豆豉10g，菊花12g，杜仲12g，桑寄生12g，牛膝15g，生白芍15g，

生龙骨 30g（先煎），生牡蛎 30g（先煎），甘草 6g。水煎服。4 月 14 日二诊：药后诸症如前，舌红，苔白薄，脉弦，血压 225/100mmHg。上方加夏枯草 12g，槐米 12g，水煎服。5 月 9 日三诊：服药十余剂，诸症大减，血压稳定，舌红苔薄，脉弦，血压 225/90mmHg。仍宗原意，上方加珍珠母 30g 继服。5 月 14 日四诊：诸症悉除，血压稳定。舌红，苔薄白，脉弦缓。予以托盘根、草决明煎汤代茶，嘱其常服以巩固疗效。

按语：本案属阳亢为主，方中天麻、钩藤潜阳息风，共为主药；辅以黄芩、栀子泻火存阴，乃苦坚肾之义也；佐以杜仲、桑寄生、牛膝滋养肝肾。栀子苦寒，清透郁热，解郁除烦，又可导热下行；豆豉气味俱轻，清泄郁热，而心烦不得眠得解，暴躁易怒得息。诸药合用，则肝火得泻，肝阳得潜，而眩晕、头痛、心烦悉除。

（柳少逸.柳少逸医案选［M］.北京：中国中医药出版社，2015.）

四、大定风珠

【出处】清·吴瑭《温病条辨》

【组成】生白芍六钱（18g） 阿胶三钱（9g） 生龟甲四钱（12g） 干地黄六钱（18g） 麻仁（6g） 五味子二钱（6g） 生牡蛎四钱（12g） 麦冬六钱（连心，18g） 炙甘草四钱（12g） 生鸡子黄二枚（2 个） 生鳖甲四钱（12g）

【用法】水八杯，煮取三杯，去滓，入阿胶烊化，再入鸡子黄，搅令相得，分三次服（现代用法：水煎去渣，入阿胶烊化，再入鸡子黄搅匀，温服）。

【功效】滋阴息风。

【主治】阴虚风动证。温病后期，神倦瘛疭，脉气虚弱，舌绛苔少，脉弱，有时时欲脱之势者。

【歌诀】大定风珠鸡子黄，白芍地黄五麦仁，
　　　　阿胶甘草牡龟甲，滋阴养血能息风。

【方解】

方解见表 19-8。

表 19-8 大定风珠方解

君	鸡子黄、阿胶	血肉有情之品，滋阴养液以息风
臣	生白芍、干地黄、麦冬	滋水涵木，柔肝濡筋
佐	生龟甲、生鳖甲、生牡蛎	滋阴潜阳，重镇息风
	麻仁	养阴润燥
	五味子	味酸善收，与滋阴药相伍而收敛真阴
使	甘草	调和诸药

【临床应用】

1.临证应用 本证为真阴大亏、虚风内动所致。以神倦瘛疭，脉虚弱，舌绛苔少为辨证要点。原书方后云："喘加人参，自汗加龙骨、人参、小麦，悸者加茯神、人参、小麦。"盖喘、自汗与悸，三者均为气虚之证，故俱用人参以补气、生津，分别加龙骨、小麦以收涩止汗，茯神以宁心定悸。

2.现代疾病应用 流行性乙型脑炎后期、中风后遗症、眩晕、甲状腺功能亢进、震颤性麻痹等。

3.使用注意 阴液虽亏而邪热犹盛者不宜。

【医案精选】

肝肾阴虚、虚风内动之眩晕案

闫某，男，61岁。1974年10月5日初诊。

症见：近日来眩晕头痛，面色潮红，五心烦热，神倦痉厥，时见瘛疭，耳鸣，腰膝酸软，夜间心烦不寐，盗汗，舌绛红少苔，脉弦细无力。血压190/105mmHg。

辨证：肝肾阴虚，虚风内动。

治法：滋阴潜阳，养阴息风。

方药：大定风珠加减。处方：生地黄15g，白芍12g，麦冬12g，生牡蛎30g（先煎），生龟甲10g（先煎），桑椹30g，阿胶10g（烊化），黑芝麻15g，夏枯草10g，石决明15g（先煎），炙甘草6g，鸡子黄2枚（烊化）。水煎服。

10月14日二诊：迭进8剂，诸症递减，血压165/100mnHg。仍宗原意，上方加杜仲10g，牛膝10g，继服。10月23日三诊：续进8剂，诸症悉除，眩晕、头痛遂止，血压160/95mmHg。嘱以草决明煎汤代茶服用。

按语：本方不用苦寒之黄芩、黄连，而重用鸡子黄、阿胶、白芍滋肾柔肝益肾。方中鸡子黄上通心气，下达肾气，合阿胶滋阴以息风，共为主药；生地黄、麦冬、白芍滋阴柔肝，三甲育阴潜阳，共为辅药；炙甘草为佐使药。诸药合用，滋阴潜阳，柔肝息风，而血压得降，眩晕得息。

（柳少逸.柳少逸医案选［M］.北京：中国中医药出版社，2015.）

复习思考题

1.如何理解"治风先治血，血行风自灭"的意义？举例说明。

2.试述川芎茶调散的主治及方义。

3.试述镇肝熄风汤与天麻钩藤饮在组成、配伍、功用、主治方面的异同。

4.试述镇肝熄风汤的配伍意义。

第二十章 治燥剂

扫一扫，查阅本章数字资源，含PPT、音视频、图片等

【**概念**】凡以辛散轻宣或甘凉滋润药为主组成，具有轻宣外燥或滋阴润燥等作用，主治燥证的方剂，统称为治燥剂。

【**适应范围**】治燥剂适用于外感燥邪或脏腑津亏液耗所致的燥证。凡是凉燥、温燥所侵或脏腑津液不足之内燥证，以咽干鼻燥，干咳少痰或咳嗽少痰等为主要表现者，均可用治燥剂治疗。

【**立法依据**】治燥剂是根据《素问·至真要大论》中"燥者濡之"的原则立法。

【**分类**】依据燥邪外感与内生之别，分两类。

$$\begin{cases} 轻宣外燥——外感凉燥、温燥证 \\ 滋润内燥——内燥证 \end{cases}$$

【**注意事项**】

1. 治疗燥证，应先分清外燥还是内燥，外燥中又须分清凉燥和温燥。

2. 治燥剂多为滋润药物，易于助湿碍气而阻滞脾胃气机，影响其运化功能，故脾虚便溏或素体湿盛者忌用。

3. 燥邪最易从火化热，伤津耗气，致气阴两虚，故辛香耗津、苦寒化燥之品，非燥证所宜。宜酌情配伍清热泻火或益气生津之品。

第一节 轻宣外燥剂

轻宣外燥剂以辛散轻宣要为主配伍组成，治疗外感凉燥或温燥之证。代表方如杏苏散、桑杏汤、清燥救肺汤等。

一、杏苏散

【出处】清·吴鞠通《温病条辨》

【组成】紫苏叶（9g） 半夏（9g） 茯苓（9g） 前胡（9g） 杏仁（9g） 苦桔梗（6g） 枳壳（6g） 甘草（3g） 生姜（3片） 大枣（3枚） 橘皮（6g）（原书未著用量）

【用法】水煎温服。

【功效】轻宣凉燥，宣肺化痰。

【主治】外感凉燥证。头微痛，恶寒无汗，咳嗽痰稀，鼻塞，咽干，苔白脉弦。

【歌诀】杏苏散内夏陈前，枳桔苓草姜枣研，
　　　　　轻宣温润治凉燥，咳止痰化病自痊。

【方解】

方解见表 20-1。

表 20-1　杏苏散方解

君	紫苏叶	辛温不燥，解表散邪，开宣肺气
	杏仁	苦温而润，宣降肺气，润燥止咳
臣	前胡	疏风解表，降气化痰
	桔梗、枳壳	宣降肺气，化痰止咳
佐	半夏、橘皮	理气燥湿化痰
	茯苓	健脾渗湿，杜生痰之源
	生姜、大枣	调和营卫
佐使	生甘草	合桔梗宣肺利咽，调和诸药

【临床应用】

1.临证应用　本证为凉燥外袭，肺失宣降，津液不布，痰湿内阻所致。以恶寒无汗，咳嗽痰稀，咽干，苔白，脉弦为辨证要点。无汗，脉弦甚或紧者，加羌活以解表发汗；汗后咳不止，去紫苏叶、羌活，加紫苏梗以降肺气；兼泄泻腹满者，加苍术、厚朴以化湿除满；头痛兼眉棱骨痛者，加白芷以祛风止痛；热甚者，加黄芩以清解肺热。

2.现代疾病应用　上呼吸道感染、慢性支气管炎、肺气肿、喉源性咳嗽、咳嗽变异性哮喘等。

3.使用注意　外感温燥者不宜。

【医案精选】

凉燥咳嗽案

孟某，女，40岁，1977年10月20日初诊。

症见：畏寒肢凉，体温不高，鼻鸣而塞，干咳痰少，不易咳出，咽喉干燥，唇干口渴，喜饮热水，脉象沉细，舌红少津，舌苔薄白。

辨证：凉燥伤肺，肺失宣降。

治法：轻宣凉燥，宣肺化痰。

方药：杏仁10g，紫苏叶10g，橘红10g，清半夏10g，茯苓10g，炙甘草6g，桔梗10g，枇杷叶12g，枳壳10g，前胡10g，海浮石12g，海蛤壳12g，12剂。

复诊：药后咳痰较爽，咳嗽亦减，鼻塞已除，咽干唇干均减，脉沉细，舌红苔薄，再以上方增入贝母10g，天花粉20g，又服6剂，咳嗽基本消失。

按语：据患者鼻鸣而塞、干咳痰少、咽喉干燥、唇干口渴，但喜饮热水，且畏寒肢冷，恶寒较重，舌苔薄白，辨证为凉燥伤肺，肺失宣降，故以苦温甘辛之剂，杏苏散加减治之，症状减轻而消失。

（时振声.时门医述［M］.北京：中国医药科技出版社，1994.）

二、桑杏汤

【出处】清·吴鞠通《温病条辨》

【组成】桑叶一钱（3g） 杏仁一钱五分（4.5g） 沙参二钱（6g） 象贝一钱（3g） 香豉一钱（3g） 栀皮一钱（3g） 梨皮一钱（3g）

【用法】水二杯，煮取一杯，顿服之，重者再作服（现代用法：作汤剂）。

【功效】清宣温燥，润肺止咳。

【主治】外感温燥证。身热不甚，口渴，咽干鼻燥，干咳无痰或痰少而黏，舌红，苔薄白而干，脉浮数而右脉大者。

【歌诀】桑杏汤中象贝宜，沙参栀豉与梨皮，

身热鼻燥咳痰少，辛凉甘润燥能医。

【方解】

方解见表20-2。

表20-2 桑杏汤方解

君	桑叶	清宣燥热
	杏仁	苦温而润，宣降肺气，润燥止咳
臣	豆豉	辛凉解表，助桑叶轻宣透热
	象贝	清化热痰
	沙参	润肺止咳，养阴生津
佐	梨皮	清热化痰，润燥止咳
	栀子	质轻而入上焦，清泄肺热

【临床应用】

1.临证应用 本证为温燥外袭，肺失清肃，津液受灼所致。以身热不甚，干咳无痰或痰少而黏，右脉数大为辨证要点。咽红干痛者，加牛蒡子、桔梗、玄

参、甘草以利咽；口渴甚者，加芦根、天花粉以生津；发热甚者，加金银花、连翘以散热；鼻衄者，加白茅根、侧柏叶以止血。

2. 现代疾病应用 上呼吸道感染、急慢性支气管炎、支气管扩张咯血、百日咳、肺炎、顽固性干咳等。

3. 使用注意 本方宜于外感温燥轻证，若温燥伤肺重证者，则非所宜；药用轻清，煎煮时间也不宜过长。

【医案精选】

肺燥津伤之咳嗽案

黄某，男，60 岁，2000 年 6 月 4 日初诊。

症见：头汗，干咳，口渴，咽痒咽干、咽痛，痰少不易咳出，痰中带血，苔薄黄，脉细数。既往患眼底出血、头晕、血压升高，白睛中布满瘀血，用退赤散加减治疗后，眼中出血已止，红色已退。

辨证：燥热伤肺，耗津灼液。

治法：清宣燥热，润肺止咳。

方药：沙参、麦冬各 30g，桑叶、赤芍、炒栀子、桔梗、苦杏仁各 10g，牡丹皮、川贝母各 15g，玄参 12g，甘草 6g，7 剂。

复诊：药后咳嗽痰血等诸症消失。复诊仍以原方，半月后痊愈。

按语：据患者干咳、口渴、咽痒咽干、咽痛、痰少不易咳出、痰中带血、苔薄黄、脉细数，当辨为肺燥津伤之证，故用桑杏汤加减治疗获效。

（熊继柏.熊继柏医论集［M］.北京：中医古籍出版社，2005.)

三、清燥救肺汤

【出处】清·喻昌《医门法律》

【组成】桑叶三钱（经霜者，去枝梗，净叶，9g） 煅石膏二钱五分（8g） 甘草一钱（3g） 人参七分（2g） 胡麻仁一钱（炒，研，3g） 真阿胶八分（3g） 麦冬一钱二分（去心，4g） 杏仁七分（泡，去皮尖，炒黄，2g） 枇杷叶一片（刷去毛，蜜涂，炙黄，3g）

【用法】水一碗，煎六分，频频二三次，滚热服（现在用法：作汤剂，频频热服）。

【功效】清燥润肺，益气养阴。

【主治】温燥伤肺证。身热头痛，干咳无痰，气逆而喘，胸满胁痛，咽喉干燥，鼻燥，心烦口渴，舌干少苔，脉虚大而数。

【歌诀】清燥救肺参草杷，石膏胶杏麦胡麻，
　　　　经霜收下冬桑叶，清燥润肺效可夸。

【方解】

方解见表 20-3。

表 20-3 清燥救肺汤方解

君	桑叶	清宣燥热，润肺止咳
	石膏	清泄肺热
臣	麦冬	养阴润肺
佐	杏仁、枇杷叶	降泄肺气，止咳平喘
	胡麻仁、阿胶	助麦冬养阴润肺
	人参、甘草	益气养肺胃，培土生金

【临床应用】

1. 临证应用 本证为温燥伤肺、气阴两伤所致。以身热，干咳无痰，气逆而喘，舌红少苔，脉虚大而数为辨证要点。痰多者，加川贝母、瓜蒌以化痰；热甚者，加羚羊角、水牛角以清热；咳痰带血者，加白茅根、侧柏叶、仙鹤草、白及以止血；血枯者，加生地黄以滋阴。

2. 现代疾病应用 肺炎、支气管哮喘、急慢性支气管炎、支气管扩张、失音、皮肤瘙痒症、肺癌等。

3. 使用注意 本方宜于温燥伤肺重证，若外感温燥轻证、脾虚或痰湿者，则非所宜。

【医案精选】

燥热伤肺、耗损阴津之咳嗽案

李某，女，21岁，2004年11月20日初诊。患者咳嗽半年余。

症见：咳嗽，咽喉干痒，咽痒则咳，咳嗽剧烈时蹲在地上站不起来，咳出少量黏痰则快，胸胁因咳嗽震动疼痛。舌红苔少，脉弦数。

辨证：燥热伤肺，耗损阴津。

治法：清燥润肺，滋养阴津。

方药：桑叶10g，枇杷叶10g，杏仁12g，生石膏30g（先煎），麦冬10g，沙参10g，胡麻仁10g（捣），阿胶10g（烊化），生甘草6g，炙麻黄3g。6剂。

复诊：服药1剂，咳嗽减轻，服完6剂，咳嗽止。唯咽喉微不适，上方减麻黄，加射干10g。3剂，以巩固疗效。

按语：据患者久咳，咽喉干痒，舌红苔少，当辨为燥热伤肺、耗损阴津之证，故用清燥救肺汤加减治疗，减人参，加沙参，增强滋养阴津之效，加炙麻黄加强宣肺止咳作用。6剂后咳嗽止，唯咽喉微不适，上方减麻黄，加射干以利咽。连服3剂巩固疗效。

（张文选.温病方证与杂病辨治［M］.北京：人民卫生出版社，2007.）

第二节 滋润内燥剂

一、麦门冬汤

【出处】东汉·张仲景《金匮要略》

【组成】麦冬七升（42g） 半夏一升（6g） 人参三两（9g） 甘草二两（6g） 粳米三合（3g） 大枣四枚（2枚）

【用法】上六味，以水一斗二升，煮取六升，温服一升，日三夜一服（现代用法：作汤剂）。

【功效】滋养肺胃，降逆下气。

【主治】

1. 虚热肺痿。咳嗽气端，咽喉不利，咯痰不爽，或咳唾涎沫，口干咽燥，手足心热，舌红少苔，脉虚数。

2. 胃阴虚证。呕吐，纳少，呃逆，口渴咽干，舌红少苔，脉虚数。

【歌诀】麦门冬汤用人参，枣草粳米半夏存，

　　　　肺痿咳逆因虚火，清养肺胃此方珍。

【方解】

方解见表20-4。

表20-4 麦门冬汤方解

君	麦冬	甘寒清润，养肺益胃阴，兼清虚热
臣	人参	补气生津
	半夏	降逆下气，化痰和胃止呕
佐	粳米、大枣	益气养胃
佐使	甘草	润肺利咽，调和诸药

【临床应用】

1. 临证应用 本证为肺胃阴虚、气火上逆所致。以咳唾涎沫，短气喘促，或口干呕逆，舌干红少苔，脉虚数为辨证要点。津伤甚者，加沙参、玉竹以养阴生津；阴虚胃痛，脘腹灼热者，加石斛、白芍以滋阴缓急；潮热者，加地骨皮、银柴胡以退虚热。

2. 现代疾病应用 慢性支气管炎、支气管扩张、慢性咽喉炎、矽肺、肺结核、肺炎、慢性萎缩性胃炎、胃及十二指肠溃疡、妊娠呕吐等。

3. 使用注意 虚寒肺痿者不宜。

【医案精选】

咳嗽案

王某，女，62岁。咳嗽数十年，青年时患过肺结核。

症见：干咳无痰，胸痛，舌光而红，脉细数。

辨证：肺胃阴虚，火气上逆。

治法：滋养肺胃，降逆止咳。

方药：用麦门冬汤及生脉散加味。处方：麦冬30g，半夏6g，北沙参15g，党参9g，五味子6g，全瓜蒌12g，甘草6g。服5剂而安。

按语：本案患者青年时患过肺结核，咳嗽数十年，久咳伤肺，气阴两虚，伴见舌光而红，脉细数，显系肺胃阴虚，火气上逆。故用麦门冬汤及生脉散滋养肺胃，以降逆止咳。

（张云鹏.中国百年百名中医临床家丛书·姜春华［M］.北京：中国中医药出版社，2002.）

二、养阴清肺汤

【**出处**】清·郑梅涧《重楼玉钥》

【**组成**】大生地黄二钱（6g） 麦冬一钱二分（9g） 生甘草五分（3g） 玄参钱半（9g） 贝母八分（去心，5g） 牡丹皮八分（5g） 薄荷五分（3g） 白芍八分（炒，5g）

【**用法**】水煎服。

【**功效**】养阴清肺，解毒利咽。

【**主治**】白喉。喉间起白如腐，不易拭去，咽喉肿痛，初起或发热或不发热，或咳或不咳，呼吸有声，似喘非喘，鼻干唇燥，脉数无力或细数。

【**歌诀**】养阴清肺是妙方，玄参草芍冬地黄，
薄荷贝母丹皮入，时疫白喉急煎尝。

【**方解**】

方解见表20-5。

表20-5 养阴清肺汤方解

君	生地黄	滋肾阴润肺燥，清热凉血解毒
臣	麦冬	养阴清肺，益胃生津
	玄参	滋阴降火，清热解毒，利咽散结
佐	牡丹皮	清热凉血，活血散瘀消肿
	白芍	敛阴和营泄热
	贝母	润肺清热，化痰散结
	薄荷	辛凉宣散，清热利咽
佐使	生甘草	解毒利咽，调和诸药

【临床应用】

1. 临证应用 本证为素体阴虚蕴热，复感燥气疫毒时邪所致。以喉间起白如腐，不易拭去，咽喉肿痛，鼻干唇燥，脉数无力为辨证要点。阴虚甚者，加熟地黄；热毒甚者，加金银花、连翘，去白芍；燥热甚者，加天冬、鲜石斛。

2. 现代疾病应用 白喉、急性扁桃体炎、急慢性咽喉炎、慢性阻塞性肺气肿、干眼症、喉源性咳嗽、口腔溃疡、鼻咽癌等。

3. 使用注意 忌发表，忌辛温发汗。

【医案精选】

气阴两伤之咳嗽案

曾某，男，32岁，1996年8月15日初诊。患者3月前经胸部X线片诊断为右肺浸润型肺结核，一直服抗结核药治疗。5天前外感风寒，发热恶寒，头痛身痛，咳嗽，给予辛温解表之剂，汗大出，翌日不恶寒。

症见：发热，不恶寒，心烦，口干渴，咽喉燥痛，手足心热，盗汗，咳嗽痰中带血，乏力难支，舌质红，少苔，脉细数。

辨证：气阴两伤，虚火灼肺。

治法：养阴润肺，清热止血。

方药：生地黄12g，白芍12g，玄参12g，生甘草5g，川贝母6g，牡丹皮6g，麦冬10g，阿胶10g（烊化）。3剂。

复诊：药后咳嗽、烦躁、出汗减轻，唯痰中仍见血丝。前方加款冬花12g，百合12g，墨旱莲10g，续服4剂，诸症皆平。

按语：患者患肺结核，久病体虚，又外感风寒，前医祛邪不顾本虚，辛温过汗，伤津耗液，遂致气阴两伤，虽外证已解，却见内热炽盛，灼伤气津，扰动阴血，出现手足心热，盗汗，咳嗽痰中带血，脉细数。证属气阴两伤，虚火灼肺，治以养阴润肺，清热止血，方用养阴清肺汤，使烦热止，阴津复，则咳嗽、烦躁诸症状自除。本例提示肺结核久病体虚，慎用汗法。

（尹国有.中医名家呼吸病辨治实录［M］.北京：学苑出版社，2016.）

三、百合固金汤

【出处】明·周之干《慎斋遗书》

【组成】熟地黄 生地黄 当归身各三钱（各9g） 贝母 麦冬 百合各一钱半（各4.5g） 白芍 甘草各一钱（各3g） 桔梗 玄参各八分（各2.4g）

【用法】作汤剂。

【功效】滋养肺肾，止咳化痰。

【主治】肺肾阴虚，虚火上炎证。咳嗽气喘，痰中带血，咽喉燥痛，头晕目眩，午后潮热，舌红少苔，脉细数。

【歌诀】百合固金二地黄，玄参贝母桔甘藏，麦冬芍药当归配，喘咳痰血肺家伤。

【方解】

方解见表 20-6。

表 20-6　百合固金汤方解

君	百合	养阴润肺，清热止咳
	生地黄、熟地黄	滋补肾阴，清热凉血
臣	麦冬	甘寒清润，助百合养阴润肺，清热止咳
	玄参	滋阴壮水，清虚火，利咽
佐	当归、白芍	补血和血敛阴
	贝母	清热化痰，润肺止咳
佐使	桔梗	宣肺，利咽，祛痰，载药上行
	生甘草	清热泻火，利咽，调和诸药

【临床应用】

1. 临证应用　本证为肺肾阴虚、虚火上炎所致。以咳嗽气喘，咽喉燥痛，舌红少苔，脉细数为辨证要点。咳喘甚者，可加杏仁、五味子、款冬花以止咳平喘；痰多而色黄者，加胆南星、黄芩、瓜蒌皮以清热化痰；咳血重者，去桔梗，加白及、白茅根以凉血止血。

2. 现代疾病应用　肺结核、骨结核、慢性支气管炎、支气管扩张咯血、慢性咽喉炎、自发性气胸、神经衰弱等。

3. 使用注意　脾虚便溏者不宜。

【医案精选】

肺肾阴虚之咳嗽案

张某，女，25 岁，2001 年 4 月上旬就诊。

症见：胸闷时痛，咳嗽痰中带血，血色鲜红，潮热盗汗，五心烦热，急躁易热，心烦失眠多梦，闭经，形体消瘦，舌质红绛，苔薄少，脉细数。胸部 X 线片显示右上肺空洞型肺结核。

辨证：肺肾阴虚，心肝火旺。

治法：滋阴清热，润肺止咳，养血调经。

方药：百合 20g，生地黄 30g，麦冬 12g，沙参 15g，黄精 15g，当归 10g，白芍 18g，百部 20g，地骨皮 30g，白及 15g，川贝母 10g。5 剂。

复诊：药后咳嗽、潮热、盗汗明显减轻，已无痰中带血，原方去白及，加制何首乌 30g，鸡血藤 30g，当归 10g，以滋补肝肾，养血活血调经。服药 15 剂，服药后月经来潮，舌暗红，量适中。后用上方加减间断用药 3 个月，月经按期而至，色量正常，复查胸部 X 线片显示右上肺空洞型肺结核吸收好转。

按语：患者为痨虫蚀肺，肺阴不足，肺虚不能输布津液，肾失滋生之源，则病久及肾，肾阴亏损，水亏不能涵养肝木，亦不能上济于心，则心肝火旺，上火于肺，消灼肺阴，形成恶性循环，最终导致肺肾阴虚，精血耗损，血枯经闭。其治疗宜用百合固金汤加减，以滋阴清热、润肺止咳、养血调经而获效。

（尹国有．中医名家呼吸病辨治实录［M］．北京：学苑出版社，2016．）

复习思考题

1. 治燥剂的注意事项是什么？
2. 简述麦门冬汤中半夏与麦冬的配伍意义。
3. 试比较清燥救肺汤与桑杏汤功效、主治之不同。
4. 试比较养阴清肺汤与百合固金汤功效、主治的异同。

第二十一章 祛湿剂

扫一扫，查阅本章数字资源，含PPT、音视频、图片等

【概念】凡以化湿利水、通淋泄浊等作用，用以治疗水湿病证的方剂，统称祛湿剂。

【适应范围】祛湿剂适用于内外之湿邪为患。外湿因居处湿地、阴雨湿蒸、冒雾涉水、汗出沾衣所致，常与风、寒、暑、热相兼为患；内湿每因过食生冷、过饮酒酪、肥甘所为，常伤及脏腑。凡外湿所致，常伤及肌表、经络，见恶寒发热，头胀身重，肢节酸痛，或面目浮肿等；湿从内生者，多伤及脏腑，见脘腹胀满、呕恶泻痢、水肿淋浊、黄疸、痿痹等为主要表现者，然而内外湿可相引而相兼为病，均可用祛湿剂治疗。

【立法依据】祛湿剂是根据《素问·至真要大论》中"湿淫所胜……以苦燥之，以淡泄之"，以及《素问·汤液醪醴论》中"洁净府"的原则立法，属"八法"中的"消法"。

【分类】依据湿邪侵袭人体的部位、寒化及热化的不同及患者体质有强弱之异，祛湿剂可分为六类。

$$
\left\{
\begin{array}{l}
\text{化湿和胃——湿邪中阻，脾胃失和证}\\
\text{清热祛湿——外感湿热或湿热内蕴证}\\
\text{利水渗湿——水湿壅盛证}\\
\text{温化寒湿——阳虚不能化水或湿从寒化之证}\\
\text{祛湿化浊——湿浊下注证}\\
\text{祛风胜湿——风湿在表证}
\end{array}
\right.
$$

【注意事项】

祛湿剂多由芳香温燥或甘淡渗利之品组成，易耗气伤津，渗利之剂有碍胎元，故素体阴虚津亏、病后体弱，以及孕妇均应慎用。

第一节 化湿和胃剂

化湿和胃剂指用性味芳香燥化的药物和胃化湿，恢复脾胃升降的治法。适用于湿邪中阻、脾胃失和证等，代表方如平胃散、藿香正气散等。

一、平胃散

【出处】宋·宋周应《简要济众方》

【组成】苍术四两（去黑皮，捣为粗末，炒黄色，120g） 厚朴三两（去粗皮，涂生姜汁，炙令香熟，90g） 陈橘皮二两（洗令净，焙干，60g） 甘草一两（炙黄30g）

【用法】上为散。每服二钱（6g），水一中盏，加生姜二片，大枣二枚，同煎至六分，去滓，食前温服（现代用法：共为细末，每服 4～6g，姜枣煎汤送下；或作汤剂，水煎服，用量按原方比例酌减）。

【功效】燥湿运脾，行气和胃。

【主治】湿滞脾胃证。脘腹胀满，不思饮食，口淡无味，恶心呕吐，嗳气吞酸，肢体沉重，怠惰嗜卧，常多自利，舌苔白腻而厚，脉缓。

【歌诀】平胃散内君苍术，厚朴陈草姜枣煮，
　　　　燥湿运脾又和胃，湿滞脾胃胀满除。

【方解】

方解见表 21-1。

表 21-1　平胃散方解

君	苍术	辛香苦温，燥湿运脾
臣	厚朴	辛温苦燥，行气除满燥湿
佐	陈皮	辛行温通，理气和胃，燥湿健脾
佐使	炙甘草	益气补中，兼调和诸药
	生姜、大枣	补脾和胃

【临床应用】

1. 临证应用　本证为湿滞脾胃所致。以脘腹胀满，舌苔厚腻为辨证要点。属湿热者，加黄连、黄芩以清热燥湿；属寒湿者，加干姜、草豆蔻以温化寒湿；湿盛泄泻者，加茯苓、泽泻以利湿止泻；呕者，加法半夏和胃降逆止呕；兼有宿食积滞者，加焦山楂、焦神曲、焦麦芽消食。

2. 现代疾病应用　慢性胃炎、消化道功能紊乱、胃及十二指肠溃疡等。

3. 使用注意　本方辛苦温燥，阴虚气滞、脾胃虚弱者不宜。

【医案精选】

湿阻中焦，兼肝风内动之眩晕案

患儿，男，13 岁，于 2008 年 4 月 16 日初诊。以"头晕乏力、恶心呕吐 2 天"入院。患儿 5 天前曾感冒发热，在当地医院按感冒予以静脉点滴治疗（具体药物不详）。治疗 2 天，热退。2 天前出现头晕乏力、恶心呕吐而入住本院，由其父背入病房。

症见：面色萎黄，精神差，不能睁眼，行走不稳，恶心呕吐，纳呆，脘腹胀满，舌质红，苔白厚腻，脉濡缓略滑。

辨证：湿阻中焦，兼肝风内动。

治法：燥湿运脾息风，和胃降逆止呕。

方药：苍术 9g，厚朴、陈皮、桂枝、清半夏各 6g，白术、茯苓、泽泻、天麻、蔓荆子各 10g，大枣、甘草各 5g。每日 1 剂，水煎服，连服 5 剂，症状消失而出院。

按语：此患儿感冒发热后出现眩晕症状，属感受外邪，损伤脾阳，脾失健运，水湿停聚，痰浊中阻，清阳不升，浊阴不降，扰动肝风而发为眩晕。平胃散燥湿健脾，和胃止呕；加桂枝温通脾阳；茯苓、泽泻健脾利水除湿，降浊通阳；蔓荆子升阳、清利头目，与茯苓、泽泻合用，升降相合，清升浊降，眩晕可治；清半夏燥湿化痰，天麻息风止眩，二者合用，为治昏眩之要药；生姜、大枣健脾和胃。全方健脾除湿，化痰息风，痰浊化，肝风熄而眩晕止，故而痊愈。

〔马淑霞.平胃散儿科临床新用［J］.中国中医药信息，2011，18（3）：90，109.〕

二、藿香正气散

【出处】宋《太平惠民和剂局方》

【组成】大腹皮　白芷　紫苏　茯苓（去皮）各一两（30g）　半夏曲　白术　陈皮（去白）　厚朴（去粗皮）　炙姜汁　苦桔梗各二两（各60g）　藿香三两（去土，90g）　炙甘草二两半（75g）

【用法】上为细末。每服二钱（6g），水一盏，姜三片，枣一枚，同煎至七分，热服，如欲出汗，衣被盖，再煎并服（现代用法：散剂，每服9g，生姜、大枣煎汤送服；或作汤剂，加生姜、大枣，水煎服，用量按原方比例酌定）。

【功效】解表化湿，理气和中。

【主治】外感风寒，内伤湿滞证。恶寒发热，头痛，胸膈满闷，脘腹疼痛，恶心呕吐，肠鸣泄泻，舌苔白腻，脉浮或濡缓，以及山岚瘴疟等。

【歌诀】藿香正气腹皮苏，甘桔陈苓朴白术，
　　　　　夏曲白芷加姜枣，风寒暑湿并能除。

【方解】

方解见表 21-2。

表 21-2 藿香正气散方解

君	藿香	解表散寒,芳香化湿,辟秽和中
臣	半夏曲、陈皮	理气燥湿,和胃降逆止呕
	白术、茯苓	健脾除湿,和中止泻
佐	紫苏、白芷	解表散寒,芳香燥化湿邪,兼以和中止呕
	大腹皮、厚朴	行气化湿
	桔梗	宣肺利膈,既助湿化,有助解表
	生姜、大枣	内调脾胃,外和营卫
佐使	炙甘草	益气补中,兼调和诸药

【临床应用】

1. 临证应用 本证为外感风寒、内伤湿滞所致。以恶寒发热,上吐下泻,舌苔白腻为辨证要点。表邪偏重,寒热无汗者,加香薷以助解表;兼气滞脘腹胀痛者,加木香、延胡索以行气止痛。

2. 现代疾病应用 急性胃肠炎或四时感冒等。

3. 使用注意 服后宜温覆以助解表。湿热霍乱之吐泻,则不宜。

【医案精选】

湿浊内蕴、脾胃失和之胃痛案

王某,男,30岁,2016年6月16日初诊。

症见:患者因饮食不洁出现胃脘堵闷,恶心,呕吐胃内容物,伴腹痛、腹泻,大便呈水样,无黏液脓血便及发热,舌淡红,苔白厚腻,脉弦滑。

辨证:湿浊内蕴,脾胃失和。

治法:辟秽化湿,调理脾胃。

方药:藿香20g,紫苏叶10g,陈皮12g,法半夏12g,厚朴6g,茯苓20g,炒白术10g,桔梗10g,白芍10g,白头翁12g,生姜3片(自备),大枣15g,炙甘草6g。3剂,水煎服。3剂后痊愈。

按语:患者因饮食不洁出现胃脘堵闷,恶心,呕吐胃内容物,伴腹痛、腹泻,大便呈水样,无黏液脓血便及发热,舌淡红,苔白厚腻,脉弦滑。辨证湿浊内蕴,脾胃失和,方用藿香正气散加减;合芍药甘草汤缓急止痛,患者有里急后重感,又考虑祛湿药过于温燥,故佐以清热解毒、凉血止痢之白头翁。药证相符,效如桴鼓。

〔钟学文,廖奕歆.藿香正气散加减治疗杂病验案4则〔J〕.江苏中医药,2016,48(12):52-53.〕

第二节　清热祛湿剂

清热祛湿剂指用性味苦寒的药物清热祛湿、祛除湿热的治法。适用于外感湿热或湿热内蕴证等，代表方如茵陈蒿汤、八正散、三仁汤、甘露消毒丹等。

一、茵陈蒿汤

【出处】东汉·张仲景《伤寒论》

【组成】茵陈六两（18g）　栀子十四枚（12g）　大黄二两（去皮，6g）

【用法】上三味，以水一斗二升，先煮茵陈，减六升，内二味，煮取三升，去滓，分三服（现代用法：水煎服）。

【功效】清热，利湿，退黄。

【主治】湿热黄疸。一身面目俱黄，黄色鲜明，发热，无汗或但头汗出，口渴欲饮，恶心呕吐，腹微满，小便短赤，大便不爽或秘结，舌红苔黄腻，脉沉数或滑数有力。

【歌诀】茵陈蒿汤治疸黄，阴阳寒热细推详，阳黄大黄栀子入，
　　　　阴黄附子与干姜，亦有不用茵陈者，加草柏皮栀子汤。

【方解】

方解见表21-3。

表 21-3　茵陈蒿汤方解

君	茵陈	清利湿热退黄
臣	栀子	清利三焦湿热
佐	大黄	泄热逐瘀，通利大便

【临床应用】

1.临证应用　本证为湿热所致。以一身面目俱黄，黄色鲜明，舌苔黄腻，脉沉数或滑数有力为辨证要点。湿重于热者，加茯苓、泽泻、猪苓以利水渗湿；热重于湿者，加黄柏、龙胆草以清热祛湿；胁痛明显者，加柴胡、川楝子以疏肝理气。

2.现代疾病应用　急性黄疸型传染性肝炎、胆囊炎、胆石症、钩端螺旋体病等。

3.使用注意　本方重在清热利湿退黄，苦寒清热之力较强，故不可过剂，脾胃虚弱者慎用；其次，服本方后，以小便增多，且色黄赤为效；寒湿所致之阴黄不宜。

【医案精选】

湿热瘀结、络脉阻滞之胁痛案

李某，女性，75岁，2011年11月3日首诊。患者全身发黄两周。两周前

患者出现右胁部间断性疼痛，随后出现巩膜及全身皮肤黄染，在当地医院静点保肝降酶药物（具体药物及用量不详），未得到满意疗效，故于今日来我院求诊。

现症：右胁部疼痛，可放射至右侧后背部，食肥甘厚味后疼痛加重，周身乏力，巩膜及全身皮肤黄染，时有恶心欲吐，口干口苦，气急腹胀，小便色黄如茶，大便正常，舌红苔黄腻，脉弦滑。患者既往有胆囊炎、胆结石病史，彩超示：胆囊炎、胆结石；肝功能：总胆红素 158.3μmol/L，直接胆红素 85.2μmol/L，间接胆红素 10.1μmol/L，谷丙转氨酶 82.3U/L，肝炎系列检查均为阴性。

辨证：湿热瘀结，络脉阻滞。

治法：清热利湿，利胆退黄。

方药：茵陈 30g，栀子 20g，大黄 10g，金钱草 20g，龙胆草 20g，黄柏 15g，泽泻 10g，柴胡 20g，郁金 15g，鸡骨草 15g，半夏 12g，鸡内金 15g，海金沙 15g，甘草 15g，7 剂，水煎服，每日 1 剂，早晚温服。

2011 年 11 月 11 日二诊：患者周身皮肤色黄减轻，右胁部疼痛减轻，无恶心欲吐，仍有口干口苦，腹胀，乏力小便量多，大便 1～2 次/日，舌红苔腻，脉弦滑。辨证治法同前。上方加枳实 15g，陈皮 15g，虎杖 15g，用于理气除胀，利胆退黄。15 剂，水煎服，每日 1 剂，早晚温服。2011 年 11 月 25 日三诊：患者巩膜、皮肤色黄消退，右胁部疼痛明显减轻，偶有口苦，腹胀减轻，精神好转，饮食尚可，小便量多，颜色逐渐变清，大便 1～2 次/日，舌淡红，苔白腻，脉弦细。肝功能检查均正常。方用茵陈蒿汤合香砂六君子汤加减，处方：茵陈 25g，栀子 15g，大黄 5g，龙胆草 15g，金钱草 15g，香附 15g，砂仁 12g，党参 12g，白术 10g，茯苓 15g，枳实 12g，鸡内金 15g，10 剂，水煎服，每日 1 剂，早晚温服。3 个月后随访，患者黄疸消退无复发，无其余明显不适。

按语：该患胆石阻塞，胆汁不循常道而外溢，郁蒸于肌肤，上染于目；湿热郁于肝胆，肝气横逆克犯脾胃；湿热内郁，下行之路不畅；苔黄腻，脉弦滑，均为湿热内郁之象。辨证为湿热蕴结瘀滞，方用茵陈蒿汤加减，加金钱草、虎杖利湿退黄，利尿通淋；龙胆草、黄柏清热燥湿，泻肝胆火；鸡骨草利湿退黄，清热解毒，疏肝止痛；柴胡、香附疏肝解郁；郁金行气解郁，利胆退黄；泽泻利水渗湿泄热；鸡内金、海金沙利胆排石；砂仁、党参、茯苓、白术、枳实、陈皮等健脾理气除满；甘草调和诸药。共建清热疏肝、健脾利湿、利胆退黄之功。

〔潘洋，冯洁，徐明.加味茵陈蒿汤治验二则［J］.黑龙江中医药，2013，42（2）：29-30.〕

二、八正散

【出处】宋《太平惠民和剂局方》

【组成】车前子　瞿麦　萹蓄　滑石　山栀仁　炙甘草　木通　大黄（面裹

煨，去面，切，焙）各一斤（各 500g）

【用法】上为散，每服二钱，水一盏，入灯心，煎至七分，去滓，温服，食后临卧。小儿量力少少与之（现代用法：散剂，每服 6～10g，灯心煎汤送服；汤剂，加灯心，水煎服，用量根据病情酌定）。

【功效】清热泻火，利水通淋。

【主治】湿热淋证。尿频尿急，溺时涩痛，淋沥不畅，尿色浑赤，甚则癃闭不通，小腹急满，口燥咽干，舌苔黄腻，脉滑数。

【歌诀】八正木通与车前，萹蓄大黄栀滑研，
　　　　炙草瞿麦灯芯草，湿热淋证宜煎服。

【方解】

方解见表 21-4。

表 21-4　八正散方解

君	滑石、木通	清热利湿，利水通淋
臣	萹蓄、车前子、瞿麦	清热利水通淋
佐	栀子	清利三焦湿热
	大黄	荡涤邪热，通利肠腑
佐使	甘草	调和诸药，兼以清热缓急止痛

【临床应用】

1. 临证应用　本证为湿热下注所致。以尿频尿急，溺时涩痛，舌苔黄腻，脉滑数为辨证要点。血淋者，加生地黄、小蓟、白茅根以凉血止血；石淋，加金钱草、海金沙、石韦等以化石通淋；膏淋，加草薢、石菖蒲以分清化浊。

2. 现代疾病应用　膀胱炎、尿道炎、急性前列腺炎、泌尿系结石、肾盂肾炎、术后或产后尿潴留等。

3. 使用注意　本方重集寒凉降泄之品，纳通腑于清利之中。正气不足所致之淋证，则不宜。

【医案精选】

湿热下注兼肾气虚案

黄某，女，33 岁，2017 年 3 月初诊。

患者反复性交痛兼性交后少量出血 2 年，刻下症见：性交时灼热疼痛，并伴有性交后阴道少量出血，血色淡，就诊妇科，诊断为"轻度宫颈糜烂"，予外用栓剂，疗效一般，反复发作。偶有尿频，无尿急、尿痛，腰部酸痛，夜寐欠安，多梦，纳可，大便调。舌淡暗，苔黄腻，右脉沉滑，左脉沉缓，双尺弱。

辨证：湿热下注兼肾气虚。

方药：通草 10g，车前子 30g（包煎），萹蓄 10g，熟大黄 3g，炒栀子 10g，

滑石 10g（包煎），瞿麦 10g，灯心草 2g，生黄芪 10g，川续断 30g，桑寄生 30g，延胡索 10g，川楝子 10g，紫草 10g，白茅根 30g，茜草 30g，茯苓 20g，川牛膝 10g，7 剂，水煎服，早晚分服。

二诊：诉性交痛明显减轻，无尿频，且性交后出血量减少，原方延胡索加至 20g，以加大活血止痛之效；另加三七粉 3g，以活血止血。继服 7 剂而愈，随访未反复。

按语：本患者宫颈糜烂，性交时灼热疼痛，小便频数，舌苔黄腻，均为湿热之邪熏蒸下焦所致；且湿热日久，耗伤肾气，以致肾主蛰和封藏功能失常，交合后则元气愈虚，不能固摄血液，故性交后出血、色淡，腰部酸困，夜寐欠安，双尺脉弱。本病例虚实夹杂，辨证为湿热下注兼肾气虚，方用八正散加减。又加川续断、桑寄生益肾气，固冲任；川楝子、延胡索行气止痛；白茅根、茜草、紫草凉血止血。对于妇科炎症（湿热下注）引起的性交痛伴出血疗效显著。

〔李春虹，马淑然.八正散妇科新用验案举隅［J］.环球中医药，2018，11（7）：1071-1072.〕

三、三仁汤

【出处】清·吴鞠通《温病条辨》

【组成】杏仁五钱（15g）　飞滑石六钱（18g）　白通草二钱（6g）　白蔻仁二钱（6g）　竹叶二钱（6g）　厚朴二钱（6g）　生薏苡仁六钱（18g）　半夏五钱（15g）

【用法】甘澜水八碗，煮取三碗，每服一碗，日三服（现代用法：水煎服）。

【功效】宣畅气机，清利湿热。

【主治】湿温初起及暑温夹湿之湿重于热证。头痛恶寒，身重疼痛，肢体倦怠，面色淡黄，胸闷不饥，午后身热，苔白不渴，脉弦细而濡。

【歌诀】三仁杏蔻薏苡仁，朴夏通草滑竹存，
　　　　宣畅气机清湿热，湿重热轻在气分。

【方解】

方解见表 21-5。

表 21-5　三仁汤方解

君	滑石	清利湿热解暑
臣	杏仁	宣利上焦肺气，气化则湿行
	白蔻仁	芳香化湿，畅中焦助湿化
	薏苡仁	健脾利水渗湿
佐	通草、竹叶	利水渗湿
	半夏、厚朴	行气除满，化湿和胃

【临床应用】

1. 临证应用 本证为湿温初起，邪在气分，湿重于热所致。以头痛恶寒，身重疼痛，午后身热，苔白不渴为辨证要点。湿温初起，卫分症状较明显者，加藿香、香薷以解表化湿；寒热往来者，加青蒿、草果以和解化湿。

2. 现代疾病应用 肠伤寒、胃肠炎、肾盂肾炎、布氏杆菌病、肾小球肾炎及关节炎等。

3. 使用注意 舌苔黄腻，热重于湿者不宜使用。

【医案精选】

湿热痹阻经脉案

患儿，男，9岁，2016年6月12日初诊。

主因"紫癜"反复3月余就诊，曾在当地医院诊治，先后服用西替利嗪、氯雷他定等抗过敏药及维生素C、钙片，以及清热凉血止血的中药，病情不稳定，近日紫癜又出，伴双膝关节肿痛，时有腹痛，纳呆，平素大便时干时稀，近日黏滞不畅。就诊时查体：可见双下肢膝关节以下皮疹零星散布，膝关节轻度肿胀，活动略受限，舌偏红，苔厚腻，脉滑。辅助检查提示血常规中血小板正常，二便常规正常。

辨证：湿热痹阻经脉。

治法：清利湿热，疏通经脉。

方药：杏仁10g，薏苡仁10g，黄柏10g，白茅根15g，厚朴10g，白蔻仁6g，滑石6g（包煎），姜半夏6g，通草4g，5剂，水煎服，日1剂，每次150mL。

2016年6月17日二诊：未见新皮疹，腹痛止，关节肿胀，疼痛减轻，苔白不腻，纳食增加，大便仍黏滞，继上方去清热凉血之白茅根，加渗湿健脾的茯苓10g，5剂后舌苔薄白，大便正常，关节肿胀消失，活动自如，随诊6个月，病情稳定，未再复发。

按语：本病反复发作，关键在于抓住了湿热的致病特点，故始终以"开气化湿、疏利渗湿"的三仁汤合方取效。实为"分消走泄"一法的具体体现，即一是针对湿热二邪的特点，二是针对脾胃为病变中心的特点，三是针对湿热致气机失畅的病机环节，使湿从水化，热从气化，则经脉通畅，药合病机，其效较好，方中加白茅根，取其既能清热利湿，又助止血，以达一药多用之功。

〔赵翼，李玉兰.李玉兰教授运用三仁汤举隅［J］.云南中医中药杂志，2018，39（3）：7-8.〕

四、甘露消毒丹

【出处】清·叶天士《医效秘传》

【组成】飞滑石十五两（15g）　淡黄芩十两（10g）　绵茵陈十一两（11g）　石菖蒲六两（6g）　川贝母　木通各五两（各5g）　藿香　连翘　白蔻仁　薄荷　射

干各四两（各 4g）

【用法】生晒研末，每服三钱，开水调下，或神曲糊丸，如弹子大，开水化服亦可（现代用法：散剂，每服 6～9g；丸剂，每服 9～12g；汤剂，水煎服，用量按原方比例酌定）。

【功效】利湿化浊，清热解毒。

【主治】湿温时疫，邪在气分，湿热并重证。发热倦怠，胸闷腹胀，肢酸咽痛，身目发黄，颐肿口渴，小便短赤，泄泻淋浊，舌苔白或厚腻或干黄，脉濡数或滑数。

【歌诀】甘露消毒蔻藿香，茵陈滑石木通菖，

芩翘贝母射干薄，湿热时疫是主方。

【方解】

方解见表 21-6。

表 21-6 甘露消毒丹方解

君	滑石	清热利水渗湿，解暑
	茵陈	清热利湿退黄
	黄芩	清热燥湿，泻火解毒
臣	白蔻仁、藿香、石菖蒲	芳香行气化湿，悦脾和中
佐	连翘、薄荷、射干、川贝母	清热解毒，透邪散结，消肿利咽喉
	木通	清热通淋

【临床应用】

1. 临证应用 本证为湿温时疫、湿热并重所致。以身热肢酸，口渴尿赤，或咽痛身黄，舌苔白腻或微黄为辨证要点。黄疸明显者，加栀子、大黄清泄湿热；咽颐肿甚，加山豆根、板蓝根等以解毒消肿利咽。

2. 现代疾病应用 肠伤寒、急性胃肠炎、黄疸型传染性肝炎、钩端螺旋体病、胆囊炎等。

3. 使用注意 湿热入营、谵语舌绛者不宜。

【医案精选】

热毒夹湿上攻咽喉案

患者，男，42 岁，2017 年 5 月 11 日初诊。

咽痛 2 天，自服菊花茶，效果不显。刻下症见：咽喉部疼痛，口臭，口中黏腻不爽，大便干结难行，舌质红，苔黄腻，脉滑数。查体：咽部充血明显，滤泡增生。

中医诊断：喉痹。

辨证：热毒夹湿上攻咽喉。

治法：清热化湿，解毒利咽。

方药：黄芩、连翘、射干、牛蒡子、藿香各 10g，茵陈、滑石（包煎）各 15g，石菖蒲、浙贝母各 12g，薄荷（后下）、白豆蔻（后下）、生大黄（后下）、木蝴蝶各 6g，胖大海 9g，薏苡仁 30g。服药 3 剂。

2017 年 5 月 14 日复诊：咽喉部疼痛明显减轻，口臭除，大便通畅，舌质红，苔薄黄腻，脉滑略数。查体：咽部略红，滤泡减少。原方去生大黄，继服 3 剂，痊愈。

按语：本例患者为中年男性，平素嗜酒，吸烟，乃湿热之体，加之发病前晚进食辛辣，热毒夹湿上攻咽喉所致。方用甘露消毒丹清热利湿，加用牛蒡子、木蝴蝶、胖大海解毒利咽，薏苡仁增其清热利湿之功，生大黄通其下，给邪出路，全方使湿热之邪从上中下焦分消而除，咽痛自愈。

〔李庆梅. 甘露消毒丹临床应用举隅［J］. 浙江中西医结合杂志，2018，28（9）：790-791.〕

五、连朴饮

【出处】清·王孟英《霍乱论》

【组成】制厚朴二钱（6g）　川黄连（姜汁炒）　石菖蒲　制半夏各一钱（各 3g）　香豉　炒焦栀各三钱（各 9g）　芦根二两（60g）

【用法】水煎服。

【功效】清热化湿，理气和中。

【主治】湿热霍乱。胸脘痞闷，恶心呕吐，口渴不欲多饮，心烦尿赤，泄泻，或霍乱吐泻，舌苔黄腻，脉濡。

【歌诀】连朴饮中用香豉，菖蒲半夏焦山栀，
　　　　芦根厚朴黄连入，湿热霍乱此方施。

【方解】

方解见表 21-7。

表 21-7　连朴饮方解

君	芦根		清热除烦止呕，兼利小便
臣		黄连	清热燥湿止呕
		厚朴	宣畅气机，化湿行滞
佐	法半夏、栀子		辛开苦降
	石菖蒲、香豆豉		芳香化湿，宣郁止烦

【临床应用】

1. 临证应用　本证为湿热俱盛，蕴蒸气分，郁阻中焦所致。以呕吐泄泻，胸脘

痞闷，舌苔黄腻，脉濡数为辨证要点。腹泻重者，加白扁豆、薏苡仁以渗湿止泻。

2. 现代疾病应用　急性胃肠炎、肠伤寒、副伤寒等证。

3. 使用注意　湿重热轻者不宜。

【医案精选】

湿热阻滞中下焦之淋证案

李某，女，35 岁。2015 年 7 月 15 日初诊。

排尿不畅伴发热呕吐 2 天。患者 2 天前进食大量辛辣刺激食物并饮酒，其间有憋尿行为，后患者觉排尿不畅，小便有灼热感，淋沥不尽，继而出现发热症状，并有胃脘部不适，伴呕吐 1 次。刻下：体温 38.2℃，双肾区叩击痛，排尿不畅，排尿次数增多，排尿仍有灼热感，小便色黄短赤，大便黏滞难下，便后不爽，时感恶心伴呕吐少量胃内容物，舌质红，苔黄腻中后部明显，脉弦滑数。查尿常规：红细胞 712/μL，白细胞 1545/μL，白细胞（++）。

辨证：湿热阻滞中下焦证。

治法：清利湿热，理气和胃。

方药：厚朴 6g，川黄连 3g，姜半夏 12g，石菖蒲 10g，焦山栀 10g，白术 12g，泽泻 10g，猪苓 12g，茯苓 12g，白茅根、芦根各 30g，淡竹叶 12g，通草 10g，砂仁 10g（后下），木香 10g。3 剂。水煎服，每日 1 剂。

二诊：患者体温已正常未再发热，小便色黄但排尿通畅无灼热感，双肾区叩击痛，仍觉胃脘部不适，纳谷不香，大便黏但便后无不适感，舌质偏红，苔微黄，中后部明显，脉滑数，前方去通草、淡竹叶、焦山栀，加鸡内金 10g，六神曲 15g，4 剂，水煎服，每日 1 剂。三诊：患者诉小便无不适感，双肾区无叩击痛，口干，纳食较前好转，自觉胃脘部隐痛不适，大便正常，复查尿常规阴性，舌质偏红，苔少，中间有裂痕，脉弦细数，以养阴清热、调理脾胃为法善后。后诸症好转，未再复发。

按语：患者因饮食不洁，未及时排尿，导致湿热内生，中焦湿热内蕴，未得排泄，侵袭下焦肾与膀胱，故辨证为湿热阻滞中下焦证，治以连朴饮加茯苓、猪苓，加强利水渗湿之效，白术健脾化湿，白茅根、芦根、淡竹叶、通草清热生津、利尿通淋，砂仁、木香行气化湿和胃。二诊时湿热渐消而脾胃运化功能失司，减清热利湿之品，加健脾消积以助运化。三诊时湿热虽清而胃阴已伤，故转投养阴清热、调理脾胃之品以善后。

〔邓旭，冯松杰.连朴饮合五苓散治疗肾系疾病湿热证验案 3 则［J］.江苏中医药，2018，50（4）：55-57.〕

第三节　利水渗湿剂

利水渗湿剂，适用于水湿壅盛所致的水肿、泄泻等证。常用甘淡利水药如茯苓、泽泻、猪苓等为主组方。代表方如五苓散、五皮散。

一、五苓散

【出处】东汉·张仲景《伤寒论》

【组成】猪苓十八铢（去皮，9g） 泽泻一两六铢（15g） 白术十八铢（9g） 茯苓十八铢（9g） 桂枝半两（去皮，6g）

【用法】捣为散，以白饮和服方寸匕，日三服，多饮暖水，汗出愈，如法将息（现代用法：散剂，每服 6～10g；汤剂，水煎服，多饮热水，取微汗，用量按原方比例酌定）。

【功效】利水渗湿，温阳化气。

【主治】膀胱气化不利之蓄水证。小便不利，头痛微热，烦渴欲饮，甚则水入即吐；或脐下动悸，吐涎沫而头目眩晕；或短气而咳；或水肿、泄泻。舌苔白，脉浮或浮数。

【歌诀】五苓散治太阳腑，白术泽泻猪苓茯，
　　　　桂枝化气兼解表，小便不利水饮逐。

【方解】

方解见表 21-8。

表 21-8　五苓散方解

君	泽泻	甘淡，直达肾与膀胱，利水渗湿
臣	茯苓、猪苓	增强泽泻利水渗湿之力
佐	白术、茯苓	健脾，运化水湿
	桂枝	温阳化气以助利水，解表散邪以祛表邪

【临床应用】

1.临证应用　本证为膀胱化气不利、水湿内聚所致。以小便不利，水肿腹胀，呕逆泄泻，渴不思饮为辨证要点。水肿兼有表证者，与越婢汤合用；水湿壅盛者，与五皮散合用；泄泻偏于热者，去桂枝，加车前子、木通以利水清热。

2.现代疾病应用　急慢性肾炎、水肿、肝硬化腹水、心源性水肿、急性肠炎、尿潴留、脑积水等。

3.使用注意　方中药性偏于渗利，只宜暂用，不可久服。

【医案精选】

脾虚湿停之水肿案

某女，20 岁，1999 年 7 月初诊。

症见：发热 3 月，全身浮肿，肌肉关节疼痛，面起蝶斑，小便量少，多泡沫，胸闷心烦，全身乏力，舌淡红，苔白厚，脉滑数。在河南某医院诊断为系

统性红斑狼疮，予甲基泼尼松龙、环磷酰胺冲击治疗，发热减轻，体温波动在36.5～37.5℃，余症不减，为求中西医结合治疗，住入我科。

辨证：阴阳毒（脾虚湿停型）。

治法：健脾利水湿。

方药：猪苓 18g，泽泻 30g，茯苓 18g，白术 12g，桂枝 6g，白茅根 15g，炒山药 15g，黄芪 15g，丹参 15g。日 1 剂，水煎服。

用药 8 周，水肿消退，诸症基本消失，改服六味地黄丸加减以巩固疗效。

按语：根据"小便量少""全身浮肿"及"全身乏力""苔白厚"等要点，辨为脾虚湿停证，重用咸寒之泽泻，直达肾与膀胱，渗湿利水；茯苓、猪苓、白茅根甘淡利湿，而白茅根兼清肺以通调水道，下输膀胱，可增利水之力；白术、炒山药、黄芪健脾益气以助运化水湿；桂枝通阳化气，助膀胱气化以通利水湿。另配丹参化瘀通络，合兼温通血脉之功之桂枝，并治"肌肉关节疼痛"。

〔赵东鹰.五苓散验案四则［J］.山东中医杂志，2006，25（10）：713-714.〕

二、五皮散

【出处】东汉·华佗《华氏中藏经》

【组成】生姜皮　桑白皮　陈橘皮　大腹皮　茯苓皮各等分（各 9g）

【用法】上为粗末，每服三钱（9g），水一盏半，煎至八分，去滓，不拘时候温服，忌生冷油腻硬物（现代用法：水煎服）。

【功效】利水消肿，理气健脾。

【主治】脾虚湿盛，气滞水泛之皮水证。一身悉肿，肢体沉重，心腹胀满，上气喘急，小便不利，以及妊娠水肿，苔白腻，脉沉缓。

【歌诀】五皮散用五种皮，苓腹陈姜桑白齐，
　　　　利水消肿理健脾，脾虚湿滞皮水医。

【方解】

方解见表 21-9。

表 21-9　五皮散方解

君	茯苓皮	利水消肿
臣	大腹皮、橘皮	行气消胀，利水消肿；理气和胃，醒脾化湿
佐	生姜皮	和脾散水消肿
	桑白皮	清降肺气，通调水道以利水消肿

【临床应用】

1.临证应用　本证为脾虚湿盛，气滞水泛所致。以一身悉肿，肢体沉重，心腹胀满，上气喘急，小便不利，苔白腻，脉沉缓为辨证要点。偏寒者，加附子、

干姜等温阳利水；偏热者，加滑石、木通等清利湿热；妊娠水肿，加白术等健脾利湿而安胎。

2. 现代疾病应用　肾炎水肿、心源性水肿、妊娠水肿等。

3. 使用注意　切忌生冷、油腻、坚硬等物。

【医案精选】

脾虚湿盛之鼓胀案

患者段某，女，61岁，因腹胀，纳差，乏力半年，加重伴皮肤黄染两月余，于2007年11月29日收住院治疗。患者于6月前无明显诱因出现腹胀，以进食后为甚，伴纳差，乏力，近2月上述症状加重，曾去县人民医院求治，诊断为慢性乙型肝炎、肝硬化（失代偿期），遂转他院进一步诊治，经给予输注白蛋白、呋塞米等对症支持治疗半月后，腹胀有所减轻，故返回当地继续治疗。入院症见：身目黄染，色暗，全身浮肿，腹胀，纳差，乏力，口干不欲饮，舌质淡红，苔白，脉濡缓。入院查肝功能：总胆红素36μmol/L，谷丙转氨酶131.1U/L，谷草转氨酶66U/L，白蛋白28.17g/L。血常规示：白细胞6.6×10^9/L，红细胞2.6×10^{12}/L，血红蛋白90g/L；尿常规：尿胆红素（+），白细胞（+）；血沉37mm/h，凝血酶原时间15秒；乙肝三系统：大三阳。诊断为乙肝所致肝硬化失代偿期。

辨证：脾虚湿盛。

治法：健脾利水化湿。

方药：五皮散加减。药物组成：茯苓皮10g，生姜皮6g，陈皮10g，大腹皮10g，桑白皮20g，泽泻6g，牛膝20g，车前草10g，丹参10g，鳖甲30g，益母草30g，党参30g，炒白术30g，山药30g，山茱萸10g，枳壳20g，延胡索10g，川楝子10g，山楂10g，麦芽20g。服用30剂后，身目不黄，全身无浮肿，无腹胀，纳食量较前增加，小便量可，舌质淡红，苔白，脉缓。

按语：患者身目黄染，色暗，腹胀满，纳差，乏力，全身浮肿，小便量少，舌质淡红，苔白，脉濡缓；辨证为鼓胀脾虚湿盛型，脾虚湿盛，水溢肌肤腠理，致腹胀满，全身浮肿，脾虚湿阻，阳气不宣，胆汁外泄，故身目黄染，色暗；脾气不足，故纳差，乏力；肾气不足无以化水，故小便量少；舌质淡红，苔白，脉濡缓，均为脾虚湿阻之象。方用五皮散，方中茯苓皮为君，取其甘淡渗利，行水消肿。以大腹皮下气行水，消肿除满；陈皮理气和胃，醒脾化湿，佐以桑白皮降肺气，以通调水而利水消肿；生姜皮和脾降肺，行水消肿而除胀满。五药相合，共奏利水消肿、理气健脾之效。同时配合健脾益气之党参、山药、炒白术，活血化瘀软坚散结之鳖甲、益母草、丹参，使患者难治性腹水全部消退。

〔张艳梅，王银香．五皮散加减治疗肝硬化晚期顽固性腹水一例［C〕．甘肃省中医药学会2008年学术年会论文集，2008，（7）：94-95．〕

第四节 温化寒湿剂

温化寒湿剂，适用于阳虚不能化水或湿从寒化所致的痰饮、水肿等。常用温阳药如干姜、桂枝、附子，与健脾祛湿药如茯苓、白术等组方。代表方如实脾散、真武汤。

一、实脾散

【出处】宋·严用和《重订严氏济生方》

【组方】厚朴（去皮，姜制） 炒白术 木瓜（去瓣） 木香（不见火） 草果仁 大腹子 附子（炮，去皮脐） 白茯苓（去皮） 干姜（炮）各一两（各30g） 炙甘草半两（15g）

【用法】上哎咀，每服四钱（12g），水一盏半，生姜五片，大枣一枚，煎至七分，去滓，温服，不拘时服（现代用法：加生姜、大枣，水煎服，用量按原方比例酌减）。

【功效】温阳健脾，行气利水。

【主治】脾肾阳虚、水气内停之阴水。身半以下肿甚，手足不温，口中不渴，胸腹胀满，大便溏薄，舌苔白腻，脉沉弦而迟者。

【歌诀】实脾温阳行利水，干姜附苓术草随，
　　　　木瓜香槟朴草果，阳虚水肿腹胀祟。

【方解】

方解见表21-10。

表 21-10　实脾散方解

君	附子、干姜	温肾暖脾，扶阳抑阴
臣	茯苓、白术	渗湿健脾，使水湿从小便，去增强泽泻利水渗湿之力
佐	木瓜	除湿醒脾和中
	厚朴、木香、大腹子（槟榔）、草果	行气导滞，令气化则湿化，气顺则胀消
佐使	生甘草、生姜、大枣	合生姜、大枣益脾和中，甘草兼调和诸药

【临床应用】

1.临证应用 本证为脾肾阳虚、水气内停所致。以身半以下肿甚，胸腹胀满，舌苔白腻，脉沉迟为辨证要点。气短乏力，倦怠懒言者，加黄芪补气以助行水；小便不利，水肿甚者，加猪苓、泽泻以增利水消肿之功；大便秘结者，加牵牛子以通利二便。

2.现代疾病应用 慢性肾小球肾炎、心源性水肿、肝硬化腹水等。

3. 使用注意　属阳水者不宜。

【医案精选】

脾肾阳虚之鼓胀案

郭某，男，45 岁，因间歇性腹水 2 年，加重 3 月，于 1998 年 1 月 16 日就诊。

症状：患者既往有乙肝病史 10 年。入院时精神萎靡，怯寒乏力，咽干渴，频欲冷饮，腹胀不能平卧，但苦气短，尿少，大便 4 日未行，偶有矢气。查：弥漫性腹膨隆，大量腹水，腹围 76cm，脐脐下 2cm，下肢水肿（++）。B 超示：①肝硬化并大量腹水；②脾脏重度肿大。入院后经利尿、保肝、补充蛋白等处理，病证未见缓解。诊治时已住院 16 天，自述腹胀甚，纳差，大便 4 日未行，舌红，苔白腻，脉细滑无力，余症同前。

辨证：气水双鼓证（脾肾阳虚型）。

治法：培土益火，破气利水。

方剂：实脾散加减。处方：茯苓 30g，干姜 10g，炒白术 30g，桂枝 15g，大腹皮 15g，炒莱菔子 20g，厚朴 10g，附片 10g，麦冬 15g，生地黄 10g，车前子 15g，炙甘草 4g。3 剂，服药后患者每日排气排便 2～3 次，期间停用西医利尿及白蛋白治疗。

复诊：3 剂服完后，患者自述无腹胀，二便调。查：腹水量少，腹围 72cm，脾肋缘下 2cm，下肢不肿。既已有效，上方随症加减，病未进渐减。

按语：患者因"腹水"加重而入院，其与"纳差""怯寒乏力"并见，可辨为脾阳虚证，"遂投实脾散加减"治疗。患者以正虚为主，故改槟榔为作用缓和之大腹皮，并去原方中木香、草果，可使行气利水而不伤正。另加用桂枝助干姜、附子扶阳抑阴，并助膀胱气化而利水；炒莱菔子下气消食，助厚朴除腹胀；车前子利水渗湿，助茯苓消肿而不伤中，三者共同加强实脾散原有功用。

〔孙延春.中药治疗肝硬化中毒性鼓肠 2 例［J］.甘肃中医学院学报，1998，15（4）：43.〕

二、真武汤

【出处】东汉·张仲景《伤寒论》

【组成】茯苓三两（9g）　芍药三两（9g）　白术二两（6g）　生姜（切）三两（9g）　附子一枚（9g，去皮，破八片）

【用法】以水八升，煮取三升，去滓，温服七合，日三服（现代用法：水煎服）。

【功效】温阳利水。

【主治】阳虚水泛证。畏寒肢厥，小便不利，心下悸动不宁，头目眩晕，身体筋肉瞤动，站立不稳，四肢沉重疼痛，浮肿，腰以下为甚；或腹痛，泄泻；或咳喘呕逆。舌质淡胖，边有齿痕，舌苔白滑，脉沉细。

【歌诀】真武附苓术芍姜，温阳利水壮肾阳，

脾肾阳虚水气停，腹痛悸眩瞤惕恙。

【方解】

方解见表 21-11。

表 21-11　真武汤方解

君	附子	温肾助阳，以化气行水，兼暖脾土，以温运水湿
臣	茯苓	利水渗湿
	白术	健脾燥湿
佐	生姜	既助附子温阳散寒，又合茯苓、白术宣散水湿
	白芍	利小便以行水气；柔肝缓急以止腹痛；敛阴舒筋以解筋肉瞤动；防止附子燥热伤阴

【临床应用】

1. 临证应用　本证为脾肾阳虚、水气内停所致。以小便不利、肢体沉重或浮肿，舌质淡胖，苔白脉沉为辨证要点。水寒射肺而咳者，加干姜、细辛温肺化饮，五味子敛肺止咳；阴盛阳衰而下利甚者，去芍药之阴柔，加干姜以助温里散寒；水寒犯胃而呕者，加重生姜用量以和胃降逆，更加吴茱萸、半夏以助温胃止呕。

2. 现代疾病应用　慢性肾小球肾炎、心源性水肿、甲状腺功能低下、慢性支气管炎、慢性肠炎、肠结核等。

3. 使用注意　服用时忌生冷油腻之物。

【医案精选】

阳虚水停之动风案

钱某，男，43岁，某酒厂锅炉工。1996年1月9日来诊。

现症见：双上肢震颤，脉诊时亦然，稍用力固定方止，面色白似肿，按之不凹陷，吐灰色痰（可能与职业有关），大小便尚属正常，舌质淡，苔白润，脉细弱。

辨证：阳虚水停。

治法：温阳利水。

方药：真武汤加减。处方：熟附子12g（先煎20分钟），白术15g，茯苓20g，芍药15g，生姜10g。嘱服3剂。

复诊：二诊时患者自述服药后感觉舒服，但观之双上肢震颤并无明显减弱，他症及舌脉同前。因患者服药后自感舒服，又无其他不良反应，故嘱原方再进3剂。三诊时患者自述震颤偶尔有停止之时，脉诊时已不用再用力固定，舌脉仍同前。说明方已对证，再进3剂。四诊时，震颤已明显减弱，端杯饮水已不外溢，面色始转荣，已无似肿之感，脉也较前有力，再进3剂。五诊时震颤偶作且极

微，需仔细观察方觉，其他症状也明显改善，唯吐灰痰同前。病已十去八九，再进 3 剂以巩固疗效。

按语：根据患者双上肢震颤，面色白似肿，苔白润，按之不凹陷，辨证为阳虚水停，故"治以真武汤加减"。方中熟附子、生姜温阳散水，茯苓、白术健脾助运，芍药舒筋缓急，合则使阳复、阴化、水行，筋脉柔顺，故震颤向愈。

〔彭雪红. 仲景方验案三则［J］. 江苏中医，1998，19（7）：31.〕

第五节　祛湿化浊剂

完带汤

【**出处**】清·傅山《傅青主女科》

【**组成**】白术一两（土炒，30g）　山药一两（炒，30g）　人参二钱（6g）　白芍五钱（酒炒，15g）　车前子三钱（酒炒，9g）　制苍术二钱（9g）　甘草一钱（3g）　陈皮五分（2g）　黑芥穗五分（2g）　柴胡六分（2g）

【**用法**】水煎服。

【**功效**】补脾疏肝，化湿止带。

【**主治**】脾虚肝郁，湿浊带下。带下色白，清稀如涕，面色㿠白，倦怠便溏，舌淡苔白，脉缓或濡弱。

【**歌诀**】完带汤中二术陈，车前甘草及人参，
　　　　　柴芍怀山黑芥穗，化湿止带此方能。

【**方解**】

方解见表 21-12。

表 21-12　完带汤方解

君	白术、山药	补脾祛湿
臣	人参	补中益气
	苍术	燥湿运脾
	白芍	柔肝理脾
	车前子	利湿清热
佐	陈皮	理气燥湿
	柴胡、黑芥穗	得白术则升发脾胃清阳，配白芍则疏肝解郁
使	生甘草	调和诸药

【**临床应用**】

1. 临证应用　本证为脾虚肝郁、湿浊下注所致。以带下清稀色白，舌淡苔白，脉濡缓为辨证要点。兼湿热，带下兼黄色者，加黄柏、龙胆草以清热燥湿；

兼有寒湿，小腹疼痛者，加炮姜、盐茴香以温中散寒；腰膝酸软者，加杜仲、续断以补益肝肾；日久病滑脱者，加龙骨、牡蛎以固涩止带。

2. 现代疾病应用　阴道炎、宫颈糜烂、盆腔炎等。

3. 使用注意　湿热下注者不宜。

【医案精选】

脾虚带下案

陈某，30 岁，1998 年 5 月 20 日初诊。

症状：因家中变故悲伤而起，近月来自觉白带量多，绵绵不断，日换内裤两次，白带色白质清稀，有轻微腥味，面色萎黄，精神倦怠，胃纳不佳，便软，腰酸，舌质淡，苔薄白，脉细弱。

辨证：带下病（脾虚型）。

治法：健脾益气，除湿止带佐补肾。

方剂：完带汤加减。处方：炒党参 15g，炙黄芪 15g，炒白术 20g，怀山药 30g，苍术 10g，陈皮 10g，炒柴胡 4.5g，荆芥 4.5g，车前子 12g（包煎），芡实 15g，白鸡冠花 10g，炒杜仲 12g。7 剂，水煎服。

二诊：药后白带量较前减少，精神好转，唯腰酸仍明显，治宗原法出入。方药：炒党参 15g，炙黄芪 15g，炒白术 20g，怀山药 30g，陈皮 10g，焦谷芽 10g，车前子 12g（包煎），芡实 12g，炒杜仲 12g，炒川续断 12g，金樱子 12g，覆盆子 12g。服用 14 剂痊愈。

按语：白带量多清稀，有轻微腥味，面色萎黄，精神倦怠，胃纳不佳，舌淡，脉细弱，辨证为脾虚内湿下注。治疗当健脾渗湿为主，佐以升脾阳、疏肝、补肾、固涩止带，正可用补脾疏肝、祛湿止带的完带汤为基础加味。加芡实、山药补肾固涩，加芡实、杜仲止腰酸，白鸡冠花止带。7 剂后，除腰酸外，余症均明显好转，遂再添续断、金樱子、覆盆子加强补肾力量，后两者还可收涩止带，又 14 剂痊愈。

〔贾晓航.完带汤治疗带下病 70 例［J］.河南中医，2002，22（1）：52.〕

第六节　祛风胜湿剂

祛风胜湿剂，适用于风湿在表所致的头痛身重，或风湿侵袭痹阻经络所致的腰膝顽麻痛痹等。常用祛风湿药如羌活、独活、防风、秦艽、桑寄生等为主组方。代表方如独活寄生汤。

独活寄生汤

【出处】唐·孙思邈《备急千金要方》

【组成】独活三两（9g）　桑寄生　杜仲　牛膝　细辛　秦艽　茯苓　肉桂

心 防风 川芎 人参 甘草 当归 芍药 干地黄各二两（各6g）

【用法】上咬咀，以水一斗，煮取三升，分三服，温身勿冷也（现代用法：水煎服）。

【功效】祛风湿，止痹痛，益肝肾，补气血。

【主治】痹证日久，肝肾两虚，气血不足证。腰膝疼痛、痿软，肢节屈伸不利，或麻木不仁，畏寒喜温，心悸气短，舌淡苔白，脉细弱。

【歌诀】独活寄生艽防辛，归芎地芍桂苓均，

杜仲牛膝人参草，顽痹风寒湿是因。

【方解】

方解见表21-13。

表21-13 独活寄生汤方解

君	独活	祛下焦与筋骨间的风寒湿邪
臣	细辛、防风、秦艽、桂心	祛风寒湿邪
佐	生姜、桑寄生、杜仲、牛膝	补益肝肾而强壮筋骨
使	当归、川芎、干地黄、白芍	养血活血
	人参、茯苓	健脾益气
	甘草	调和诸药

【临床应用】

1. 临证应用 本证为肝肾两虚、气血不足所致。以腰膝冷痛，肢节屈伸不利，心悸气短，脉细弱为辨证要点。痹证疼痛较剧者，加制川乌、制草乌、白花蛇舌草等以助搜风通络，活血止痛；寒邪偏盛者，加附子、干姜以温阳散寒；湿邪偏盛者，去干地黄，加防己、薏苡仁、苍术以祛湿消肿；正虚不甚者，减干地黄、人参。

2. 现代疾病应用 慢性关节炎、类风湿关节炎、风湿性坐骨神经痛、腰肌劳损、骨质增生症、小儿麻痹等。

3. 使用注意 痹证之属湿热实证者忌用。

【医案精选】

风寒湿留滞经络案

周某，男，38岁，农民。1994年9月17日初诊。

症状：腰痛3年，有外伤史，疼痛性质多为胀痛、酸痛，弯腰或负重则疼痛加重，与气候变化有关。脉弦而沉，舌象正常，一般情况尚可。X线示：第3～5腰椎骨质增生。

辨证：风寒湿留滞经络，兼有肾虚、瘀阻。

治疗：祛风湿，止痹痛，益肝肾，补气血。

方剂：独活寄生汤加减。处方：独活10g，桑寄生10g，秦艽15g，防风

10g，细辛 3g，肉桂 3g，杜仲 10g，怀牛膝 20g，白芍 10g，当归 10g，熟地黄 10g，党参 10g，茯苓 10g，乌梢蛇 10g，土鳖虫 10g，甘草 5g。5 剂。服药后其腰痛和不良反应完全消失。至今已两月余，天气虽转寒冷，亦未复发。

按语：患者有腰痛外伤病史，疼痛性质多为胀痛、酸痛，弯腰或负重则疼痛加重，与气候变化有关。脉弦而沉，舌象正常，辨证为腰痛，风寒湿留滞经络，兼有肾虚、瘀阻，治疗祛风湿，止痹痛，益肝肾，补气血，方用独活寄生汤加减，独活祛下焦与筋骨间的风寒湿邪；桑寄生、杜仲、怀牛膝补益肝肾而强壮筋骨；当归、川芎、地黄、白芍养血活血。

〔柏贤劳．独活寄生汤加乌梢蛇、土鳖引起不良反应1例［J］．江西中医药，1997，28（2）：61．〕

复习思考题

1. 实脾散与真武汤在组成、功用、主治上有何异同？
2. 三仁汤的主治证有哪些症状？其方药配伍有何特点？
3. 茵陈蒿汤的适应证是什么？
4. 藿香正气散的辨证要点是什么？
5. 五苓散功用和主治证是什么？

第二十二章 祛痰剂

扫一扫,查阅本章数字资源,含PPT、音视频、图片等

【概念】凡以祛痰药为主组成,具有消除痰涎作用,治疗各种痰病的方剂,统称祛痰剂。

【适应范围】祛痰剂适用于各种痰病,痰病的范围很广,临床表现多样,"在肺则咳,在胃则呕,在头则眩,在心则悸,在背则冷,在胁则胀,其变不可胜穷也"。凡因痰所致的咳嗽、喘促、头痛、眩晕、胸痹、呕吐、中风、痰厥、癫狂、惊痫,以及痰核、瘰疬等,均可用祛痰剂治疗。

【立法依据】祛痰剂是根据《黄帝内经》"客者除之",《金匮要略》"病痰饮者,当以温药和之",清费伯雄"湿则宜燥,火则宜清,风则宜散,寒则宜温,气则宜顺,食则宜消"的原则立法,属八法中的"消法"。

【分类】依据痰性质有湿痰、热痰、寒痰、燥痰、风痰之别,分五类。

$$\begin{cases} 燥湿化痰——湿痰证 \\ 清热化痰——热痰证 \\ 温化寒痰——寒痰证 \\ 润燥祛痰——燥痰证 \\ 治风化痰——风痰证 \end{cases}$$

【注意事项】

1. 首先应辨别痰病的性质,分清寒热燥湿的不同。

2. 注意病情,辨清标本缓急。有咳血倾向者,不宜使用燥热之剂,以免引起大量出血;表邪未解或痰多者,慎用滋润之品,以防壅滞留邪,病久不愈。

3. 治疗痰病,不仅要消除已生之痰,而且要着眼于杜绝生痰之本。治痰剂中每多配伍健脾祛湿药,有时酌配益肾之品,以图标本同治。

4. 祛痰剂中又常配伍理气药,因痰随气而升降,气滞则痰聚,气顺则痰消。

第一节 燥湿化痰剂

燥湿化痰剂以燥湿化痰药为主配伍组成，配伍健脾祛湿及理气之品，治疗湿痰证。代表方如二陈汤、温胆汤等。

一、二陈汤

【出处】宋《太平惠民和剂局方》

【组成】半夏五两（15g） 橘红五两（15g） 白茯苓三两（9g） 炙甘草一两半（4.5g） 生姜七片 乌梅一个

【用法】上药㕮咀，每服四钱（12g），用水一盏，生姜七片，乌梅一个，同煎六分，去滓，热服，不拘时候（现代用法：加生姜7片，乌梅1个，水煎温服）。

【功效】燥湿化痰，理气和中。

【主治】湿痰证。咳嗽痰多，色白易咯，恶心呕吐，胸膈痞闷，肢体困重，或头眩心悸，舌苔白滑或腻，脉滑。

【歌诀】二陈汤用半夏陈，苓草梅姜一并存，

理气祛痰兼燥湿，湿痰为患此方珍。

【方解】

方解见表22-1。

表22-1 二陈汤方解

君	半夏	辛温性燥，燥湿化痰，和胃降逆
臣	橘红	理气行滞，燥湿化痰
	茯苓	健脾渗湿
佐	生姜	制半夏之毒，协助半夏化痰降逆、和胃止呕
	乌梅	收敛肺气（散中兼收，防燥散伤正）
佐使	炙甘草	健脾和中，调和诸药

【临床应用】

1. 临证应用 本证为脾失健运、湿聚成痰所致。以咳嗽，呕恶，痰多色白易咯，舌苔白腻，脉滑为辨证要点。湿痰，加苍术、厚朴以燥湿；热痰，加胆南星、瓜蒌以清热化痰；寒痰，加干姜、细辛以温化寒痰；风痰眩晕，加天麻、僵蚕以祛风；食痰，加莱菔子、麦芽以消食；郁痰，加香附、青皮、郁金以行气解郁；痰流经络之瘰疬、痰核，加海藻、昆布、牡蛎以软坚散结。

2. 现代疾病应用 慢性支气管炎、慢性胃炎、梅尼埃病、神经性呕吐等。

3. 使用注意 本方性燥，燥痰者慎用；吐血、消渴、阴虚、血虚者忌用本方。

【医案精选】

痰湿阻络案

陈某，女，40 岁，工人。1992 年 10 月 23 日初诊。

症见：闭经 4 个月，妇科检查未见异常，经用激素，未效。近月来带下绵绵，晨起痰多，黏稠色白，纳谷减少。苔白腻，脉细滑。

辨证：湿痰阻于冲任，胞脉闭塞。

治法：健脾燥湿化痰，佐以行气，活血调经。

方药：半夏 10g，陈皮 5g，苍术 10g，香附 5g，熟地黄 12g，鸡血藤 20g，茯苓 10g，甘草 3g。7 剂，每日 1 剂，水煎服。

复诊：药后痰即转少，带下亦大减，纳谷渐增，原方续服 7 剂，经行。

按语：从苔、脉、症结合辨证，本案系脾虚湿痰阻于冲任，胞脉闭阻而致经闭。方中以二陈汤加苍术，健脾燥湿化痰，复脾运之常；以香附、鸡血藤理气活血以通经。痰由津液所化，痰多势必导致阴血亏损，燥湿化痰之品又多香燥，易伤阴血，故方中佐以熟地黄滋阴养血，温而不燥，补而不滞，收相反相成之妙。诸药合用，融健脾燥湿化痰、养血行气活血于一方。

〔黄万钧.二陈汤的临床运用［J］.甘肃中医，1998（5）：30-31.〕

二、温胆汤

【出处】宋·陈无择《三因极一病证方论》

【组成】半夏二两（60g） 竹茹二两（60g） 枳实二两（60g） 陈皮三两（90g） 炙甘草一两（30g） 茯苓一两半（45g） 生姜五片 大枣一枚

【用法】上锉为散。每服四大钱（12g），水一盏半，加生姜五片，大枣一枚，煎七分，去滓，食前服（现代用法：加生姜 5 片，大枣 1 枚，水煎服，用量按原方比例酌减）。

【功效】理气化痰，和胃利胆。

【主治】胆郁痰扰证。胆怯易惊，头眩心悸，心烦不眠，夜多异梦；或呕恶呃逆，眩晕，癫痫。苔白腻，脉弦滑。

【歌诀】温胆夏茹枳陈助，佐以茯草姜枣煮，

理气化痰利胆胃，胆郁痰扰诸症除。

【方解】

方解见表 22-2。

表 22-2　温胆汤方解

君	半夏	辛温，燥湿化痰，和胃止呕
臣	竹茹	甘而微寒，清热化痰，除烦止呕
	陈皮	辛苦温，理气行滞，燥湿化痰
	枳实	辛苦微寒，降气导滞，消痰除痞

续表

佐	茯苓	健脾渗湿，以杜生痰之源
	生姜、大枣	调和脾胃，且生姜兼制半夏毒性
佐使	炙甘草	调和诸药

【临床应用】

1.临证应用 本证为素体胆气不足，复由情志不遂，胆失疏泄，气郁生痰，痰浊内扰，胆胃不和所致。以心烦不寐，眩悸呕恶，苔白腻，脉弦滑为辨证要点。心热烦甚者，加黄连、山栀子、豆豉以清热除烦；失眠者，加琥珀粉、远志以宁心安神；惊悸者，加珍珠母、生牡蛎、生龙齿以重镇定惊；呕吐呃逆者，加紫苏叶或紫苏梗、枇杷叶、旋覆花以降逆止呕；眩晕，加天麻、钩藤以平肝息风；癫痫抽搐，可加胆南星、钩藤、全蝎以息风止痉。

2.现代疾病应用 神经官能症、急慢性胃炎、消化性溃疡、慢性支气管炎、梅尼埃病、更年期综合征、癫痫等。

3.使用注意 凡心脾两虚，气血不足之失眠心悸，以及胃寒呕吐均不宜用。

【医案精选】

痰湿中阻案

杨某，男，3岁。2005年12月30日初诊。

症见：其母代诉，此儿间断发生呕吐，两年许而不愈，恶心，呕吐，每于饭后或咳嗽时加重，呕吐物为胃内容物，有时是清水痰涎，舌淡红，苔薄白，指纹红淡紫。

辨证：痰湿中阻。

治法：理气化痰，和胃止呕。

方药：陈皮10g，法半夏10g，茯苓12g，枳实10g，竹茹10g，甘草6g，生姜2片，砂仁6g。7剂，水煎服。

复诊：服前药7剂后，患者一般情况尚可，呕吐次数较前明显较少。

按语：小儿"脾常不足"，肠胃虚弱，间断呕吐两年许而不愈，必致运化失司，痰湿蕴阻，内伤脾胃。脾喜燥恶湿，予温胆汤加减化其痰湿，湿去而脾健，呕吐自止。病虽去，当复脾之运化，故二诊加四君子汤，使脾胃健而呕痰痊愈。

（何清湖.熊继柏临证医案实录［M］.北京：中国中医药出版社，2010.）

第二节 清热化痰剂

清热化痰剂以清热化痰药为主，配伍理气药组成，适用于热痰证。代表方如清气化痰丸等。

清气化痰丸

【出处】明·吴昆《医方考》

【组成】陈皮一两（30g） 杏仁一两（30g） 枳实一两（30g） 黄芩一两（30g） 瓜蒌仁一两（30g） 茯苓一两（30g） 胆南星一两半（45g） 制半夏一两半（45g） 生姜（100g）

【用法】姜汁为丸。每服6g，温开水送下（现代用法：以上8味，除瓜蒌仁霜外，其余黄芩等7味药粉碎成细粉，与瓜蒌仁霜混匀，过筛。另取生姜100g，捣碎加水适量，压榨取汁，与上述粉末泛丸，干燥即得。每服6～9g，每日2次，小儿酌减；亦可作汤剂，加生姜水煎服，用量按原方比例酌减）。

【功效】清热化痰，理气止咳。

【主治】痰热咳嗽。咳嗽气喘，咯痰黄稠，胸膈痞闷，甚则气急呕恶，烦躁不宁，舌质红，苔黄腻，脉滑数。

【歌诀】清气化痰胆星蒌，夏芩杏陈枳实投，
　　　　茯苓姜汁糊丸服，气顺火清痰热瘳。

【方解】

方解见表22-3。

表22-3 清气化痰丸方解

君	胆南星、瓜蒌仁	清热化痰，瓜蒌仁尚能导痰热从大便而下
臣	半夏、黄芩	化痰散结，清热降火（去性存用）
佐	杏仁	降利肺气以宣上
	陈皮	理气化痰以畅中
	枳实	破气化痰以宽胸
	茯苓	健脾渗湿，杜生痰之源
使	姜汁	为开痰之先导

【临床应用】

1.临证应用 本证为痰阻气滞，气郁化火，痰热互结所致。以咯痰黄稠，胸膈痞闷，舌红苔黄腻，脉滑数为辨证要点。痰多气急者，加鱼腥草、桑白皮以泻肺热；痰稠胶黏难咯者，减半夏用量，加青黛、蛤粉以清热化痰；恶心呕吐明显者，加竹茹以止呕；烦躁不眠者，可去黄芩，加黄连、山栀子，加琥珀粉、远志以宁心安神。

2.现代疾病应用 肺炎、急性支气管炎、慢性支气管炎急性发作等。

3.使用注意 儿童、孕妇、体质虚弱、脾胃虚寒及过敏体质者慎用；忌食辛辣、油腻食物。

【医案精选】

痰热壅肺案

王某，男，75 岁，退休干部。2001 年 1 月 2 日初诊。

症见：反复发作性咳嗽 5 年，再发并加重 2 周。5 年前因受凉后开始出现反复发作性咳嗽、咳痰。发作时需输液抗炎或住院治疗才缓解。2 周前因感冒后上症再发并加重。X 线片示：支气管感染。住院 12 天，经抗感染治疗，症状未见明显好转，而转中医诊治。诊见：咳嗽痰多，色黄难咯，胸闷气急，烦热口干，便结尿黄，舌红，苔黄腻，脉滑数。

辨证：痰热壅肺，肺气上逆。

治法：清热化痰，下气止咳。

方药：陈胆南星 3g，黄芩 10g，制半夏 9g，苦杏仁 6g，枳壳 4.5g，陈皮 4.5g，茯苓 12g，瓜蒌子 2g，芦根 15g。4 剂，水煎服。

复诊：4 剂后解大便 2 次，咳嗽气急减轻，痰易咯出，宗原方续进 3 剂，诸症消失，随访 3 月未发。

按语：据患者咳嗽痰多，色黄难咯，胸闷气急，烦热口干，便结尿黄，舌红，苔黄腻，脉滑数，辨证痰热壅肺，肺失宣降，肺气上逆，方用清气化痰丸加减，加芦根清肺胃热，加强清热作用。4 剂后解大便 2 次，咳嗽气急减轻，痰易咯出，续服 3 剂治愈。

〔林海飞.清气化痰丸治疗痰热壅肺型咳嗽 122 例［J］.新中医，2001（12）：54–55.〕

第三节 温化寒痰剂

温化寒痰剂以温化寒痰药为主配伍组成，治疗寒痰证。代表方如三子养亲汤等。

三子养亲汤

【出处】《皆效方》，录自日本·丹波元简《杂病广要》

【组成】 紫苏子（9g） 白芥子（9g） 莱菔子（9g）

【用法】 上药各洗净，微炒，击碎。看何证多，则以所主者为君，余次之。每剂不过三钱（9g），用生绢小袋盛之，煮作汤饮，代茶水啜用，不宜煎熬太过（现代用法：三药微炒，捣碎，布包微煮，频服）。

【功效】 温肺化痰，降气消食。

【主治】 痰壅气逆食滞证。咳嗽喘逆，痰多胸痞，食少难消，舌苔白腻，脉滑。

【歌诀】 三子养亲祛痰方，芥苏莱菔共煎汤，大便时硬加熟蜜，冬寒更可加生姜。

【方解】

方解见表22-4。

表 22-4　三子养亲汤方解

君	白芥子	温肺化痰，利气散结
臣	紫苏子	降气化痰，止咳平喘
佐使	莱菔子	消食导滞，下气祛痰

【临床应用】

1. 临证应用　本证为年老中虚，纳运无权，每致停食生痰，痰盛壅肺，肺失宣降所致。以咳嗽痰多，食少胸痞，舌苔白腻，脉滑为辨证要点。兼有表寒，合用三拗汤。病情得以缓解，可改用六君子汤以善其后。

2. 现代疾病应用　顽固性咳嗽、慢性支气管炎、支气管哮喘、肺心病等。

3. 使用注意　本方终属治标之剂，绝非治本之图，服后一俟病情缓解，即当标本兼治。气虚者不宜单独使用。

【医案精选】

痰热壅肺案

刘某，男，59岁。2005年1月26日初诊。

症见：喘急咳嗽，痰多色白，舌苔黄滑，脉滑。

辨证：痰热壅肺。

治法：清热化痰，止咳平喘。

方药：炙麻黄5g，杏仁10g，炙款冬花15g，法半夏10g，紫苏子10g，黄芩10g，白果10g，桑白皮15g，白芥子10g，炒莱菔子10g，甘草6g。10剂，水煎服。

复诊：诉咳喘显减，腹胀，舌苔薄黄，脉滑。原方加厚朴15g。10剂。服完遂愈。

按语：咳痰色白，似为寒痰。然舌苔黄滑，知其已从阳化热而为痰热。定喘汤清肺化痰热，合"三子"下气消痰，诸症自愈。

（何清湖．熊继柏临证医案实录［M］．北京：中国中医药出版社，2010.）

第四节　润燥化痰剂

润燥化痰剂以润燥化痰药为主配伍组成，治疗燥痰犯肺证。代表方如止嗽散等。

贝母瓜蒌散

【出处】清·程国彭《医学心悟》

【组成】贝母一钱五分（4.5g） 瓜蒌一钱（3g） 花粉八分（2.5g） 茯苓八分（2.5g） 橘红八分（2.5g） 桔梗八分（2.5g）

【用法】水煎服。

【功效】润肺清热，理气化痰。

【主治】燥痰咳嗽。咳嗽呛急，咯痰不爽，涩而难出，咽喉干燥哽痛，苔白而干。

【歌诀】贝母瓜蒌臣花粉，橘红茯苓加桔梗。

肺燥有痰咳难出，润肺化痰此方珍。

【方解】

方解见表22-5。

表 22-5 贝母瓜蒌散方解

君	贝母	润肺清热，化痰止咳
臣	天花粉	清降肺热，生津润燥
佐	橘红	理气化痰
	茯苓	健脾渗湿
佐使	桔梗	引动诸药入肺经

【临床应用】

1.临证应用 本方为治疗燥痰证的常用方。临床应用以咳嗽呛急，咯痰难出，咽喉干燥，苔白而干为辨证要点。加减运用：如兼感风邪，咽痒而咳，微恶风者，可加桑叶、杏仁、蝉蜕、牛蒡子等，以宣肺散邪；燥热较甚，咽喉干涩哽痛明显者，可加麦冬、玄参、生石膏等，以清燥润肺；声音嘶哑，痰中带血者，可去橘红，加南沙参、阿胶、白及等，以养阴清肺，化痰止血。

2.现代疾病应用 本方可用于治疗肺结核、肺炎等属燥痰证者。

3.使用注意 肺肾阴虚、虚火上炎之咳嗽，则非本方所宜。

【医案精选】

燥痰犯肺案

燥咳：柳某，女，35岁，工人。1987年10月30日

诊：咳嗽已半月，干咳无痰，咽燥，胸痛，脉涩，舌苔薄腻，质偏红。此属时令燥咳，用程钟龄贝母瓜蒌散法。以其患腰痛日久，加入补肾之品，使金水相生，上燥亦可好转。

处方：川贝母（研、吞）6g，瓜蒌皮12g，天花粉12g，桔梗5g，生甘草3g，

化橘红 6g，茯苓 12g，南沙参 10g，杏仁 10g，当归 6g，六味地黄丸（包煎）5g。
至同年 12 月 4 日，患者来谓服此方 6 剂咳愈。

（连建伟. 连建伟中医文集. 上海：上海科学技术出版社，2004）

第五节　治风化痰剂

治风化痰剂以平肝息风药与化痰药为主，配伍健脾祛湿药等组成，适用于内风夹痰证。代表方如半夏白术天麻汤。

半夏白术天麻汤

【出处】清·程国彭《医学心悟》

【组成】半夏一钱五分（4.5g）　天麻一钱（3g）　茯苓一钱（3g）　橘红一钱（3g）　白术三钱（9g）　甘草五分（1.5g）　生姜一片　大枣二枚

【用法】生姜一片，大枣二枚，水煎服（现代用法：加生姜 1 片，大枣 2 枚，水煎服）。

【功效】化痰息风，健脾祛湿。

【主治】风痰上扰证。眩晕，头痛，胸膈痞闷，恶心呕吐，舌苔白腻，脉弦滑。

【歌诀】半夏白术天麻汤，苓草橘红枣生姜，

　　　　眩晕头痛风痰盛，痰化风熄复正常。

【方解】

方解见表 22-6。

表 22-6　半夏白术天麻汤方解

君	半夏	燥湿化痰，降逆止呕
	天麻	平肝息风，而止头眩
臣	白术、茯苓	健脾祛湿
佐	橘红	理气化痰
佐使	甘草	和中调药
	生姜、大枣	调和脾胃，生姜兼制半夏之毒

【临床应用】

1. 临证应用　本证为脾湿生痰，湿痰壅遏，引动肝风，风痰上扰清窍所致。以眩晕头痛，舌苔白腻，脉弦滑为辨证要点。兼气虚者，加党参、生黄芪以益气；寒咳痰稀而多者，加干姜、细辛、五味子以温中化饮。

2. 现代疾病应用　耳源性眩晕、高血压、神经性眩晕、癫痫、面神经瘫痪等。

3. 使用注意　阴虚阳亢，气血不足所致之眩晕，不宜使用。

【医案精选】

风痰上扰案

孙某，女，65岁。2006年11月8日初诊。

症见：头晕头胀，恶心欲呕，口干口苦，大便秘结不畅，腹胀腹痛，舌红，苔黄腻，脉滑，右关尤甚。素患高血压，服用降压药维持，近月来血压居高不下，服用降压药不能控制，血压波动在170/100mmHg左右。曾服用天麻钩藤饮、镇肝熄风汤等方加减20余剂，收效甚微。

辨证：湿热壅阻，腑气不通，风痰上扰。

治法：通腑泄湿热，止眩晕。

方药：白术10g，泽泻10g，法半夏10g，陈皮10g，天麻20g，厚朴15，茯苓15g，木香6g，枳实15g，黄连3g，黄芩10g，槟榔片10g，神曲10g（包煎），大黄6g，甘草6g。10剂，水煎服。

复诊：服上方10剂后，大便通畅，腹痛腹胀消除头晕头胀十去七八，更令患者吃惊的是，血压控制得非常平稳，维持在120/80mmHg左右。舌苔转薄黄腻，脉滑。前方再进10剂。

按语：据患者头晕头胀，恶心欲呕，口干口苦，大便秘结不畅，腹胀腹痛，辨证为湿热壅阻，腑气不通，风痰上扰，方用半夏白术天麻汤化痰止眩，木香导滞丸加厚朴清化湿热，行气通腑，双管齐下，10剂后诸症明显好转，续服10剂治愈。

（何清湖．熊继柏临证医案实录［M］．北京：中国中医药出版社，2010.）

复习思考题

1.从主治病证、配伍和功效上鉴别导痰汤和涤痰汤。
2.温胆汤的功效和主治是什么？
3.简述止嗽散的适应证。
4.简述半夏白术天麻汤的配伍意义及主治病证。

第二十三章　消食及驱虫剂

扫一扫，查阅本章数字资源，含PPT、音视频、图片等

第一节　消食剂

【概念】凡以消食药为主组成，具有消食健脾或化积导滞等作用，主治各种食积证的方剂，称为消食剂。

【适应范围】消法的适应范围非常广泛，凡因气、血、痰、湿、食等积聚而形成的有形之邪，均可用之，但主要适用于饮食积滞内停，见有脘腹痞满胀痛，嗳腐吞酸，厌食呕恶等症状。

【立法依据】一般认为，食停上脘，有上逆之势者，当吐之，即"其高者，因而越之"；食停肠腑，有坚结之形者，当下之，以"其在下者，引而竭之"。本章方剂所治，乃宿食停于中脘，既无上逆之势，又无坚结之形，吐、下均不相宜，唯消之、化之、散之，方可邪去正安。属于"八法"中消法的范畴。

【分类】食积多是由于饮食不节，暴饮暴食，或脾虚饮食不消，故本章分为两类。

$$\begin{cases} 消食化滞——食积证 \\ 健脾消食——脾虚食积证 \end{cases}$$

【注意事项】
消食剂虽作用缓和，但亦属攻伐之剂，故不宜长期服用，纯虚无实者禁用。

一、保和丸

【出处】明·朱震亨《丹溪心法》

【组成】山楂六两（180g）　神曲二两（60g）　半夏三两（9g）　茯苓三两

（90g）　陈皮一两（30g）　连翘一两（30g）　莱菔子一两（30g）

【用法】上为末，炊饼为丸，如梧子大，每服七八十丸，食远白汤下（现代用法：共为末，水泛为丸，每服 6～9g，食后温开水送下。亦可水煎服）。

【功效】消食和胃。

【主治】食积证。脘腹痞满胀痛，嗳腐吞酸，恶食呕恶，或大便泄泻，舌苔厚腻微黄，脉滑。

【歌诀】保和神曲与山楂，苓夏陈翘菔子加，
　　　　炊饼为丸白汤下，消食和胃效堪夸。

【方解】
方解见表 23-1。

表 23-1　保和丸方解

君	山楂	消食，尤善消肉积（肉食油腻）
臣	神曲	消食，尤善消酒积（酒食陈腐）
	莱菔子	消食，尤善消谷面之积（淀粉性食物）
佐	半夏、陈皮	清理气化滞，降逆和胃而止呕
	茯苓	健脾利湿而止泻
	连翘	清热，治食积所化之热；散结，以助消散食积

【临床应用】

1. 临证应用　本证为饮食积滞所致。以脘腹胀满，嗳腐恶食，苔腻，脉滑为辨证要点。食积较重，胀满明显者，加枳实、厚朴、木香、槟榔等，以增强消食导滞之力；食积化热较甚，而见苔黄、脉数者，加黄芩、黄连等清热之品；大便秘结者，加大黄以泻下通便；兼脾虚者，加白术、党参、甘草等健脾益气。

2. 现代疾病应用　消化不良、急慢性胃肠炎等。

3. 使用注意　本方消导之力较缓，一般只适宜于食积不严重、正气未虚而偏热患者；若正气已虚或偏寒的，应当慎用；本方属攻伐之剂，不宜久服。

【医案精选】

湿热痢疾案

朱丹溪治一老人，年七十。

症见：面白，脉弦数，独胃脉沉滑，因饮白酒作痢，下淡血水，圊后腹痛，小便不利，里急后重。

辨证：湿热内蕴，阻滞气血。

治法：消食化积，行气和血。

方药：人参、白术为君，甘草、滑石、槟榔、木香、苍术为佐，下保和丸二十五丸。次日，前症俱减，独小便不利，以益元散服之而愈。

按语：本案患者为酒食积聚而成下痢之证。酒食混杂，生湿化热，阻碍气血，而见腹痛，里急后重，便脓血，故以保和丸加木香、苍术、槟榔消食化积，并增其行气化湿导滞之力；合六一散以清热利湿；年老，面白，而胃脉沉，为脾胃虚弱之象，故以参、术补之。

（黄汉儒，魏之琇.续名医类案［M］.北京：人民卫生出版社，2000.）

二、枳实导滞丸（枳实消痞丸）

【出处】金·李杲《内外伤辨惑论》

【组成】大黄一两（9g） 枳实五钱（麸炒，去瓤，9g） 炒神曲五钱（9g） 茯苓三钱（去皮，6g） 黄芩三钱（去腐，6g） 黄连三钱（拣净，6g） 白术三钱（6g） 泽泻二钱（6g）

【用法】上为细末，汤浸蒸饼为丸，如梧桐子大，每服五十丸至七十丸，温水送下，食远，量虚实加减服之（现代用法：共为细末，水泛小丸，每服6～9g，食后温开水送下，每日2次）。

【功效】消食导滞，清热祛湿。

【主治】湿热食积证。脘腹胀痛，下痢泄泻，或大便秘结，小便黄赤，舌苔黄腻，脉沉有力。

【歌诀】枳实导滞首大黄，芩连曲术茯苓襄，
　　　　　泽泻蒸饼糊丸服，湿热积滞力能攘。

【方解】

方解见表23-2。

表23-2　枳实导滞丸方解

君	大黄	攻积泄热，使积热从大便而出
臣	枳实	行气消积，除胀
	神曲	消食，以和脾胃
佐	黄连、黄芩	清热燥湿，厚肠止痢
	茯苓、泽泻	利水渗湿以止泻
	白术	健脾燥湿以扶正

【临床应用】

1. 临证应用　本方为湿热中阻兼有食积所致。以脘腹胀痛，泻痢或便秘，苔黄腻，脉沉实为辨证要点。胀满甚者，加木香、槟榔以增行气消胀之力；纳差者，加山楂、鸡内金等消食之品；腹痛明显者，加芍药、甘草以缓急止痛。

2. 现代疾病应用　胃肠功能紊乱、细菌性痢疾、肠炎、消化不良等。

3. 使用注意　泻痢无积滞者，不可妄投；孕妇不宜使用。

【医案精选】

郁浊头痛案

症见：张三锡治一人，发热头痛，七日不止。诊之，左脉平和，右寸关俱弦急有力。

辨证：内伤宿食，郁浊上攻。

治法：消食导滞，清热祛湿。

方药：二陈汤加枳实、厚朴、山楂炭、柴胡，三剂，再加黄芩，头痛除。但热不净，投枳实导滞丸百粒，更衣而愈。

按语：本案发热头痛者，内伤宿食，腑气不通，郁浊上攻所致。前以二陈汤加枳实、厚朴、山楂炭、柴胡、黄芩，虽行气透热之力有余，然消食攻积之力不足，积之不去，郁热难除。后用枳实导滞丸，使腑气通降，积热郁浊从下而消。

（黄汉儒，魏之琇.续名医类案［M］.北京：人民卫生出版社，2000.）

三、木香槟榔丸

【出处】金·张从正《儒门事亲》

【组成】木香一两（3g）　槟榔一两（3g）　青皮一两（3g）　陈皮一两（3g）广茂烧，一两（3g）　黄连一两（3g）　黄柏　大黄各三两（各9g）　炒香附子　牵牛各四两（各10g）

【用法】上为细末，水丸，如小豆大。每服三十丸，食后生姜汤送下（现代用法：共为细末，水泛小丸，每服3～6g，食后生姜汤或温开水送下，日2次）。

【功效】行气导滞，攻积泄热。

【主治】痢疾，食积。赤白痢疾，里急后重，或食积内停，脘腹胀满，大便秘结，舌苔黄腻，脉沉实。

【歌诀】木香槟榔青陈皮，黄柏黄连莪术齐，
　　　　　大黄黑丑兼香附，泻痢后重热滞宜。

【方解】

方解见表23-3。

表23-3　木香槟榔丸方解

君	木香、槟榔	行气化滞，消胀除满
臣	牵牛、大黄	攻积导滞，泄热通便
	青皮、香附	行气化积
佐	莪术	疏肝解郁，破血中之气
	陈皮	理气和胃，健脾燥湿
	黄连、黄柏	清热燥湿，以止痢

【临床应用】

1. 临证应用 本证为湿热内停、食积气滞所致，以下痢赤白，里急后重或便秘，苔黄腻，脉沉实为辨证要点。食欲不振，加神曲、山楂、莱菔子以消食和胃；舌苔厚腻者，加苍术等以燥湿化浊。

2. 现代疾病应用 细菌性痢疾、急慢性胃肠炎等。

3. 使用注意 本方行气破滞之力较强，对虚人、孕妇忌用。

【医案精选】

痢疾

病史：张三锡治一人患痢，发寒热头痛，左脉浮紧，而右脉滑大，乃内伤夹外感也。先用败毒散加姜、葱，一服表证悉除。但中脘作胀闷，后重不已。

辨证：外感邪气，内伤食积。

治法：散邪气，消食积，调和气血。

方药：平胃散加枳壳、木香、槟榔、山楂。二服胀闷移于小腹，投木香槟榔丸三钱，下黏硬之物而愈。

按语：本案服败毒散表证除后又见脘腹胀满，后重不已，乃痰食化热，中焦气郁之状。若但见腹胀或兼纳呆，平胃散加枳壳、木香、槟榔、山楂等行气消食之品可也，然后重不已，必有肠间积滞，故非泄热通下不能消，遂以木香槟榔丸攻积泄热，使积热除而腑气畅矣。

（黄汉儒，魏之琇.续名医类案［M］.北京：人民卫生出版社，2000.）

四、健脾丸

【出处】明·王肯堂《证治准绳》

【组成】白术（白者二两半炒，15g） 木香七钱半（另研，6g） 黄连七钱半（酒炒，6g） 甘草七钱半（6g） 白茯苓二两（去皮，9g） 人参一两五钱（9g） 炒神曲一两（6g） 陈皮一两（6g） 砂仁一两（6g） 炒麦芽一两（6g） 山楂一两（取肉，6g） 山药一两（6g） 肉豆蔻一两（面裹煨熟，纸包槌去油，6g）

【用法】上为细末，蒸饼为丸，如绿豆大。每服五十丸，空心，上下午各1次，陈米汤下（现代用法：共为细末，糊丸或水泛小丸，每服 6 ～ 9g，温开水送下，日 2 次）。

【功效】健脾和胃，消食止泻。

【主治】脾虚食积证。食少难消，脘腹痞闷，大便溏薄，倦怠乏力，舌苔腻而微黄，脉虚弱。

【歌诀】健脾参术苓草陈，肉蔻香连合砂仁，
　　　　　楂肉山药曲麦炒，消补兼施此方寻。

【方解】

方解见表 23-4。

表 23-4　健脾丸方解

君	白术、茯苓	健脾祛湿止泻
臣	人参、山药	益气健脾
	神曲、麦芽、山楂	消食化滞和中
佐	肉豆蔻	涩肠止泻
	陈皮、木香、砂仁	行气消胀，芳香醒脾
	黄连	清热燥湿，治食积所化之热
佐使	生甘草	补中调药

【临床应用】

1.临证应用　本证为脾虚兼有食积所致。以食少，便溏，脘闷，苔腻微黄，脉弱为辨证要点。偏寒者，去黄连加干姜或肉桂以温中散寒；湿胜腹泻者，加薏苡仁、扁豆、泽泻以渗湿止泻。

2.现代疾病应用　慢性胃炎、慢性肠炎、消化不良等。

3.使用注意　忌食生冷油腻不易消化食物；孕妇及哺乳期妇女慎用。

【医案精选】

疳积

病史：一小儿食肉早，得脾胃病，或泄利，腹大而坚，肌肉消瘦也，已成疳矣。其母日忧，儿病益深，愈见悯之。

辨证：疳积（脾虚食积证）。

治法：健脾和胃，消食止泻。

方药：健脾丸加减。人参、黄芪（蜜炙）、白茯苓、白术、粉草、当归、川芎，以补脾胃养气血；陈皮、青皮、半夏曲、木香、砂仁、枳实、厚朴、神曲、麦蘖面以消积；三棱、莪术（煨）、九肋鳖甲醋煮以消癖；黄干蟾（烧灰存性）、使君子、夜明砂以除疳热。共二十二味碾末，粟米糊丸麻子大，每服二十五丸，炒米汤下，调理而安。

按语：小儿早食肉而积滞伤脾，虚实杂至而成疳疾。气血亏虚，乃化源不足，泄利腹大，由积滞所致。此方为健脾丸之变法。加用黄芪、当归、川芎，使原方益气健脾中又生补血和血之功；去山药、肉豆蔻，而用枳实、厚朴、三棱、莪术等，改固肠止泻而为通因通用，消积化滞，并辅以杀虫清热之品，以除疳积。

（王新华．中国历代医案精选·幼科发挥［M］．南京：江苏科学技术出版社，1998．）

第二节　驱虫剂

【概念】凡以安蛔、驱虫药物为主组成，用于治疗人体消化道寄生虫病的方剂，统称驱虫剂。

【适应范围】 人体消化道的寄生虫病种类很多，本章主要讨论蛔虫病的治法与代表方剂。其成因多由饮食不洁，虫卵随饮食入口而引起。多见脐腹作痛，时发时止，痛定能食，面色萎黄，或面白唇红，或面生干癣样的白色虫斑，或睡中咬牙，或胃中嘈杂，呕吐清水，舌苔剥落，脉象乍大乍小等证。如迁延失治，日久则形体消瘦、不思饮食、精神萎靡、目暗视弱、毛发槁枯、肚腹胀大、青筋暴露，成为疳积之证；如耳鼻作痒、嗜食异物、下嘴唇内侧有红白疹点；白睛上有青灰色斑块，亦是蛔虫的见证；若蛔虫钻入胆道，又会出现呕吐蛔虫、右上腹钻顶样疼痛、阵发阵止、手足厥冷等蛔厥症状。

【立法依据】 驱虫属于"八法"中的消法。消法的适用范围甚为广泛，程钟龄《医学心悟》中称："消者，去其壅也，脏腑、经络、肌肉之间，本无此物，而忽有之，必为消散，乃得其平。"因此，凡由气、血、痰、湿、食、虫等郁滞而成的积滞痞块，均可用消法治之。

【分类】 人体消化道的寄生虫主要有蛔虫、蛲虫、钩虫和绦虫。蛔虫表现为脐周疼痛，时轻时重，或吐清涎，或夜间磨牙，蛔入胆道，可见胁部绞痛，恶心呕吐，或吐蛔，四肢厥冷。蛲虫表现为肛门奇痒，夜间尤甚，以致睡眠不安。钩虫表现为腹痛、食欲不振、面黄肌瘦、乏力气短、肢体浮肿等。绦虫表现为腹部隐痛、腹胀或腹泻、食欲亢进、面黄体瘦，便中可见白色带状成虫节片。根据寄生虫的种类不同，可配伍具有针对性杀虫作用的中药。

【注意事项】

驱虫剂宜在空腹时服用，尤以临睡前服用为佳，并应忌食油腻香甜之物。有时还需要适当配伍泻下药物，以助排除虫体。有的驱虫药（如槟榔、使君子等）本身就有缓下作用，则不用配伍泻药。服药后应检查大便内有无虫体排出。虫去之后，应适当调补脾胃，使虫去而正不伤。尤其是脾虚的患者，纵有虫病，还当以健脾为主，若专事驱虫，恐虫去而正气亦伤，招致他变。更要讲究卫生，注意饮食，避免重复感染。一定时间后，当复查大便，必要时可反复使用驱虫之剂。

另外，在运用安蛔驱虫剂时，还应根据人体寒热虚实的不同，适当配伍清热药如黄连、黄柏，温里药如干姜、附子，消导药如神曲、麦芽，补益药如人参、当归等。驱虫药多系攻伐或有毒之品，对年老、体弱、孕妇宜慎用。同时还要注意用量，剂量过大或连续服用，则易伤正或中毒，剂量不足则难以达到驱虫之目的。

化虫丸

【出处】 宋《太平惠民和剂局方》

【组成】 胡粉五十两（即铅粉，炒，1500g）　鹤虱五十两（去土，1500g）槟榔五十两（1500g）　苦楝根五十两（去浮皮，1500g）　白矾枯十二两半（375g）

【用法】上为末，以面糊为丸，如麻子大。一岁儿服五丸，温浆水入生麻油一二点，打匀下之，温米饮下亦得，不拘时候。其虫细小者皆化为水，大者自下（现代用法：上药为末，面糊为小丸，每次 6g，一岁小儿服 1g，每日 1 次，空腹米汤送下）。

【功效】驱杀肠中诸虫。

【主治】肠中诸虫。发作时腹中疼痛，往来上下，时作时止，痛甚剧，甚至呕哕涎沫，或吐清水。

【歌诀】化虫丸中用胡粉，鹤虱槟榔苦楝根，
　　　　少加枯矾面糊丸，专治虫病未虚人。

【方解】

方解见表 23-5。

表 23-5　化虫丸方解

君	胡粉	杀虫
臣佐	鹤虱	专杀蛔虫
	苦楝根	既可驱杀蛔虫，又可缓解腹痛
	槟榔	杀绦虫、姜片虫，又能行气导滞，以促进虫体排出
	枯矾	燥湿杀虫

【临床应用】

1. 临证应用　本证为肠道寄生虫所致。以腹中疼痛，往来上下，时作时止，甚至呕哕涎沫或吐清水为辨证要点。属绦虫、姜片虫病者，宜重用槟榔以杀虫；虫积内阻，腹胀便秘，加牵牛子、大黄以泻下杀虫。

2. 现代疾病应用　多种肠道寄生虫病及虫积腹痛等。

3. 使用注意　方中胡粉有毒，使用时当掌握剂量，不可太过；驱虫后即当调理脾胃，益气扶正；孕妇忌服。

【医案精选】

病史：苏州黄四房女，年十二，患腹痛，愈医愈甚。余偶至其家，昏厥一夕方苏，舌俱咬破，流血盈口，唇白而目犹直视，脉参错无常。

辨证：虫积证。

治法：安中杀虫。

方药：化虫丸。服之痛稍缓，忽复更痛，吐出虫二十余条，长者径尺，紫色，余长短不齐，淡红色，亦有白者，自此而大痛不复作，小痛未除，盖其窠未去也。复以杀虫之药，兼安胃补脾之方调之，而虫根遂绝。

按语：盖此证甚多，医者既不能知，唯认为寒与食，即以为虫，又无杀虫之方，在精力强旺者，久能自化；贯心则死，非煎药所能愈，其不足者，变为丁

奚、劳怯、痞鼓等证，至死而人不能知，亦可哀也。余治此证不一，姑举其最剧者以明治法。

（徐大椿.洄溪医案、三家医案合刻［M］.上海：上海浦江教育出版社，2013.）

复习思考题

1.消食剂为何多配理气药？

2.消食剂与泻下剂有何异同？

3.试比较保和丸与健脾丸。

4.乌梅丸主治何证？药物配伍特点是什么？

第二十四章　治痈疡剂

扫一扫，查阅本章数字资源，含PPT、音视频、图片等

【概念】凡具有清热解毒、散结消肿、逐瘀排脓、生肌敛疮等作用，主治痈疽疮疡的方剂，统称为治痈疡剂。

【适应范围】治痈疡剂适用于痈疽疮疡病证。

【立法依据】治痈疡剂是根据痈疡的发病原因、部位以及阶段，确立的以清热解毒、散结消肿、逐瘀排脓、生肌敛疮为主的一类方剂。本类方剂属"八法"中的"消法"。

【分类】

痈疡系指发生在肌体的各种肿毒疾病的总称，根据其发病部位可分为发于肌肤表面的外疡和发于体内脏腑的内痈两类。病因一般分为外感、内伤。外感为六淫之邪或特殊之毒侵入皮肤、肌肉、经络；或金刃刀伤、烫伤、跌打损伤及虫兽咬伤等外来伤害，导致肌肤经脉阻滞，气血不和，瘀久化热，甚则肉腐成脓，发为疮疡。内伤多为情志内伤、饮食不节、房事损伤等，如五志过极、辛热太过、饮酒房劳致生湿生热，化火化毒蕴结肌肤；或五脏不调、脏腑虚损使阳虚寒凝，营血虚滞，痰浊内生，流注于经脉、肌肉，或附着于筋膜关节之间，致气血经脉凝滞不通，变生痈疡。

痈疡的治疗视其发病部位的在表、在里；发病阶段之初起、脓成、溃后，采用外治与内治相结合。外治有局部敷贴膏药、手术切开及挂线等方法。内治则分别采用消、托、补三法。

消法，适用于痈疡初起，局部尚未成脓者。治疗以祛邪为主，多配伍解表、通里、清热、温散、祛痰、行气、活血等治则，使疮疡"消散于无形"，杜绝成脓，则避免手术切开之苦。代表方剂以仙方活命饮、阳和汤、大黄牡丹汤为主。

托法，适用于痈疡中期，由于正虚毒盛，不能托毒外出，或邪盛毒深，或正虚邪陷，致脓成不溃或脓出不畅。治疗以扶正祛邪并重，多选用补益气血、透脓外出的透托和补托法。透托是以消散透脓为主，兼以扶正；补托是以扶正与透脓兼顾。达到正气充足，成脓、溃破，以防止毒邪内传。代表方剂以透脓散为主。

补法，适用于痈疡后期。见脓液清稀，久不收口者，是正气不足，气血亏虚，治以扶正为主，多用补益与敛疮之品配合，促其新肉生长，疮口早愈；脓未溃破者，则宜扶正与托毒外透相合，达到速溃早敛之功。代表方剂以内补黄芪汤为主。

内痈多由湿（痰）热内壅，熏着脏腑，热壅血瘀，酝酿成痈，血败肉腐内成脓疡。临床需辨清未成脓、已成脓。早期未成脓者，治疗宜清热解毒，散结消肿；中期已成脓者，治疗宜清热解毒，溃坚排脓；有瘀滞者宜配合逐瘀排脓；后期正气虚者，宜培补虚损，生肌敛疮。

【注意事项】

1.痈疡的辨证不能仅看局部症状，还需与全身情况相结合综合辨证，分清其表、里、阴、阳、虚、实，以及疾病的善恶顺逆、内外传变。如热毒炽盛，向里传变致"走黄""内陷"，则为恶、为逆，临床需仔细分辨，防止诊断不清，延误治疗。

2.临床运用痈疡剂，首先应辨清内外表里、寒热虚实，以及脓未成或脓已成，继以确立相应治法。痈疡早期可配合解表药发散，阴疽还应配合温阳化痰之品；痈疡中期，应配合化瘀托毒排脓；后期要应注重补法，促进伤口愈合。另外，痈疡余毒未尽，也不宜过早补益，以免恋邪。总之，疮疡治疗需与患者体质、致病因素、病情轻重等结合辨证，勿犯"虚虚实实"之戒。

一、仙方活命饮

【出处】明·薛己《校注妇人良方》

【组成】白芷　贝母　防风　赤芍药　当归尾　甘草节　皂角刺　炒穿山甲　炙天花粉　乳香　没药各一钱（各3g）　金银花　陈皮各三钱（各9g）

【用法】用酒一大碗，煎五七沸服（现代用法：水煎服，或水酒各半煎服）。

【功效】清热解毒，消肿溃坚，活血止痛。

【主治】一切阳证痈疡初起。局部红肿焮痛，或身热凛寒，舌苔薄白或黄，脉数有力。

【歌诀】仙方活命金银花，防芷归陈草芍加，贝母天花兼乳没，

　　　　　穿山皂刺酒煎佳，一切痈毒能溃散，溃后忌服用勿差。

【方解】

方解见表24-1。

表24-1　仙方活命饮方解

君	金银花	清热解毒，疏散邪热
臣	当归尾、赤芍、乳香、没药	活血散瘀消肿
	防风、白芷	辛温发散，散结消肿

续表

佐	贝母、炙天花粉	清热化痰排脓，使脓未成即消
	炒穿山甲、皂角刺	通行经络，透脓溃坚
使	甘草节	清热解毒，并调和诸药
	酒	活血通络之力以助药效

【临床应用】

1. 临证应用　本证为热毒壅聚，气滞血瘀痰结所致。以局部红肿焮痛，甚则伴有身热凛寒，脉数有力为辨证要点。热毒盛者，加蒲公英、紫花地丁、野菊花等以清热解毒；疮疡范围不大不深者，去炒穿山甲、皂角刺，减乳香、没药用量；血热甚，加丹参、牡丹皮以清热凉血；便秘者，加芒硝、大黄以泄热通便。另外，根据痈疡部位加引经药，若疮疡在头加川芎；在颈加桔梗；在胸加柴胡；在腰加秦艽；在上肢加姜黄；在下肢加牛膝。

2. 现代疾病应用　软组织感染化脓炎症，如痈、疽、疖肿或蜂窝组织炎、扁桃体炎等。

3. 使用注意　本方用于痈肿脓未成或脓成未溃之前，若脓已溃，或阴疽疮疡者禁用；脾胃虚弱、气血不足者慎用。

【医案精选】

湿热余毒，瘀阻脉络案

贾某，男，65岁。2007年8月14日初诊。患者于2个月前患带状疱疹，在中医学院皮肤科门诊就诊。就诊时背部及腰部布满疱疹，淋巴结肿大，经治疗2周后疱疹消失，但腰部及后背仍有闪电样发作疼痛，伴随持续性烧灼痛，夜晚加重，急躁易怒，失眠多梦。多方治疗，疼痛未缓解。

症见：面色微红，口苦干涩，大便稍干，小便黄，舌质红，舌苔薄黄，脉弦。

辨证：湿热毒邪阻滞经脉，血行不畅，不通则痛。

治法：清热解毒，活血化瘀，行气止痛。

方药：仙方活命饮加减。处方：金银花30g，连翘15g，防风9g，白芷9g，当归9g，赤芍9g，白芍30g，陈皮9g，甘草3g，浙贝母9g，乳香9g，没药9g，穿山甲20g（现已不用），皂角刺12g，天花粉12g，延胡索10g，乌梢蛇15g。5剂。

复诊：疼痛减轻，烦躁及失眠等症好转，又服15剂痊愈。

按语：该病属于中医学的"蛇串疮"，病机为湿热余毒未尽，日久瘀阻脉络，仙方活命饮正中本病病机，加连翘清热解毒止痛；白芍与甘草组成芍药甘草汤，柔肝缓急止痛；延胡索行气活血，"专治一身上下诸痛"；乌梢蛇逐血导瘀，搜剔残留湿热余毒。诸药合用，切中病机，故治疗带状疱疹后遗顽固性神经痛疗效显著。

〔董文玲.仙方活命饮临床治验 4 则［J］.江苏中医药，2008（9）：49-50.〕

二、五味消毒饮

【出处】清·吴谦《医宗金鉴》

【组成】金银花三钱（30g） 野菊花　蒲公英　紫花地丁　紫背天葵子各一钱二分（各12g）

【用法】水二盅，煎八分，加无灰酒半盅，再滚二三沸时热服。取渣，如法再煎服，被盖出汗为度（现代用法：水煎，加酒一二匙和服。药渣捣烂可敷患部）。

【功效】清热解毒，消散疔疮。

【主治】火毒结聚之疔疮。疔疮初起，发热恶寒，疮形似粟，坚硬根深，状如铁钉，以及痈疡疖肿，局部红肿热痛，舌红苔黄，脉数。

【歌诀】五味消毒疗诸疔，银花野菊蒲公英，
　　　　紫花地丁天葵子，煎加酒服效作轻。

【方解】

方解见表 24-2。

表 24-2　五味消毒饮方解

君	金银花	清热解毒，消散痈疮
臣	蒲公英	清热解毒，兼能消痈散结
	紫花地丁	清热解毒，凉血消痈
佐	野菊花、紫背天葵子	清热解毒而治痈疮疔毒
佐使	酒	宣通血脉，透邪外出，消散疔疮

【临床应用】

1. 临证应用　本证为热毒邪气，或恣食辛热，内生积热，火热毒邪蕴结肌肤所致。以局部红肿热痛或疮形如粟，坚硬根深，舌红脉数等阳证为辨证要点。热毒重者，加连翘、黄连以清热解毒；血热毒盛者，加牡丹皮、生地黄、赤芍以凉血散血；肿甚加防风、蝉衣以散风消肿，透邪外出；脓成不溃根深或溃而脓不易出，加皂角刺以透脓。

2. 现代疾病应用　疔、痈、丹毒、蜂窝组织炎、急性乳腺炎等多种外科感染性疾病。

3. 使用注意　"疔无散法"，本方治疗不宜加用发散之品；阴疽忌用，以免攻伐伤正；脾胃素虚者慎用。

【医案精选】

湿热蕴下，阴络受灼之血淋案

赵某，男，43岁。因尿频、偶有血丝及小血块来诊。

症见：小腹疼痛，苔薄黄，脉弦数。体温38.5℃，伴头痛，午后低热，腰酸痛，神疲，不欲食。

辨证：湿热蕴于下焦，阴络受灼。

治法：清热渗湿，行血止血。

方药：五味消毒饮加牡丹皮、生地黄、当归、白茅根等，同时口服三七粉。

复诊：5剂热退血止。效不更方，半月后改用归脾汤加阿胶珠、侧柏炭益气摄血以善后。

按语：血淋是湿热蕴结下焦而致，而五味消毒饮具有散结清热之功，加上活血止血之当归，清热凉血之牡丹皮、生地黄、白茅根、三七粉，共奏清热散结、行血止血之功效。

〔刘建德.张浩良治疗热病验案举隅［J］.国医论坛，1995（6）：25-26.〕

三、苇茎汤

【出处】唐·孙思邈《备急千金要方》

【组成】苇茎二升（切，加水二斗，煮取五升，去滓，60g）　薏苡仁半升（30g）　瓜瓣半升（24g）　桃仁三十枚（9g）

【用法】原方上四味㕮咀，纳苇汁中，煮取二升，服一升，再服，当吐如脓（现代用法：水煎服）。

【功效】清肺化痰，逐瘀排脓。

【主治】肺痈。咳嗽，胸痛，发热，吐腥臭浊痰，咳则痛甚，舌红苔黄腻，脉滑数。

【歌诀】《千金》苇茎生薏仁，桃仁瓜瓣四味临，

　　　　吐咳肺痈痰秽浊，凉营清气自生津。

【方解】

方解见表24-3。

表24-3　苇茎汤方解

君	苇茎	善清肺热，逐痰排脓
臣	冬瓜仁、薏苡仁	清肺热，化痰湿，排脓浊
佐	桃仁	活血逐瘀以消热结

【临床应用】

1.临证应用　本证为痰热瘀血壅结于肺，蕴蓄成脓所致。以胸痛，咳嗽，吐

腥臭痰或吐脓血，舌红苔黄腻，脉数为辨证要点。肺痈初起，尚未成脓，见胸痛，咳嗽痰多者，予银翘散合用；热毒壅肺脓未成，加鱼腥草、蒲公英、金银花、桔梗等以清热解毒，祛痰消痈；热毒蕴结脓已成，见咯吐大量脓痰，腥臭异常者，加贝母、桔梗、败酱草等以清热解毒，消痈排脓；热壅络阻，胸痛明显者，加乳香、没药、郁金、赤芍以通瘀和络；恢复期低热不退者，加青蒿、沙参、玉竹等以养阴退热。

2. 现代疾病应用 肺脓肿、慢性支气管炎继发感染、支气管扩张、大叶性肺炎、肺腺癌、百日咳等。

3. 使用注意 本方四药均为药食两用品，故药性平和，临床需结合症状加减应用。

【医案精选】

痰热壅肺、肺脾两虚之肺痈案

康某，女，65岁，患支气管扩张30余年，每遇天气变化，或感冒症状加重。此次已感冒多日，屡治不愈而就诊。

症见：咳嗽咯痰，色黄白相间，时带血丝和绿色顽痰，量多，每日1000mL左右，腥臭，口中甜腻，动则气急喘促，胸部憋闷，脸面虚浮，大便经常不成形，每日2～3次。舌淡胖有齿印，苔薄白，脉滑。

辨证：痰热壅肺，肺脾两虚。

治法：清化痰热，健脾益肺。

方药：千金苇茎汤合平胃散加减。处方：芦根、冬瓜仁、薏苡仁各30g，桃仁、苍术、当归、橘红皮、厚朴、半夏、桑白皮、茯苓、桔梗各10g，白茅根15g，白芥子、炙甘草各6g，3剂，水煎服，每日1剂，分3次服。

二诊：服药后痰量减少1/4，胸闷气喘减轻，便次减少，守方再服4剂。三诊：患者痰量减少1/2，胸闷气短喘息基本愈，痰色由黄稠变为稀白，绿痰少，色渐淡，痰臭，痰甜黏感消失，大便每日1次，为成形软便。舌淡胖有齿印，脉缓弱。痰热壅肺急性证候逐渐消除，宜加补益脾肾之品常服。处方：芦根、冬瓜仁、薏苡仁各30g，桃仁、苍术、白术、当归、半夏、橘红皮、茯苓、厚朴、桔梗各10g，炒山药15g，菟丝子6g，炙甘草3g。21剂，水煎服，每日1剂，分3次服。

按语：患者支气管扩张多年难愈，咳嗽咯痰耗伤肺气，子盗母气，脾不健运，水湿聚而为痰，外邪引动伏痰壅滞于肺，化热灼津，咳黄稠脓痰。然屡用清热泻肺涤痰之品，初用有效，后不但无效，反使病情有增无减，都因泄泻腹胀不能任药，邪陷正虚迁延难愈。遵脾为生痰之源，肺为贮痰之器，前医也时用健脾益气治本之法，因药物选择不当，或剂量大小不适，或时机把握不准而使邪热壅滞，痰黏难出，喘息腹胀，达不到扶正祛邪的目的，反助邪伐正，加重病情。阅前医施治之鉴，此次选用千金苇茎汤加减，用以治疗肺经痰热。遵急则治其标的原则，加桑白皮、桔梗，平淡甘寒，以治痰热为主，平胃散、二陈汤健脾化痰，以绝生痰之源，投药试之，果立竿见影。

〔杨黎明，崔爱梅. 古方今用治验 4 则［J］. 陕西中医，2004（6）：560-562.〕

四、大黄牡丹汤

【出处】东汉·张仲景《金匮要略》

【组成】大黄四两（18g） 牡丹一两（9g） 桃仁五十个（12g） 冬瓜子半升（30g） 芒硝三合（9g）

【用法】上五味，以水六升，煮取一升，去滓，内芒硝，再煎沸，顿服之（现代用法：水煎服）。

【功效】泄热破瘀，散结消痈。

【主治】肠痈初起多见转移性右下腹疼痛，按则痛剧，右足喜屈而不伸，甚或局部肿痞，伴反复发热，汗出恶寒，舌苔黄腻，脉滑数。

【歌诀】金匮大黄牡丹桃，冬瓜仁又加芒硝，
　　　　肠痈初起腹按痛，尚未成脓服之消。

【方解】

方解见表 24-4。

表 24-4 大黄牡丹汤方解

君	大黄	泄热通瘀，解毒散结
	桃仁	活血逐瘀，泄热通便，散结消痈
臣	芒硝	助大黄荡涤实热，软坚散结
	牡丹皮	助君药凉血逐瘀而通滞
佐	冬瓜仁	清肠中湿热，善排脓消痈

【临床应用】

1.临证应用　本证为湿热郁蒸，气血凝聚，结于肠中，肠络不通所致。以右下腹疼痛拒按，右足喜屈不伸，舌苔薄黄腻，脉滑数为辨证要点。热毒壅盛而见高热者，加石膏、蒲公英、红藤、败酱草等以清热解毒，排脓消痈；气滞重而见腹部胀痛者，加枳实、青皮、丹参等以行气止痛；右下腹出现肿块，加当归、赤芍、紫花地丁以加强活血散瘀、清热解毒作用；大便下痢不爽，舌红脉数阴伤者，减芒硝以缓泻下之力，加玄参、生地黄以养阴清热。

2.现代疾病应用　急慢性阑尾炎、阑尾脓肿、子宫附件炎、盆腔炎、输精管结扎术后感染等。

3.使用注意　老人、孕妇、体质虚弱者慎用；属于寒湿瘀滞者，亦不宜。

【医案精选】

湿毒热伏，瘀热上扰案

杨某，男，71岁，1986年7月2日初诊。头痛发热、头皮左侧瘀紫，并有小脓疱疹4天，而入某医院，诊断为"过敏性头皮脉管炎"，经西医治疗13天，效果不显。

症见：左侧头皮呈瘀紫色且有小脓疱疹，发热（38.6℃），头痛头晕，大便三四日一行，小便黄，舌苔黄腻，脉滑数。

辨证：腑气不通，湿毒蕴蒸，热伏血瘀。

治法：通里攻下，泄热解毒，凉血化瘀。

方药：大黄牡丹皮汤化裁。酒大黄（后下）、牡丹皮、桃仁、金银花各12g，冬瓜仁15g，芒硝10g，黄连9g。

复诊：药进4剂，小脓疱疹消退，头皮转为淡红色，体温降至37.5℃，头痛头晕缓解，大小便恢复正常；原方又续服5剂，诸恙悉除。随访3年未见复发。

按语：此证乃热伏血瘀于下，营卫阻滞不通，瘀热上扰头皮所致。故用大黄、芒硝宣通壅滞，牡丹皮、桃仁、冬瓜仁凉血散瘀润肠，并助酒大黄、芒硝清上，伍以金银花、黄连解毒利湿，共奏泄热解毒、化瘀通下之功。

〔谢新阳.大黄牡丹皮汤治疗头部疾患验案集录［J］.国医论坛，1990（3）：11.〕

复习思考题

1. 治疗内痈的大黄牡丹汤、苇茎汤，其组方配伍及适应证候有何不同？
2. 试分析仙方活命饮、五味消毒饮在组成、主治、配伍上的特点。

下　篇

中成药类

第二十五章　解表中成药

扫一扫，查阅本章数字资源，含PPT、音视频、图片等

九味羌活丸（片、颗粒）

【药物组成】 羌活、防风、苍术、细辛、川芎、地黄、白芷、黄芩、甘草。

【功效】 疏风解表，散寒除湿。

【主治】 外感风寒夹湿所致的感冒，症见恶寒发热，无汗，头重而痛，肢体酸痛。

【剂型规格】

丸剂：蜜丸每丸9g；浓缩丸每袋9g；水丸每袋6g、9g、18g。

片剂：每片含生药0.5g。

颗粒剂：每袋15g或5g。

【用法用量】

丸剂：姜葱汤或温开水送服，1次6～9g，每日2～3次。

片剂：温开水送服，1次4片，每日3次。

颗粒剂：姜汤或开水冲服，1次5g，每日2～3次。

【注意事项】

1. 风热感冒或湿热证慎用。

2. 孕妇慎用。

3. 不宜与阿司匹林同用，不宜长期服用。

感冒疏风丸（片、胶囊、颗粒）

【药物组成】 麻黄绒（炙）、苦杏仁、桂枝、白芍（酒炙）、紫苏叶、防风、独活、桔梗、谷芽（炒）、甘草、大枣（去核）、生姜（捣碎）。

【功效】 辛温解表，宣肺和中。

【主治】 外感风寒所致的感冒，症见发热咳嗽，头痛怕冷，鼻流清涕，骨节酸痛等。

【剂型规格】

丸剂：大蜜丸每丸 9g。

片剂：每片含生药 0.5g。

胶囊：每粒 0.3g。

颗粒剂：每袋 10g；每袋 3g（无蔗糖）。

【用法用量】

丸剂：口服，1 次 1 丸，每日 2 次。

片剂：口服，1 次 4 片，每日 2 次。

胶囊：口服，1 次 4 粒，每日 2 次。

颗粒剂：口服，1 次 1 袋，每日 2 次。

【注意事项】

1.忌烟、酒及辛辣、生冷、油腻食物。

2.不宜在服药期间同时服用滋补性中成药。

3.风热感冒者不适用。

4.肝病、糖尿病、肾病等慢性病严重者，小儿、年老体弱者、孕妇，应在医师指导下服用，高血压、冠心病患者慎用。

5.对本品过敏者禁用，过敏体质者慎用。

葛根汤片（颗粒、合剂）

【药物组成】葛根、麻黄、白芍、桂枝、甘草、生姜、大枣。

【功效】发汗解表，解肌止痛。

【主治】外感风寒所致的感冒，症见恶寒发热，无汗，项背强痛，鼻塞流涕，咳嗽头痛，肢节酸痛，苔薄白，脉浮紧。

【剂型规格】

片剂：每片 0.4g。

颗粒剂：每袋 6g。

合剂：120mL/ 瓶 / 盒。

【用法用量】

片剂：口服，1 次 6 片，每日 3 次。

颗粒剂：口服，姜汤或开水冲服，1 次 6g，每日 2～3 次。

合剂：口服，1 次 20mL，每日 3 次。

【注意事项】

1.对本品过敏者禁用，运动员慎用。

2.感冒属外感风热证、湿热证者不适用。

桂枝颗粒

【**药物组成**】桂枝、白芍、甘草、生姜、大枣。

【**功效**】解肌发表，调和营卫。

【**主治**】外感风邪所致的感冒，症见头痛发热，鼻塞干呕，汗出恶风。

【**剂型规格**】每袋 5g。

【**用法用量**】口服，1 次 5g，每日 3 次。

【**注意事项**】

1. 表实无汗者、温病内热口渴者忌用。

2. 忌烟、酒及辛辣、生冷、油腻食物。

3. 不宜在服药期间同时服滋补性中药。

4. 高血压、冠心病、肝病、肾病、糖尿病等慢性病严重者，小儿、孕妇、年老体弱者，应在医生指导下服用。

5. 对本品过敏者禁用，过敏体质者慎用。

荆防颗粒（合剂）

【**药物组成**】荆芥、防风、羌活、独活、前胡、柴胡、川芎、枳壳、茯苓、桔梗、甘草。

【**功效**】发汗解表，散风祛湿。

【**主治**】外感风寒所致的感冒，症见头痛身痛，恶寒无汗，鼻塞清涕，咳嗽白痰。

【**剂型规格**】

颗粒剂：每袋 15g。

合剂：100mL/ 瓶 / 盒。

【**用法用量**】

颗粒剂：开水冲服，1 次 1 袋，每日 3 次。

合剂：口服，1 次 10 ～ 20mL，每日 3 次，用时摇匀。

【**注意事项**】

1. 忌烟、酒及辛辣、生冷、油腻食物。

2. 不宜在服药期间同时服用滋补性中成药。

3. 风热感冒者不适用，其表现为发热重，微恶风，有汗口渴，鼻流浊涕，咽喉红肿热痛，咳吐黄痰等。

4. 糖尿病、高血压、冠心病、肝病、肾病等慢性病严重者，孕妇等应在医师指导下服用。

5. 对本品过敏者禁用，过敏体质者慎用。

银翘解毒丸（片、胶囊、颗粒）

【**药物组成**】金银花、连翘、薄荷、荆芥、淡豆豉、牛蒡子（炒）、桔梗、淡竹叶、甘草。

【**功效**】疏风解表，清热解毒。

【**主治**】外感风热所致的感冒，症见发热、头痛、咳嗽、口干、咽喉疼痛。

【**剂型规格**】

丸剂：浓缩丸每 10 丸重 1.5g；浓缩蜜丸每丸重 3g；水蜜丸每丸重 9g。

片剂：薄膜衣片每片 0.52g。

胶囊：每粒 0.3g，每盒 12 粒。

颗粒剂：每袋 15g；2.5g（含乳糖）。

【**用法用量**】

丸剂：口服，浓缩蜜丸及水蜜丸，用芦根汤或温开水送服，1 次 1 丸，每日 2～3 次；浓缩丸 1 次 0.7～0.8g，每日 3 次。

片剂：口服，1 次 4 片，每日 2～3 次。

胶囊：口服 1 次 3～5 粒，每日 2 次，儿童酌减。

颗粒剂：开水冲服，1 次 15g 或 5g（含乳糖），每日 3 次，重症者加服 1 次。

【**注意事项**】

1. 风寒感冒者不宜用。

2. 孕妇慎用。

3. 忌烟、酒及辛辣、生冷、油腻食物。

4. 不宜在服药期间同时服用滋补性中成药。

桑菊感冒丸（片、颗粒）

【**药物组成**】桑叶、菊花、连翘、芦根、桔梗、甘草、苦杏仁、薄荷油。

【**功效**】疏风清热，宣肺止咳。

【**主治**】风热感冒初起，症见头痛，咳嗽，口干，咽痛。

【**剂型规格**】

丸剂：每 100 粒重 15g。

片剂：每片 0.6g。

颗粒剂：每袋 11g。

【**用法用量**】

丸剂：口服，1 次 25～30 粒，每日 2～3 次。

片剂：口服，1 次 4～8 片，每日 2～3 次。

颗粒剂：开水冲服，1 次 1～2 袋，每日 2～3 次。

【**注意事项**】

1. 忌烟、酒及辛辣、生冷、油腻食物。

2. 不宜在服药期间同时服用滋补性中药。

3. 风寒感冒者不适用。

4. 高血压、冠心病、肝病、糖尿病、肾病等慢性病严重者，儿童、孕妇、哺乳期妇女、年老体弱者，应在医师指导下服用。

5. 对本品过敏者禁用，过敏体质者慎用。

防风通圣丸（颗粒）

【药物组成】防风、荆芥穗、薄荷、麻黄、大黄、芒硝、栀子、滑石、桔梗、石膏、川芎、当归、白芍、黄芩、连翘、甘草、白术（炒）。

【功效】解表通里，清热解毒。

【主治】外感风邪，内有蕴热，表里俱实，症见恶寒壮热，头痛咽干，小便短赤，大便秘结，瘰疬初起，风疹湿疮。

【剂型规格】

丸剂：水丸每20丸重1g；大蜜丸每丸重9g；浓缩丸每8丸相当于原药材6g。

颗粒剂：每袋3g。

【用法用量】

丸剂：口服，水丸1次6g；大蜜丸1次1丸；浓缩丸1次8丸，每日2次。

颗粒剂：开水冲服，1次3g，每日2次。

【注意事项】

1. 虚寒证者不宜用，孕妇慎用。

2. 不宜久服。

3. 服药期间宜食清淡、易消化食物，忌油腻、鱼虾海鲜类食物。

小柴胡丸（片、胶囊、颗粒）

【药物组成】柴胡、法半夏、黄芩、党参、大枣、甘草、生姜。

【功效】解表散热，疏肝和胃。

【主治】外感病，邪犯少阳证，症见寒热往来，胸胁苦满，食欲不振，心烦喜呕，口苦咽干。

【剂型规格】

丸剂：浓缩丸每8丸相当于原生药3g。

片剂：每片0.4g。

胶囊：每粒0.4g。

颗粒剂：每袋10g；4g（无蔗糖）；2.5g（无蔗糖）。

【用法用量】

丸剂：口服，成人每服9g，每日2～3次，7岁以上儿童服成人1/2量。

片剂：口服，1次4～6片，每日3次。

胶囊：口服，1次4粒，每日3次。

颗粒剂：开水冲服，1次1～2袋，每日3次。

【注意事项】

1. 忌烟、酒及辛辣、生冷、油腻食物。

2. 不宜在服药期间同时服用滋补性中药。

3. 糖尿病患者及有高血压、冠心病、肝病、肾病等慢性病严重者，儿童、孕妇、哺乳期妇女、年老体弱者，应在医师指导下服用。

4. 对本品过敏者禁用，过敏体质者慎用。

玉屏风颗粒（胶囊）

【药物组成】黄芪、白术（炒）、防风。

【功效】益气，固表，止汗。

【主治】表虚不固，自汗恶风，面色㿠白，或体虚易感风邪者。

【剂型规格】

颗粒剂：每袋5g。

胶囊：每粒0.5g。

【用法用量】

颗粒剂：开水冲服，1次1袋，每日3次。

胶囊：口服，1次2粒，每日3次。

【注意事项】

1. 本品宜饭前服用，忌油腻食物。

2. 对本品过敏者禁用，过敏体质者慎用。

参苏丸（片、胶囊）

【药物组成】党参、紫苏叶、葛根、前胡、茯苓、半夏（制）、陈皮、桔梗、甘草、枳壳、木香、生姜、大枣。

【功效】益气解表，疏风散寒，祛痰止咳。

【主治】身体虚弱、感受风寒所致感冒，症见恶寒发热，头痛鼻塞，咳嗽痰多，胸闷呕逆，乏力气短。

【剂型规格】

丸剂：蜜丸每丸9g；浓缩丸每袋9g；水丸每袋6g、9g、18g。

片剂：每片含生药0.5g。

胶囊：每粒0.45g。

【用法用量】

丸剂：口服，1次6～9g，每日2～3次。

片剂：姜葱汤或温开水送服，1次6～9g，每日2～3次。

胶囊：口服，1次4粒，每日2次。

【注意事项】

1. 忌烟、酒及辛辣、生冷、油腻食物。

2. 不宜在服药期间同时服用滋补性中药。

3. 风热感冒者不适用。

4. 有高血压、冠心病、肝病、糖尿病、肾病等慢性病严重者，儿童、孕妇、哺乳期妇女应在医师指导下服用。

5. 对本品过敏者禁用，过敏体质者慎用。

复习思考题

1. 试列举常用解表中成药。

2. 银翘解毒丸的功效和主治是什么？

3. 防风通圣丸和小柴胡丸在主治和功效上有何区别？

扫一扫，查阅本章数字资源，含PPT、音视频、图片等

第二十六章 清热解毒中成药

板蓝根颗粒（片、口服液）

【**药物组成**】板蓝根。

【**功效**】清热解毒。

【**主治**】肺胃热盛所致的感冒，症见咽喉肿痛，口咽干燥。

【**剂型规格**】

颗粒剂：每袋5g或10g。无糖型颗粒，每袋3g。

片剂：每片0.3g。

口服液：每支10mL。

【**用法用量**】

颗粒剂：口服，1次1～2袋，每日3～4次。无糖颗粒，口服，1次1～2袋，每日3～4次。

片剂：口服，1次2～4片，每日3次。

口服液：口服，1次10mL，每日3次。

【**注意事项**】风寒感冒者不适用。

穿心莲片（胶囊）

【**药物组成**】穿心莲。

【**功效**】清热解毒。

【**主治**】邪毒内盛所致的感冒，症见咽喉肿痛，口舌生疮。

【**剂型规格**】

片剂：每片含穿心莲干浸膏0.105g（小片），0.210g（大片）。

胶囊：每粒含穿心莲干浸膏0.105g。

【用法用量】

片剂：口服，1 次 2 ～ 3 片（小片），每日 3 ～ 4 次；1 次 1 ～ 2 片（大片），每日 3 次。

胶囊：口服，1 次 2 ～ 3 粒，每日 3 ～ 4 次。

【注意事项】凡声嘶、咽痛初起，兼见恶寒发热、鼻流清涕等外感风寒者忌用。

清开灵注射液（胶囊、片、颗粒）

【药物组成】板蓝根、胆酸、黄芩苷、金银花、水牛角、珍珠母、栀子、猪去氧胆酸。

【功效】清热解毒，化痰通络，醒神开窍。

【主治】热病神昏，症见中风偏瘫，神志不清。

【剂型规格】

注射液：每支 10mL（含黄芩苷 50mg，总氮 25mg）。

胶囊：每粒 0.40g（含黄芩苷 20mg）。

片剂：每片 0.50g。

颗粒：每袋 3g（含黄芩苷 20mg）。

【用法用量】

注射液：每日 2 ～ 4mL，重症患者静脉滴注，每日 20 ～ 40mL，以 10% 葡萄糖注射液 200mL 或生理盐水注射液 100mL 稀释后使用。

胶囊：口服，1 次 2 ～ 4 粒，每日 3 次。

片剂：口服，1 次 1 ～ 2 片，每日 3 次。

颗粒剂：口服，1 次 3 ～ 6g（1 ～ 2 袋），每日 2 ～ 3 次。

【注意事项】

1. 有表证恶寒发热者慎用。

2. 本品偶有过敏反应，如出现过敏反应，应及时停药并做脱敏处理。

复方双花颗粒

【药物组成】金银花、板蓝根、连翘、穿心莲。

【功效】清热解毒，利咽消肿。

【主治】风热外感，风热乳蛾，症见发热微恶风、头痛、鼻塞流涕、咽红而痛或咽喉干燥灼痛，吞咽则加剧，咽扁桃体红肿，舌边尖红，苔黄，脉浮数或数。

【剂型规格】每袋 6g。

【用法用量】开水冲服，成人 1 次 6g，每日 4 次；儿童 3 岁以下 1 次 3g，每日 3 次；3 ～ 7 岁 1 次 3g，每日 4 次；7 岁以上 1 次 6g，每日 3 次；疗程 3 天。

【注意事项】风寒感冒者不适用。

复方银花解毒颗粒

【药物组成】青蒿、金银花、荆芥、薄荷、野菊花、大青叶、连翘、鸭跖草、淡豆豉、前胡。

【功效】辛凉解表，清热解毒。

【主治】风热感冒，症见发热，微恶风，鼻塞流涕，咳嗽，咽痛，头痛，全身酸痛，苔薄白或微黄，脉浮数。

【剂型规格】每袋 15g。

【用法用量】开水冲服，1 次 1 袋，每日 3 次，重症者加服 1 次。

【注意事项】风寒感冒者不适用。

金莲花颗粒（口服液、片、润喉片）

【药物组成】金莲花。

【功效】清热解毒，消肿止痛，利咽。

【主治】热毒内盛所致的咽部红肿疼痛，牙龈肿胀，口舌生疮。

【剂型规格】

颗粒剂：每袋 10g。

口服液：每支 10mL。

片剂：每片 0.3g。

润喉片：每片 0.5g。

【用法用量】

颗粒剂：开水冲服，1 次 1 袋，每日 2～3 次。

口服液：口服，1 次 1 支，每日 3 次。

片剂：口服，1 次 3～4 片，每日 3 次。

润喉片：含服，1 次 1～2 片，每日 4～5 次。

【注意事项】

1.风寒急喉痹、虚火喉痹、乳蛾等慎用。

2.本品苦寒，易伤胃气，老人、儿童及素体脾胃虚弱者慎服。

清瘟解毒丸（片）

【药物组成】大青叶、连翘、玄参、天花粉、桔梗、牛蒡子（炒）、羌活、防风、葛根、柴胡、黄芩、白芷、川芎、赤芍、甘草、淡竹叶。

【功效】清瘟解毒。

【主治】外感时疫，症见憎寒壮热，头痛无汗，口渴咽干，疰腮，大头瘟。

【剂型规格】

丸剂：水蜜丸每 120 丸重 12g；大蜜丸每丸重 9g。

片剂：每片 0.3g。

【用法用量】

丸剂：口服，1 次 12g，每日 2 次；小儿酌减。

片剂：口服，1 次 3 片，每日 2 ～ 3 次。

【注意事项】

1. 忌生气恼怒。

2. 忌食辛辣腥味、饮酒。

银蒲解毒片

【药物组成】 金银花、蒲公英、野菊花、紫花地丁、夏枯草。

【功效】 清热解毒。

【主治】 外感风热所致的咽痛，充血，咽干或具灼热感，舌苔薄黄或湿热所致的肾盂肾炎，症见尿频短急，灼热疼痛，头身疼痛，小腹坠胀，肾区叩击痛。

【剂型规格】 糖衣片，片芯重 0.35g。

【用法用量】 口服，1 次 4 ～ 5 片，每日 3 ～ 4 次；小儿酌减。

【注意事项】 外感风寒所致咽痛者忌用。

复习思考题

1. 板蓝根颗粒的功效和主治是什么?

2. 银蒲解毒片的适应证有哪些?

3. 金莲花颗粒的适应证有哪些?

4. 清开灵注射液的主治和功效是什么?

扫一扫，查阅本章数字资源，含PPT、音视频、图片等

第二十七章　泻火中成药

黄连上清丸（片、胶囊、颗粒）

【药物组成】黄连、栀子（姜制）、连翘、蔓荆子（炒）、防风、荆芥穗、白芷、黄芩、菊花、薄荷、酒大黄、黄柏（酒炒）、桔梗、川芎、石膏、旋覆花、甘草。

【功效】散风清热，泻火止痛。

【主治】风热上攻、肺胃热盛所致的头晕目眩，牙齿疼痛，口舌生疮，咽喉肿痛，耳痛耳鸣，大便秘结，小便短赤。

【剂型规格】

片剂：每片含生药 0.31g。

丸剂：小蜜丸每 100 丸重 20g；蜜丸每丸 6g；浓缩丸每袋 6g；水丸每袋 6g。

胶囊：每粒 0.4g。

颗粒剂：每袋 2g。

【用法用量】

片剂：口服，1 次 6 片，每日 2 次。

丸剂：口服，1 次 3 ～ 12g，每日 2 次。

胶囊：口服，1 次 2 粒，每日 2 次。

颗粒剂：口服，1 次 2g，每日 2 次。

【注意事项】

1. 忌烟、酒及辛辣食物。

2. 不宜在服药期间同时服用滋补性中药。

3. 有高血压、冠心病、肝病、糖尿病、肾病等慢性病严重者，应在医师指导下服用。

4. 服药后大便次数增多且不成形者，应酌情减量。

5. 孕妇慎用，儿童、哺乳期妇女、年老体弱者，应在医师指导下服用。

牛黄解毒丸（片、胶囊、软胶囊）

【药物组成】人工牛黄、雄黄、石膏、大黄、黄芩、桔梗、冰片、甘草。

【功效】清热解毒。

【主治】火热内盛所致的咽喉肿痛，牙龈肿痛，口舌生疮，目赤肿痛。

【剂型规格】

片剂：每片 0.25g。

丸剂：水蜜丸每 100 丸重 5g；大蜜丸每丸 3g；浓缩丸每袋 6g；水丸每袋 6g。

胶囊：每粒 0.3g。

软胶囊：每粒 0.4g。

【用法用量】

片剂：口服，1 次 3 片，每日 2 ～ 3 次。

丸剂：口服，水蜜丸 1 次 2g；大蜜丸 1 次 1 丸，每日 2 ～ 3 次。

胶囊：口服，1 次 3 粒，每日 2 ～ 3 次。

软胶囊：口服，1 次 4 粒，每日 2 ～ 3 次。

【注意事项】

1. 本品不宜久服。

2. 孕妇禁用。

牛黄上清丸（片、胶囊）

【药物组成】人工牛黄、薄荷、菊花、荆芥穗、白芷、川芎、栀子、黄连、黄柏、黄芩、大黄、连翘、赤芍、当归、地黄、桔梗、甘草、石膏、冰片。

【功效】清热泻火，散风止痛。

【主治】热毒内盛、风火上攻所致的头痛眩晕，目赤耳鸣，咽喉肿痛，口舌生疮，牙龈肿痛，大便燥结。

【剂型规格】

片剂：每片 0.27g。

丸剂：小蜜丸每 100 丸重 20g；大蜜丸每丸重 6g。

胶囊：每粒 0.3g。

【用法用量】

片剂：口服，1 次 4 片，每日 2 次。

丸剂：口服，小蜜丸 1 次 6g；大蜜丸 1 次 1 丸，每日 2 次。

胶囊：口服，1 次 3 粒，每日 2 次。

【注意事项】

1. 忌烟、酒及辛辣食物。

2. 不宜在服药期间同时服用滋补性中药。

3. 有高血压、冠心病、肝病、糖尿病、肾病等慢性病严重者，应在医师指导下服用。

4.服药后大便次数增多且不成形者，应酌情减量。

5.孕妇慎用，儿童、哺乳期妇女、年老体弱及脾虚便溏者，应在医师指导下服用。

当归龙荟丸（片、胶囊）

【药物组成】当归、芦荟、大黄、龙胆、黄连、黄芩、栀子、黄柏、木香。

【功效】清肝明目，泻火通便。

【主治】肝胆实热所致的耳聋，耳鸣，耳内生疮，胃肠湿热，头晕牙痛，眼目赤肿，大便不通。

【剂型规格】

片剂：每片0.5g。

丸剂：水丸每丸6g。

胶囊：每粒0.4g。

【用法用量】

片剂：口服，1次4片，每日2次。

丸剂：口服，1次6g，每日2次。

胶囊：口服，1次3粒，每日2次。

【注意事项】

1.忌烟、酒及辛辣食物。

2.不宜在服药期间同时服用滋补性中药。

3.有高血压、冠心病、肝病、糖尿病、肾病等慢性病严重者，应在医师指导下服用。

4.服药后大便次数增多且不成形者，应酌情减量。

5.儿童、哺乳期妇女、年老体弱及脾虚便溏者，应在医师指导下服用。

牛黄清火丸

【药物组成】大黄、黄芩、桔梗、山药、丁香、人工牛黄、冰片、雄黄、薄荷脑。

【功效】清热，散风，解毒。

【主治】肝胃肺蕴热所致的头晕目眩，口鼻生疮，风火牙痛，咽喉肿痛，疖腮红肿，耳鸣肿痛。

【剂型规格】每丸3g。

【用法用量】口服，1次2丸，每日2次。

【注意事项】

1.本品不宜久服，肝肾功能不全者慎用。

2. 服用前应除去蜡皮、塑料球壳。

3. 本品不可整丸吞服。

上清丸（片、胶囊）

【药物组成】菊花、薄荷、川芎、白芷、荆芥、防风、桔梗、连翘、栀子、黄芩（酒炒）、黄柏（酒炒）、大黄（酒炒）。

【功效】清热散风，解毒，通便。

【主治】风热火盛所致的头晕耳鸣，目赤，鼻窦炎，口舌生疮，牙龈肿痛，大便秘结。

【剂型规格】

片剂：片芯重 0.3g。

丸剂：蜜丸每丸 9g，水蜜丸每 10 丸重 1g。

胶囊：每粒 0.35g。

【用法用量】

片剂：口服，1 次 5 片，每日 2 次。

丸剂：口服，水蜜丸 1 次 6g；蜜丸 1 次 1 丸，每日 1～2 次。

胶囊：口服，1 次 3 粒，每日 2 次。

【注意事项】

1. 忌烟、酒及辛辣、油腻食物。

2. 小儿、年老体弱及脾胃虚寒者慎用。

小儿导赤片

【药物组成】大黄、滑石、地黄、栀子、木通、茯苓、甘草。

【功效】清热利便。

【主治】胃肠积热所致的口舌生疮，咽喉肿痛，牙根出血，腮颊肿痛，暴发火眼，大便不利，小便赤黄。

【剂型规格】片芯重 0.17g。

【用法用量】口服，1 次 4 片，每日 2 次，周岁以内酌减。

【注意事项】忌辛燥刺激性食物。

复习思考题

1. 常用的泻火中成药有哪些？试举例说明。

2. 牛黄解毒丸的主治与功效是什么？

3. 试述牛黄清火丸和黄连上清丸的功效和主治，并指出不同。

扫一扫，查阅本
章数字资源，含
PPT、音视频、
图片等

第二十八章 祛暑中成药

保济丸（口服液）

【药物组成】钩藤、菊花、蒺藜、厚朴、木香、苍术、天花粉、广藿香、葛根、化橘红、白芷、薏苡仁、稻芽、薄荷、茯苓、广东神曲。

【功效】解表，祛湿，和中。

【主治】暑湿感冒，症见发热头痛，腹痛腹泻，恶心呕吐，肠胃不适；亦可用于晕车晕船。

【剂型规格】

丸剂：水丸每瓶 1.85～3.7g；浓缩丸每瓶 1.2g。

口服液：每支 10mL。

【用法用量】

丸剂：口服，水丸 1 次 1.85～3.7g，每日 3 次；浓缩丸 1 次 1.2g，每日 3次。

口服液：口服，1 次 10～20mL，每日 3 次；儿童酌减。

【注意事项】外感燥热者不宜服用。

藿香正气散（颗粒、合剂、胶囊、丸、口服液、水、软胶囊、滴丸、片）

【药物组成】十三味藿香正气方：藿香、紫苏、白芷、半夏、厚朴、陈皮、大腹皮、白术、茯苓、桔梗、甘草、生姜、大枣（十味藿香正气方：十三味藿香正气方去桔梗、生姜、大枣）。

【功效】解表化湿，理气和中。

【主治】暑湿感冒，症见头痛身重胸闷，或恶寒发热，脘腹胀痛，呕吐泄泻。

【剂型规格】

散剂：盒装、瓶装（每瓶 100g）或包装（每包 3g）。

颗粒剂：每袋 10g。

合剂：每支 10mL。

胶囊：每粒 0.3g。

丸剂：水丸每瓶 6g。蜜丸每丸 9g。浓缩丸每 8 丸，相当于原生药 3g。

口服液：合剂，每支 10mL。

水（酊）剂：每支 10mL。

软胶囊：每粒 0.45g。

滴丸：每袋 2.6g。

片剂：每片 0.3g。

【用法用量】

散剂：口服，盒装或瓶装每服 9g，生姜、大枣煎汤送服；或作汤剂，加生姜、大枣，水煎服，用量按原方比例酌定。包装成人 1 次 1 包，5～10 岁成人量减半，每日 3 次。

颗粒剂：温开水冲服，1 次 1 袋，每日 2 次。

合剂：口服，1 次 10～15mL，每日 3 次。用时摇匀。

胶囊：口服，1 次 4 粒，每日 2 次。

丸剂：口服，水丸 1 次 8 丸，每日 3 次；蜜丸成人 1 次 1 丸，每日 2 次；浓缩丸 1 次 8 丸，每日 3 次。

口服液：口服，1 次 5～10mL，每日 2 次，用时摇匀。

水（酊）剂：1 次 5～10mL，每日 2 次，用时摇匀。

软胶囊：口服，1 次 2～4 粒，每日 2 次。

滴丸：口服，1 次 1～2 袋，每日 2 次。

片剂：口服，1 次 4～8 片，每日 2 次。

【注意事项】

1. 饮食宜清淡。

2. 不宜在服药期间同时服用滋补性中成药。

十滴水（软胶囊）

【药物组成】樟脑、干姜、大黄、小茴香、肉桂、辣椒、桉油。

【功效】健胃，祛暑。

【主治】因中暑而引起的头晕、恶心、腹痛、胃肠不适。

【剂型规格】

酊剂：瓶装每瓶 100mL 或 500mL；支装每支 5mL。

软胶囊：每粒 0.425g。

【用法用量】

酊剂：口服，1 次 2～5mL，儿童酌减。

软胶囊：口服，1 次 1 ～ 2 粒，儿童酌减。

【注意事项】

1. 饮食宜清淡，忌酒及辛辣、生冷、油腻食物。

2. 不宜在服药期间同时服用滋补性中药。

甘露消毒丸

【药物组成】 滑石、茵陈、石菖蒲、木通、射干、豆蔻、连翘、黄芩、川贝母、藿香、薄荷。

【功效】 芳香化湿，清热解毒。

【主治】 暑湿蕴结所致的身热肢酸，胸闷腹胀，尿赤黄疸。

【剂型规格】 水丸，每瓶 30g。

【用法用量】 口服，成人 1 次 6 ～ 9g，儿童 3 ～ 7 岁 2 ～ 3g,7 岁以上 3 ～ 5g，每日 2 次。

【注意事项】

1. 忌生冷、辛辣、油腻等饮食。

2. 孕妇禁用，寒湿内阻者、湿热并有阴虚津亏证慎用。

复习思考题

1. 试列举常用祛暑中成药。

2. 藿香正气丸的功效和主治是什么？

3. 藿香正气丸和甘露消毒丸从功效和主治病证上如何鉴别？

4. 藿香正气方（十三味或十味）不同剂型中成药在临床上如何选择？

5. 保和丸与保济丸从功效和主治病证上如何鉴别？

第二十九章 泻下中成药

扫一扫，查阅本章数字资源，含PPT、音视频、图片等

三黄片（胶囊）

【药物组成】大黄、盐酸小檗碱、黄芩浸膏。

【功效】清热解毒，泻火通便。

【主治】三焦热盛所致的目赤肿痛，口鼻生疮，咽喉肿痛，心烦口渴，尿黄便秘。

【剂型规格】

片剂：每片 0.25g。

胶囊：每粒 0.4g。

【用法用量】

片剂：口服，1次4片，每日2次，小儿酌减。

胶囊：口服，1次2粒，每日2次。

【注意事项】

1. 孕妇忌用。

2. 溶血性贫血患者及葡萄糖 –6– 磷酸脱氢酶缺乏患者禁用。

3. 忌烟酒及辛辣食物。不宜在服药期间同时服用滋补性中药。

4. 服药后大便次数增多且不成形者，应酌情减量。本品不宜长期服用。

5. 儿童、哺乳期妇女、年老体弱及脾虚便溏者慎用。

麻仁润肠丸（软胶囊）

【药物组成】火麻仁、炒苦杏仁、大黄、木香、陈皮、白芍、蜂蜜。

【功效】润肠通便。

【主治】肠胃积热所致的胸腹胀满，大便秘结。

【剂型规格】

丸剂：每丸 6g。

软胶囊：每粒 0.5g。

【用法用量】

丸剂：口服，1 次 1～2 丸，每日 2 次。

软胶囊：口服，1 次 8 粒，每日 2 次，年老体弱者酌情减量使用。

【注意事项】

1. 孕妇忌服。月经期慎用。

2. 年青体壮者便秘时不宜用本药。胸腹胀满严重者应去医院就诊。

3. 严重气质性病变引起的排便困难，如结肠癌、严重的肠道憩室、肠梗阻及炎症性肠病等忌用。

4. 有慢性病史者、小儿及年老体虚者不宜长期服用。

5. 忌食生冷、油腻、辛辣食物。

麻仁丸（胶囊、软胶囊）

【药物组成】 火麻仁、苦杏仁、大黄、枳实（炒）、厚朴（姜制）、白芍（炒）、蜂蜜。

【功效】 润肠通便。

【主治】 肠热津亏所致的便秘，症见大便干结难下、腹部胀满不舒。

【剂型规格】

丸剂：大蜜丸，每丸 9g；水蜜丸，每瓶 30g。

胶囊：每粒 0.35g。

软胶囊：每粒 0.6g。

【用法用量】

丸剂：口服，大蜜丸 1 次一丸，水蜜丸 1 次 6g，每日 1～2 次。

胶囊：口服，1 次 2～4 粒，早晚各 1 次或睡前服用。

软胶囊：口服，平时 1 次 1～2 粒，每日 1 次；急用时 1 次 2 粒，每日 3 次。

【注意事项】

1. 孕妇忌服。年老体虚者不宜久服。

2. 年青体壮者便秘时不宜用本药。

3. 有慢性病史者、小儿及年老体虚者慎用。

4. 忌食生冷、油腻、辛辣食品。

复习思考题

1. 试述三黄片的功效、主治和应用注意事项。
2. 试述麻仁润肠丸临床应用及临床注意事项。
3. 麻仁丸临床如何应用？

第三十章　清脏腑热中成药

扫一扫，查阅本章数字资源，含PPT、音视频、图片等

第一节　清热理肺中成药

连花清瘟片（胶囊、颗粒）

【药物组成】连翘、金银花、炙麻黄、炒苦杏仁、石膏、板蓝根、绵马贯众、鱼腥草、广藿香、大黄、红景天、薄荷脑、甘草。

【功效】清瘟解毒，宣肺泄热。

【主治】热毒袭肺所致的感冒，症见发热或高热，恶寒，肌肉酸痛，鼻塞流涕，咳嗽，头痛，咽干咽痛，舌偏红，苔黄或黄腻等。

【剂型规格】

片剂：每片 0.35g。

胶囊：每粒 0.35g。

颗粒剂：每袋 6g。

【用法用量】

片剂：口服，1 次 4 片，每日 3 次。

胶囊：口服，1 次 4 粒，每日 3 次。

颗粒剂：口服，1 次 1 袋，每日 3 次。

【注意事项】

1. 忌烟、酒及辛辣、生冷、油腻食物。

2. 不宜在服药期间同时服用滋补性中药。

3. 风寒感冒者不适用。

银黄片（胶囊、颗粒、丸）

【药物组成】金银花、黄芩。

【功效】疏风散热，清热解毒。

【主治】风热外感所致的咽喉肿痛、咳嗽、痰黄、丹毒。

【剂型规格】

片剂：每片 0.3g。

胶囊：每粒 0.3g。

颗粒剂：每袋 4g；每袋 2g（无蔗糖）。

丸剂：每袋 1g。

【用法用量】

片剂：口服，1 次 2～4 片，每日 3～4 次。

胶囊：口服，1 次 2～4 粒，每日 3～4 次。

颗粒剂：开水冲服，1 次 1～2 袋，每日 2 次。

丸剂：口服，1 次 0.5～1g，每日 4 次。

【注意事项】

1. 忌辛辣、鱼腥食物。

2. 不宜在服药期间同时服用温补性中成药。

3. 脾气虚寒症见有大便溏者慎用。

清肺抑火丸（片、胶囊）

【药物组成】黄芩、苦参、知母、浙贝母、前胡、黄柏、桔梗、栀子、天花粉、大黄。

【功效】清肺止咳，化痰通便。

【主治】肺热所致的咳嗽，症见痰黄稠黏，口干咽痛，大便干燥。

【剂型规格】

丸剂：每粒 0.06g。

片剂：每片 0.6g。

胶囊：每粒 0.5g。

【用法用量】

丸剂：口服，1 次 6g，每日 2～3 次。

片剂：口服，1 次 4 片，每日 2 次。

胶囊：口服，1 次 4 粒，每日 2 次。

【注意事项】

1. 风寒咳嗽、体弱便溏者忌用。

2. 孕妇禁用。

第二节 清肝胆热中成药

护肝片（胶囊、颗粒）

【药物组成】柴胡、茵陈、板蓝根、五味子、猪胆粉、绿豆。

【功效】疏肝理气，健脾消食。

【主治】肝郁气滞，肝失疏泄，毒蕴肝胆所致的胁痛、黄疸。症见两胁胀痛或窜痛，胸膈痞满，纳少，或身目发黄等。

【剂型规格】

片剂：每片 0.36g。

胶囊：每粒 0.35g。

颗粒剂：每袋 2g。

【用法用量】

片剂：口服，1 次 4 片，每日 3 次。

胶囊：口服，1 次 4 粒，每日 3 次。

颗粒剂：口服，1 次 1 袋，每日 3 次。

【注意事项】

1. 忌烟酒、油腻、辛辣刺激性食物。

2. 孕妇慎用。

3. 瘀血停滞、肝阴不足之胁痛及寒湿阴黄者忌服。

乙肝清热解毒片（胶囊、颗粒）

【药物组成】白花蛇舌草、虎杖、茵陈、白芦根、茜草、土茯苓、蚕沙、野菊花、北豆根、淫羊藿、橘红、甘草。

【功效】清肝利胆，解毒逐瘟。

【主治】肝胆湿热所致的各类肝炎，症见黄疸或无黄疸，发热或低热，舌质红，舌苔厚腻，脉弦滑数，口干或口黏臭，厌油，胃肠不适等。

【剂型规格】

片剂：每片 0.3g。

胶囊：每粒 0.4g。

颗粒剂：每袋 6g（无糖型）。

【用法用量】

片剂：口服，1 次 4 ~ 8 片，每日 3 次。

胶囊：口服，1 次 6 粒，每日 3 次。

颗粒剂：开水冲服，1 次 1 袋，每日 3 次。

【注意事项】

1.脾虚便溏者慎用。

2.寒湿阴黄者忌用。

3.忌烟酒、油腻、辛辣刺激性食物。

茵莲清肝颗粒（合剂）

【药物组成】茵陈、板蓝根、绵马贯众、茯苓、郁金、当归、红花、琥珀、白芍、白花蛇舌草、半枝莲、广藿香、佩兰、砂仁、虎杖、丹参、泽兰、柴胡、重楼。

【功效】清热解毒，调肝和脾。

【主治】湿热蕴结、肝脾不和所致的胁痛，症见胁痛、脘痞、纳呆、乏力等。

【剂型规格】

颗粒剂：每袋10g。

合剂：每瓶100mL。

【用法用量】

颗粒剂：温开水冲服，1次1袋，每日3次。

合剂：口服，1次半瓶，每日2次，服时摇匀。

【注意事项】

1.忌食辛辣油腻食物。

2.孕妇慎用。

龙胆泻肝丸（片、胶囊、颗粒）

【药物组成】龙胆、柴胡、黄芩、栀子、泽泻、木通、车前子、当归、地黄、炙甘草。

【功效】清肝胆，利湿热。

【主治】肝胆湿热所致的头晕目赤，耳鸣耳聋，胁痛口苦，尿赤，湿热带下等。

【剂型规格】

丸剂：每100粒重6g。

片剂：每片0.45g。

胶囊：每粒0.25g。

颗粒剂：每袋6g。

【用法用量】

丸剂：口服，1次3～6g，每日2次。

片剂：口服，1次4～6片，每日2～3次。

胶囊：口服，1次4粒，每日3次。

颗粒剂：开水冲服，1次1袋，每日2次。

【注意事项】

1. 孕妇、年老体弱、大便溏软者慎用。

2. 忌食辛辣刺激性食物。

3. 服本药时不宜同时服滋补性中成药。

茵栀黄片（颗粒、口服液）

【药物组成】 茵陈提取物、栀子提取物、黄芩苷、金银花提取物。

【功效】 清热解毒，利湿退黄。

【主治】 肝胆湿热所致的黄疸，症见面目悉黄，胸胁胀痛，恶心呕吐，小便黄赤等。

【剂型规格】

片剂：每片 0.32g。

颗粒剂：每袋 3g。

口服液：每支 10mL。

【用法用量】

片剂：口服，1 次 3 片，每日 3 次。

颗粒剂：开水冲服，1 次 6g，每日 3 次。

口服液：口服，1 次 10mL，每日 3 次。

【注意事项】

1. 阴黄者不宜使用。

2. 忌食辛辣油腻食物。

3. 妊娠及哺乳期妇女慎用。

大黄利胆片（胶囊）

【药物组成】 大黄、手掌参、余甘子。

【功效】 清热利湿，解毒退黄。

【主治】 肝胆湿热所致的胁痛，口苦，食欲不振等。

【剂型规格】

片剂：每片 0.35g。

胶囊：每粒 0.3g。

【用法用量】

片剂：口服，1 次 2 片，每日 2 ～ 3 次。

胶囊：口服，1 次 2 粒，每日 2 ～ 3 次。

【注意事项】

1. 孕妇忌用。

2. 忌食辛辣油腻食物。

苦黄颗粒

【药物组成】茵陈、柴胡、大青叶、大黄、苦参。

【功效】清热利湿，疏肝退黄。

【主治】湿热内蕴所致的黄疸，症见全身黄染，胁痛，口苦，食欲不振等。

【剂型规格】每袋 6g。

【用法用量】口服，1 次 1 袋，每日 3 次。

【注意事项】

1. 严重心、肾功能不全者慎用，脾虚患者慎用。

2. 孕妇及绞窄性肠梗阻患者忌服。

茵陈五苓丸

【药物组成】茵陈、泽泻、茯苓、猪苓、白术、肉桂。

【功效】清湿热，利小便。

【主治】肝胆湿热、脾肺郁结所致的黄疸，症见脘腹胀满，小便不利等。

【剂型规格】每粒 0.05g。

【用法用量】口服，1 次 6g，每日 2 次。

【注意事项】

1. 黄疸属寒湿阴黄者忌用。

2. 方中含有温通、利水渗湿之品，有碍胎气，孕妇慎用。

3. 服药期间饮食宜用清淡易消化之品，忌酒，忌食辛辣油腻之品。

4. 忌恚怒忧郁劳碌，保持心情舒畅。

第三节 清利肠胃湿热中成药

复方黄连素片

【药物组成】盐酸黄连素（小檗碱）、木香、吴茱萸、白芍。

【功效】清热燥湿，行气止痛，止痢止泻。

【主治】大肠湿热所致的赤白下痢，里急后重或暴注下泻，肛门灼热等。

【剂型规格】每片含盐酸小檗碱 30mg。

【用法用量】口服，1 次 4 片，每日 3 次。

【注意事项】

1. 饮食宜清淡，服药期间忌酒，忌食生冷、辛辣食物。

2. 葡萄糖 -6- 磷酸脱氢酶缺乏的儿童禁用。

3. 妊娠期前 3 个月慎用。

香连丸（片、胶囊）

【药物组成】黄连、木香。

【功效】清热化湿，行气止痛。

【主治】大肠湿热所致的大便脓血，里急后重，发热腹痛，泄泻腹痛等。

【剂型规格】

丸剂：每 50 粒重 3g，每袋 6g。

片剂：薄膜衣小片每片 0.1g，大片 0.3g；糖衣片小片片芯重 0.1g，大片 0.3g。

胶囊：每粒 0.5g。

【用法用量】

丸剂：口服，1 次 3 ～ 6g，每日 2 ～ 3 次。

片剂：口服，1 次 5 片（大片）；小儿 1 次 2 ～ 3 片（小片），每日 2 ～ 3 次。

胶囊：口服，1 次 2 ～ 3 粒，每日 2 次。

【注意事项】

1. 孕妇慎用。

2. 忌食辛辣、油腻食物。

葛根芩连丸（片、胶囊、颗粒、口服液）

【药物组成】葛根、黄芩、黄连、炙甘草。

【功效】解肌清热，止泻止痢。

【主治】湿热蕴结所致的泄泻、痢疾，症见腹痛、便黄而黏、肛门灼热，以及风热感冒所致的发热恶风、头痛身痛。

【剂型规格】

丸剂：每袋 1g。

片剂：①素片。每片 0.3g 或 0.5g。②糖衣片。片芯重 0.3g。

胶囊：每粒 0.4g。

颗粒剂：每袋 6g。

口服液：每支 10mL。

【用法用量】

丸剂：口服，1 次 3g；小儿 1 次 1g，每日 3 次；

片剂：口服，1 次 3 ～ 4g，每日 3 次

胶囊：口服，1 次 3 ～ 4 粒，每日 3 次。

颗粒剂：开水冲服，1 次 1 袋，每日 3 次。

口服液：口服，1 次 1 支，每日 2 次。

【注意事项】

1. 饮食宜清淡，禁食生硬、油腻、难消化食物。

2.有慢性结肠炎、溃疡性结肠炎便脓血等慢性病史者，患泄泻后应去医院就诊。

3.脾胃虚寒腹泻者不适用。

六味香连胶囊

【药物组成】木香、盐酸小檗碱、枳实、白芍、厚朴、槟榔。

【功效】清热燥湿，行气止痛，化滞止痢。

【主治】饮食不节、湿热蕴结胃肠所致的肠胃食滞、痢疾，症见腹胀、腹痛、腹泻、里急后重、大便脓血、黏稠不畅等。

【剂型规格】每粒0.34g。

【用法用量】口服，1次2粒，每日2次，或遵医嘱，儿童酌减。

【注意事项】孕妇忌服。

香连化滞丸（片）

【药物组成】黄连、黄芩、木香、枳实、陈皮、青皮、厚朴、槟榔、滑石、当归、白芍、甘草。

【功效】清热利湿，行血化滞。

【主治】大肠湿热所致的大便脓血，里急后重，发热腹痛，肛门灼热，舌红黄腻，脉滑数等。

【剂型规格】

丸剂：每丸6g。

片剂：每片0.6g。

【用法用量】

丸剂：口服，1次2丸，每日2次。

片剂：口服，1次4片，每日2次。

【注意事项】

1.忌食生冷油腻。

2.孕妇忌服。

复习思考题

1.连花清瘟片和清肺抑火丸从主治病证和功效上如何鉴别？

2.龙胆泻肝丸的功效和主治是什么？

3.试列举常用的治疗痢疾中成药。

扫一扫，查阅本章数字资源，含PPT、音视频、图片等

第三十一章　温里（胃肠）中成药

附子理中丸（片）

【**药物组成**】附子、干姜、党参、白术、甘草。

【**功效**】温阳祛寒，益气健脾。

【**主治**】脾胃虚寒所致的脘腹冷痛，呕吐泄泻，手足不温。

【**剂型规格**】

丸剂：蜜丸，每丸 4.5g。

片剂：每片含生药 0.25g。

【**用法用量**】

丸剂：口服，1 次 1 丸，每日 2～3 次。

片剂：口服，1 次 6～8 片，每日 1～3 次。

【**注意事项**】

1. 忌食生冷食物。

2. 孕妇忌服。

3. 本品中有附子，服药后如有血压增高、头痛、心悸等症状，应立即停药，去医院就诊。

理中丸（片）

【**药物组成**】炮姜、党参、白术、甘草。

【**功效**】温中祛寒，补气健脾。

【**主治**】脾胃虚寒所致的呕吐泄泻，胸满腹痛，消化不良。

【**剂型规格**】

丸剂：浓缩丸每 8 丸相当于原药材 3g，每丸 0.2g。

片剂：每片含生药 0.3g。

【用法用量】

丸剂：口服，1次8丸，每日3次。

片剂：口服，1次5～6片，每日2次。

【注意事项】饮食宜清淡，忌烟、酒及辛辣、生冷、油腻食物。

桂附理中丸

【药物组成】肉桂、附片、党参、白术（炒）、炮姜、炙甘草。

【功效】补肾助阳，温中健脾。

【主治】肾阳衰弱、脾胃虚寒所致的脘腹冷痛，呕吐泄泻，四肢厥冷。

【剂型规格】蜜丸每丸9g。

【用法用量】用姜汤或温开水送服，1次1丸，每日2次。

【注意事项】

1.忌不易消化食物。

2.感冒发热患者不宜服用。

3.孕妇慎用。

黄芪建中丸

【药物组成】黄芪、白芍、肉桂、甘草、大枣、蜂蜜。

【功效】温中补气，和里缓急。

【主治】虚劳所致的脘腹疼痛，喜温喜按，形体瘦弱，面色无华，心悸气短，自汗盗汗等。

【剂型规格】每丸9g。

【用法用量】口服，1次1丸，每日2次。

【注意事项】

1.饮食宜清淡，忌烟、酒及辛辣、生冷、油腻食物。

2.感冒发热患者不宜服用。

良附丸

【药物组成】高良姜、香附。

【功效】温胃理气。

【主治】肝胃寒凝气滞所致的脘腹疼痛，胸胁胀闷，畏寒喜温，以及妇女痛经。

【剂型规格】每袋3～6g。

【用法用量】口服，1次3～6g，每日2次。

【注意事项】

1.饮食宜清淡，忌酒及辛辣、生冷、油腻食物。

2. 忌愤怒、忧郁，保持心情舒畅。

3. 胃部灼痛，口苦便秘之胃热者不适用。

乌梅丸

【药物组成】乌梅、附子、干姜、细辛、蜀椒、桂枝、黄连、黄柏、人参、当归。

【功效】温脏安蛔。

【主治】肠寒胃热之蛔厥所致的脘腹阵痛，烦闷呕吐，时发时止，得食则吐，甚至吐蛔，手足厥冷，或久泻久痢，反胃呕吐，脉沉细或弦紧。

【剂型规格】每丸 3g。

【用法用量】空腹时饮服 1 ～ 2 丸，每日 3 次。

【注意事项】

1. 饮食宜清淡，忌生冷、油腻食物。

2. 本品含有马兜铃科植物细辛，应在医生指导下使用，定期复查肾功能。

小建中片（胶囊、颗粒）

【药物组成】饴糖、桂枝、芍药、生姜、大枣、炙甘草。

【功效】温中补虚，缓急止痛。

【主治】脾胃虚寒所致的脘腹疼痛，喜温喜按，嘈杂吞酸，食少纳呆，神疲乏力，心悸不宁，面色无华等。

【剂型规格】

片剂：每片 0.6g。

胶囊：每粒 0.4g。

颗粒剂：每袋 15g。

【用法用量】

片剂：口服，1 次 2 ～ 3 片，每日 3 次。

胶囊：口服，1 次 2 ～ 3 粒，每日 3 次。

颗粒剂：口服，1 次 15g，每日 3 次。

【注意事项】

1. 忌食生冷油腻不易消化食物。

2. 糖尿病患者慎用。

3. 外感风热，表证未清患者及脾胃湿热或明显胃肠道出血症状者，不宜服用。

香砂养胃丸（片、胶囊、颗粒）

【药物组成】木香、砂仁、白术、陈皮、茯苓、半夏、香附、枳实、豆蔻、厚朴、广藿香、甘草。

【功效】温中和胃，理气止痛。

【主治】脾胃气滞兼有痰湿所致的不思饮食，食后胀满，腹痛呕吐，肠鸣泄泻，倦怠乏力等。

【剂型规格】

丸剂：水丸，每袋 9g。

片剂：每片 0.6g。

胶囊：每粒 0.35g。

颗粒剂：每袋 5g。

【用法用量】

丸剂：口服，1 次 9g，每日 3 次。

片剂：口服，1 次 4 ～ 8 片，每日 2 次。

胶囊：口服，1 次 3 粒，每日 3 次。

颗粒剂：开水冲服，1 次 1 袋（5g），每日 2 次。

【注意事项】

1. 忌生冷油腻食物。

2. 胃痛症见胃部灼热，隐隐作痛，口干舌燥者，不宜服用本药。

3. 本品宜用温开水送服。

香砂理中丸

【药物组成】木香、砂仁、干姜、党参、白术、炙甘草。

【功效】健脾和胃，温中行气。

【主治】脾胃虚寒所致的脘腹疼痛，喜温喜按，恶心呕吐，便溏泄泻等。

【剂型规格】每丸 9g。

【用法用量】口服，1 次 1 丸，每日 2 次。

【注意事项】

1. 服药期间忌食生冷、辛辣油腻之物。

2. 孕妇慎用。

3. 糖尿病患者忌用。

复习思考题

1. 附子理中丸的功效和主治是什么？

2. 黄芪建中丸的药物组成有哪些？主治是什么？

3. 香砂养胃丸和香砂理中丸的功效和主治有何异同？

第三十二章　化痰、止咳、平喘中成药

扫一扫，查阅本章数字资源，含PPT、音视频、图片等

第一节　温化寒痰中成药

通宣理肺丸（片、胶囊、颗粒）

【药物组成】紫苏叶、前胡、桔梗、苦杏仁、麻黄、甘草、陈皮、半夏（制）、茯苓、枳壳（炒）、黄芩。

【功效】解表散寒，宣肺止咳。

【主治】外感风寒所致的感冒咳嗽，症见发热恶寒，鼻塞流涕，头痛无汗，肢体酸痛。

【剂型规格】

丸剂：水蜜丸，每100丸重10g；大蜜丸，每丸重6g。

片剂：每片含生药0.3g。

胶囊：每粒0.36g。

颗粒剂：每袋9g。

【用法用量】

丸剂：口服，大蜜丸1次2丸，每日2～3次；水蜜丸1次7g，每日2～3次。

片剂：温开水送服，1次4片，每日2～3次。

胶囊：口服，1次2粒，每日2～3次。

颗粒剂：开水冲服，1次9g，每日2～3次。

【注意事项】

1.忌烟、酒及辛辣食物。

2.不宜在服药期间同时服用滋补性中药。

3.风热或痰热咳嗽、阴虚干咳者不适用。

4.高血压、冠心病患者，以及有肝病、糖尿病、肾病等慢性病严重者慎用。

5.儿童、孕妇、哺乳期妇女、年老体弱者慎用。

小青龙胶囊（颗粒）

【药物组成】麻黄、桂枝、白芍、干姜、细辛、甘草（蜜炙）、法半夏、五味子。

【功效】解表化饮，止咳平喘。

【主治】风寒水饮所致的恶寒发热，无汗，喘咳痰稀。

【剂型规格】

胶囊：每粒 0.45g。

颗粒剂：①每袋 6g（无蔗糖）；②每袋 13g。

【用法用量】

胶囊：口服，1 次 3～6 粒，每日 3 次。

颗粒剂：开水冲服，1 次 1 袋，每日 3 次。

【注意事项】

1.忌烟、酒及辛辣、生冷、油腻食物。

2.不宜在服药期间同时服用滋补性中药。

3.内热咳喘及虚喘者不适用。

4.高血压、冠心病患者慎用。

5.儿童、孕妇、哺乳期妇女、年老体弱者慎用。

二陈丸

【药物组成】陈皮、半夏、茯苓、甘草。

【功效】燥湿化痰，理气和胃。

【主治】痰湿停滞所致的咳嗽痰多，胸脘胀闷，恶心呕吐。

【剂型规格】每袋 6g。

【用法用量】口服，1 次 9～15g，每日 2 次。

【注意事项】

1.忌烟、酒及辛辣、生冷、油腻食物。

2.不宜在服药期间同时服用滋补性中药。

3.肺阴虚所致的燥咳不适用。

4.儿童、孕妇、哺乳期妇女、年老体弱者慎用。

杏苏止咳颗粒（口服液、糖浆）

【药物组成】苦杏仁、甘草、桔梗、前胡、紫苏叶、陈皮。

【功效】宣肺散寒，止咳祛痰。

【主治】外感风寒所致的咳嗽、气逆。

【剂型规格】

颗粒剂：每袋 12g。

口服液：每支 10mL。

糖浆剂：每瓶 100mL。

【用法用量】

颗粒剂：开水冲服，1 次 12g，每日 3 次，小儿酌减。

口服液：温开水送服，1 次 10mL，每日 3 次。

糖浆剂：口服，1 次 10 ~ 15mL，每日 3 次，小儿酌减。

【注意事项】

1. 忌食辛辣、油腻食物。

2. 本品适用于风寒咳嗽，其表现为咳嗽声重，气急，咳痰稀薄色白，常伴鼻塞，流清涕。使用时应注意辨证。

橘红痰咳颗粒（煎膏、口服液）

【药物组成】化橘红、百部（蜜炙）、茯苓、半夏（制）、白前、甘草、苦杏仁、五味子。

【功效】理气化痰，润肺止咳。

【主治】痰浊阻肺所致的咳嗽，气喘，痰多。

【剂型规格】

颗粒剂：每袋 10g。

煎膏：每瓶 250g。

口服液：合剂，每支 10mL。

【用法用量】

颗粒剂：开水冲服，1 次 10 ~ 20g，每日 3 次。

煎膏：口服，1 次 10 ~ 20g，每日 3 次。

口服液：口服，1 次 10 ~ 20mL，每日 3 次。

【注意事项】

1. 忌食辛辣、油腻食物。

2. 严格辨证，本药适用于痰湿咳嗽，其表现为咳嗽反复发作，咳声重浊，痰多，色白或带灰色。

第二节 理肺止咳中成药

杏贝止咳颗粒

【药物组成】麻黄（蜜炙）、苦杏仁、桔梗、前胡、浙贝母、百部、北沙参、木蝴蝶、甘草。

【功效】清宣肺气，止咳化痰。

【主治】表寒里热所致的咳嗽，症见微恶寒、发热、咳嗽、咯痰、痰稠质黏、口干苦、烦躁等。

【剂型规格】每袋4g。

【用法用量】开水冲服，1次1袋，每日3次。

【注意事项】服药期间忌食辛辣、油腻等刺激性食物。

祛痰止咳颗粒

【药物组成】党参、水半夏、芫花（醋制）、甘遂（醋制）、紫花杜鹃、明矾。

【功效】健脾燥湿，祛痰止咳。

【主治】脾虚湿盛所致的痰多，咳嗽，喘息等。

【剂型规格】每袋3g。

【用法用量】温开水冲服，1次6g（2袋），每日2次；小儿酌减。

【注意事项】

1. 孕妇慎用。

2. 干咳少痰等阴虚咳嗽不可使用。

蛇胆陈皮散（片、胶囊）

【药物组成】蛇胆汁、陈皮（蒸）。

【功效】顺气化痰，祛风健胃。

【主治】痰浊阻肺、胃失和降所致的咳嗽、呕逆等。

【剂型规格】

散剂：每袋0.3g或0.6g。

片剂：每片0.32g。

胶囊：每粒0.3g。

【用法用量】

散剂：口服，1次0.3～0.6g，每日2～3次。

片剂：口服，1次2～4片，每日3次。

胶囊：口服，1次1～2粒，每日2～3次。

【注意事项】

1. 忌食辛辣、油腻食物。

2. 阴虚咳嗽不可使用。

强力枇杷（膏蜜炼、胶囊、颗粒）

【药物组成】枇杷叶、罂粟壳、百部、白前、桑白皮、桔梗、薄荷脑。

【功效】养阴敛肺，止咳祛痰。

【主治】久咳劳嗽所致的咳喘痰饮等症状。

【剂型规格】

膏剂：每瓶 150g、180g、240g、300g。

胶囊：每粒 0.3g。

颗粒剂：每袋 1.5g。

【用法用量】

膏剂：口服，1 次 20g（相当于原药材 2.3g），每日 3 次。

胶囊：口服，1 次 2 粒，每日 3 次。

颗粒剂：开水冲服，1 次 1.5g，每日 3 次。

【注意事项】

1. 本品含罂粟壳，不宜长期使用。

2. 孕妇、哺乳期妇女及儿童慎用。

3. 运动员慎用。

治咳川贝枇杷露（滴丸）

【药物组成】枇杷叶、桔梗、水半夏、平贝母（流浸膏）、薄荷脑。

【功效】宣肺降气，清热化痰。

【主治】痰热郁肺所致的咳嗽，症见咳嗽，咯痰，咽干，咽痛，发热，全身不适。

【剂型规格】

露剂：每瓶 150mL。

丸剂：每丸 30mg。

【用法用量】

露剂：口服，1 次 10 ～ 20mL，每日 3 次。

丸剂：口服或含服，1 次 3 ～ 6 丸，每日 3 次。

【注意事项】

1. 孕妇禁用。

2. 寒性咳嗽不可使用。

止咳丸（胶囊）

【药物组成】川贝母、紫苏子、厚朴、葶苈子、法半夏、麻黄、白果、罂粟壳、硼砂、枳壳、陈皮、桔梗、防风、白前、前胡、紫苏叶、桑叶、黄芩、南沙参、薄荷、茯苓、甘草。

【功效】降气化痰，止咳定喘。

【主治】风寒入肺、肺气不宣所致的咳嗽痰多，喘促胸闷，周身酸痛或久咳不止。

【剂型规格】

丸剂：每 18 丸重 3g。

胶囊：每粒 0.56g。

【用法用量】

丸剂：口服，1 次 6 丸，每日 2 次。

胶囊：口服，1 次 6 粒，每日 2 次。

【注意事项】

1. 忌烟酒及辛辣油腻食物。

2. 不宜长期服用。

3. 儿童、孕妇及哺乳期妇女禁用。

4. 糖尿病患者禁服。

清宣止咳颗粒

【药物组成】桑叶、薄荷、苦杏仁、桔梗、白芍、紫菀、枳壳、陈皮、甘草。

【功效】疏风清热，宣肺止咳。

【主治】小儿外感风热所致的咳嗽，咯痰，发热或鼻塞，流涕，微恶风寒，咽红或痛。

【剂型规格】每袋 10g。

【用法用量】开水冲服，1 ～ 3 岁 1 次 1/2 包；4 ～ 6 岁 1 次 3/4 包；7 ～ 14 岁 1 次 1 包；每日 3 次。

【注意事项】

1. 忌食辛辣、生冷、油腻食物。

2. 脾虚易腹泻者慎服。

3. 风寒袭肺咳嗽不适用，症见发热恶寒、鼻流清涕、咳嗽痰白等。

4. 糖尿病患儿禁服。

急支（糖浆、颗粒）

【药物组成】鱼腥草、金荞麦、四季青、麻黄、紫菀、前胡、枳壳、甘草。

【功效】清热化痰，宣肺止咳。

【主治】外感风热所致的发热，恶寒，胸膈满闷，咳嗽咽痛。

【剂型规格】

糖浆剂：每瓶 100mL 或 200mL。

颗粒剂：每袋 4g。

【用法用量】

糖浆剂：口服，1 次 20 ～ 30mL，每日 3 ～ 4 次；儿童 1 岁以内 1 次 5mL，

1 至 3 岁 1 次 7mL，3 至 7 岁 1 次 10mL，7 岁以上 1 次 15mL，每日 3 ～ 4 次。

颗粒剂：开水冲服，1 次 4g，每日 3 次。儿童酌减。

【注意事项】

1. 忌烟、酒及辛辣生冷、油腻食物。

2. 严格辨证，本品适用于肺热壅盛型咳嗽。

苏黄止咳胶囊

【药物组成】麻黄、紫苏叶、地龙、蜜枇杷叶、炒紫苏子、蝉蜕、前胡、炒牛蒡子、五味子。

【功效】疏风宣肺，止咳利咽。

【主治】风邪犯肺、肺气失宣所致的咳嗽、咽痒、痒时咳嗽，或呛咳阵作、气急、遇冷空气、异味等因素突发或加重，或夜卧晨起咳剧，多呈反复性发作、干咳无痰或少痰，舌苔薄白等。也可用于感冒后咳嗽，咳嗽反复发作。

【剂型规格】每粒 0.45g。

【用法用量】口服，1 次 3 粒，每日 3 次。

【注意事项】

1. 服药期间忌食辛辣等刺激性食物。

2. 孕妇忌用。

3. 运动员慎用。

第三节　清热化痰、止咳中成药

橘红丸（片、胶囊、颗粒）

【药物组成】半夏、陈皮、地黄、茯苓、甘草、瓜蒌皮、滑石粉、化橘红、桔梗、苦杏仁、款冬花、麦冬、石膏、浙贝母、紫苏子、紫菀。

【功效】清热，化痰，止咳。

【主治】肺热所致的咳嗽痰多，痰不易出，胸闷口干。

【剂型规格】

丸剂：水蜜丸每 100 丸重 10g；大蜜丸每丸 3g 或 6g。

片剂：每片含生药 0.5g。

胶囊：每粒含生药 0.5g。

颗粒剂：每袋 15g。

【用法用量】

丸剂：口服，水蜜丸 1 次 7.2g，大蜜丸 1 次 12g，每日 2 次。

片剂：口服，1 次 6 片，每日 2 次。

胶囊：口服，1 次 5 粒，每日 2 次。

颗粒剂：开水冲服，1次1袋，每日2次。

【注意事项】

1.忌烟、酒及辛辣、生冷、油腻性食物。

2.不宜在服药期间同时服用滋补性中药。

3.脾胃虚寒，症见腹痛、喜暖、泄泻者慎用。

4.有支气管扩张、肺脓疡、肺心病、肺结核患者，出现咳嗽时应去医院就诊。

5.儿童、老年体弱者、糖尿病患者应在医师指导下服用。

蛇胆川贝液（散、胶囊、软胶囊）

【药物组成】蛇胆汁、川贝母。

【功效】清肺，止咳，除痰。

【主治】肺热咳嗽所致的痰多气喘，胸闷，咳痰不爽或久咳不止。

【剂型规格】

口服液：每支10mL。

散剂：每瓶0.3g。

胶囊：每粒0.3g。

软胶囊：每粒0.3g。

【用法用量】

口服液：口服，1次10mL，每日2次，小儿酌减。

散剂：开水冲服，1次1～2瓶，每日2～3次。

胶囊：口服，1次1～2粒，每日2～3次。

软胶囊：口服，1次2～4粒，每日2～3次。

【注意事项】

1.忌烟、酒及辛辣、生冷、油腻性食物。

2.不宜在服药期间同时服用滋补性中药。

川贝枇杷膏（片、胶囊、颗粒、糖浆）

【药物组成】川贝母、枇杷叶、南沙参、茯苓、化橘红、桔梗、法半夏、五味子、瓜蒌子、款冬花、远志、苦杏仁、生姜、甘草。

【功效】润肺化痰，止咳平喘，护喉利咽，生津补气，调心降火。

【主治】伤风咳嗽，症见咳嗽痰稠、痰多气喘、咽喉干痒及声音嘶哑。

【剂型规格】

膏剂：每瓶300mL。

片剂：每片0.2g。

胶囊：每粒0.2g。

颗粒剂：每袋 15g。

糖浆剂：每瓶 150mL。

【用法用量】

膏剂：口服，1 次 10mL，每日 3 次。

片剂：口服，1 次 3 片，每日 3 次。

胶囊：口服，1 次 3 粒，每日 3 次。

颗粒剂：开水冲服，1 次 1 袋，每日 2 次。

糖浆剂：口服，1 次 10mL，每日 3 次。

【注意事项】忌烟、酒及辛辣、生冷、油腻性食物。

止咳橘红丸（胶囊、颗粒）

【药物组成】化橘红、陈皮、法半夏、茯苓、甘草、炒紫苏子、炒苦杏仁、紫菀、款冬花、麦冬、瓜蒌皮、知母、桔梗、地黄、石膏。

【功效】清肺，止咳，化痰。

【主治】痰热阻肺所致的咳嗽痰多，胸满气短，咽干喉痒。

【剂型规格】

丸剂：大蜜丸每丸 6g。

胶囊：每粒含生药 1g。

颗粒剂：每袋 3g。

【用法用量】

丸剂：口服，1 次 12g，每日 2 次。

胶囊：口服，1 次 3 粒，每日 2 ～ 3 次。

颗粒剂：开水冲服，1 次 1 袋，每日 2 ～ 3 次。

【注意事项】忌辛辣、油腻食物。

清咳平喘颗粒

【药物组成】石膏、金荞麦、鱼腥草、蜜麻黄、炒苦杏仁、川贝母、矮地茶、枇杷叶、炒紫苏子、炙甘草。

【功效】清热宣肺，止咳平喘。

【主治】痰热郁肺所致的咳嗽气急，甚或喘息，咯痰色黄或不爽，发热，咽痛，便干，苔黄或黄腻等。

【剂型规格】每袋 10g。

【用法用量】开水冲服，1 次 1 袋，每日 3 次。

【注意事项】运动员慎用。

止嗽化痰丸（胶囊、颗粒）

【药物组成】麻黄、甘草、半夏、陈皮、细辛、五味花、郁金、干姜、桔梗、射干、葶苈子、猪牙皂、百部、红枣。

【功效】止咳化痰，平喘。

【主治】哮喘，痰盛，气急喉鸣等。

【剂型规格】

丸剂：水蜜丸，每100丸重20g。

胶囊：每粒含生药0.4g。

颗粒剂：每袋3g。

【用法用量】

丸剂：口服，1次15丸，每日2～3次。

胶囊：睡前口服，1次2粒，每日1次。

颗粒剂：睡前开水冲服，1次1袋，每日1次。

【注意事项】肺肾虚弱之哮喘忌用。

养阴清肺膏（颗粒、口服液、糖浆）

【药物组成】白芍、薄荷、川贝母、地黄、甘草、麦冬、牡丹皮、玄参。

【功效】养阴润燥，清肺利咽。

【主治】阴虚肺燥所致的咽喉干痛。

【剂型规格】

膏剂：每瓶50mL或100mL。

颗粒剂：每袋15g。

口服液：每支10mL。

糖浆剂：每瓶10mL。

【用法用量】

膏剂：口服，1次10～20mL，每日2～3次。

颗粒剂：开水冲服，1次1袋，每日2次。

口服液：口服，1次10mL，每日2～3次。

糖浆剂：口服，1次20mL，每日2次。

【注意事项】忌烟、酒及辛辣、生冷、油腻性食物。

第四节 平喘中成药

桂龙咳喘宁片（胶囊）

【药物组成】桂枝、龙骨、白芍、炒苦杏仁、瓜蒌皮、法半夏、牡蛎、生姜、大枣、黄连、炙甘草。

【功效】止咳化痰，降气平喘。

【主治】外感风寒、痰湿内阻所致的咳嗽、气喘、痰涎壅盛。

【剂型规格】

片剂：每片 0.34g。

胶囊：每粒 0.5g（相当于原药材 1.67g）。

【用法用量】

片剂：温开水送服，1 次 5 片，每日 3 次。

胶囊：温开水送服，1 次 3 粒，每日 3 次。

【注意事项】

1. 外感风热者慎用。

2. 孕妇慎用。

3. 服药期间，戒烟忌酒，忌食油腻、生冷食物。

蛤蚧定喘丸

【药物组成】蛤蚧、百合、炒紫苏子、炒苦杏仁、紫菀、瓜蒌子、麻黄、黄芩、黄连、煅石膏、醋鳖甲、麦冬、甘草、石膏。

【功效】滋阴清肺，止咳化痰。

【主治】肺肾两虚、阴虚肺热所致的虚劳久咳、年老哮喘、气短烦热、胸满郁闷、自汗盗汗。

【剂型规格】水蜜丸，小蜜丸每 30 丸重 6g，大蜜丸每丸重 9g。

【用法用量】水蜜丸 1 次 5 ～ 6g，每日 2 次；小蜜丸 1 次 9g，每日 2 次；大蜜丸 1 次 1 丸，每日 2 次。

【注意事项】

1. 咳嗽新发者慎用。

2. 孕妇慎用。

3. 服药期间，忌食辛辣、生冷、油腻食物。

4. 本品含麻黄，故高血压、冠心病、青光眼患者慎用。

固本咳喘片（胶囊、颗粒）

【药物组成】党参、白术（麸炒）、茯苓、盐补骨脂、麦冬、醋五味子、炙甘草。

【功效】益气固表，健脾补肾。

【主治】脾虚痰盛、肾气不固所致的咳嗽、痰多、喘息气促、动则喘剧。

【剂型规格】

片剂：每片 0.4g。

胶囊：每粒 0.4g。

颗粒剂：每袋 2g。

【用法用量】

片剂：1 次 3 片，每日 3 次，温开水送服。

胶囊：1 次 3 粒，每日 3 次，温开水送服。

颗粒剂：1 次 1 袋，每日 3 次，温开水送服。

【注意事项】

1.外感咳嗽慎用。

2.慢性支气管炎和支气管哮喘急性发作期慎用。

3.服药期间，忌食辛辣食物。

桂龙咳喘宁颗粒

【药物组成】桂枝、龙骨、白芍、炒苦杏仁、瓜蒌皮、法半夏、牡蛎、生姜、大枣、黄连、炙甘草。

【功效】止咳化痰，降气平喘。

【主治】外感风寒、痰湿内阻所致的咳嗽、气喘、痰涎壅盛。

【剂型规格】每袋 6g。

【用法用量】1 次 1 袋，每日 3 次，温开水送服。

【注意事项】

1.外感风热者慎用。

2.孕妇慎用。

3.服药期间，戒烟忌酒，忌食油腻、生冷食物。

咳喘宁片（胶囊、颗粒、合剂、口服液）

【药物组成】桔梗、石膏、罂粟壳、甘草、麻黄、百部、苦杏仁。

【功效】宣通肺气，止咳平喘。

【主治】久咳、痰喘所致的咳嗽频作，咯痰色黄，喘促胸闷。

【剂型规格】

片剂：每片 0.6g。

胶囊：每粒 0.32g。

颗粒剂：每袋 15g。

合剂：每瓶 100mL。

口服液：每支 10mL。

【用法用量】

片剂：1 次 2～4 片，每日 2 次，温开水送服。

胶囊：1 次 3～4 粒，每日 2 次，温开水送服。

颗粒剂：1 次 1 袋，每日 3 次。

合剂：1 次 10mL，每日 2 次。

口服液：1 次 10mL，每日 2 次。

【注意事项】

1. 不宜在服药期间同时服用滋补性中药。

2. 脾胃虚寒泄泻者慎服。

3. 孕妇慎用。

4. 心动过速者慎用。

5. 本品含麻黄，故高血压、冠心病、青光眼者慎用。

6. 服药期间，戒烟忌酒，忌食油腻、生冷食物。

苓桂咳喘宁胶囊

【药物组成】茯苓、桂枝、白术（麸炒）、甘草（蜜炙）、法半夏、陈皮、苦杏仁、桔梗、龙骨、牡蛎、生姜、大枣。

【功效】温肺化饮，止咳平喘。

【主治】外感风寒、痰湿阻肺所致的咳嗽痰多、喘息、胸闷气短等。

【剂型规格】每粒 0.34g。

【用法用量】1 次 5 粒，每日 3 次，温开水送服。

【注意事项】

1. 孕妇慎用。

2. 服药期间，戒烟忌酒，忌食辛辣、油腻、生冷食物。

苏子降气丸

【药物组成】炒紫苏子、姜半夏、厚朴、前胡、陈皮、沉香、当归、甘草。

【功效】降气化痰，温肾纳气。

【主治】上盛下虚、气逆痰壅所致的咳嗽喘息，胸膈满闷。

【剂型规格】每 13 粒重 1g。

【用法用量】温开水送服，1 次 6g，每日 1 ～ 2 次。

【注意事项】

1. 阴虚、舌红无苔者忌服。

2. 外感痰热咳喘及孕妇慎用。

3. 服药期间，忌食生冷、油腻食物，忌烟酒。

哮喘丸

【药物组成】白果仁、枳壳（炒）、瓜蒌、麦冬、松花粉、竹茹、橘红、知母、石膏、苦杏仁（炒）、诃子肉、罂粟壳、海浮石、槟榔、川贝母、前胡、乌梅肉、炙麻黄、五味子、紫苏叶。

【功效】定喘，镇咳。

【主治】年久咳嗽，年久痰喘。

【剂型规格】每袋 10g。

【用法用量】1 次 1 袋，每日 2 次，温开水送服。

【注意事项】

1. 慢性支气管炎和支气管哮喘急性发作期慎用。

2. 孕妇慎用。

3. 服药期间，忌食辛辣、油腻、生冷食物。

复习思考题

1. 服用橘红丸的注意事项有哪些?

2. 试列举常用的平喘中成药。

3. 桂龙咳喘宁片的功效和主治是什么?

4. 蛤蚧定喘丸和固本咳喘片从主治病证和功效上如何鉴别?

第三十三章　补益（扶正）中成药

扫一扫，查阅本章数字资源，含PPT、音视频、图片等

第一节　健脾益气中成药

补中益气丸（颗粒、片、口服液）

【药物组成】炙黄芪、党参、白术（炒）、当归、升麻、柴胡、陈皮、炙甘草、生姜、大枣。

【功效】补中益气，升阳举陷。

【主治】脾胃虚弱、中气下陷所致的体倦乏力，少气懒言，食少腹胀，便溏久泻，肛门下坠。

【剂型规格】

丸剂：水丸每袋6g；浓缩丸每8丸相当于原生药3g。

颗粒剂：每袋3g。

片剂：每片0.46g。

口服液：每支10mL。

【用法用量】

丸剂：温开水送服，1次3～6g，每日2～3次。

颗粒剂：温开水送服，1次3g，每日2～3次。

片剂：温开水送服，1次4～5片，每日3次。

口服液：口服，1次1支，每日2～3次。

【注意事项】

1.感冒发热表证者，暴饮暴食、脘腹胀满实证者，以及湿热泻痢者，均不宜服用。

2.阴虚内热者忌服。

参苓白术丸（片、胶囊、散、颗粒）

【药物组成】人参、白术（炒）、茯苓、山药、莲子、白扁豆（炒）、薏苡仁（炒）、砂仁、桔梗、甘草。

【功效】健脾，益气。

【主治】脾胃虚弱所致的食少，便溏，气短咳嗽，肢倦，乏力。

【剂型规格】

丸剂：每袋 6g。

片剂：每瓶 80 片。

胶囊：每粒 0.5g。

颗粒剂：每袋 6g。

散剂：每袋 6g 或 12g。

【用法用量】

丸剂：温开水送服，1 次 6g，每日 3 次。

片剂：温开水送服，1 次 6 ～ 12 片，每日 2 次，小儿酌减。

胶囊：温开水送服，1 次 3 粒，每日 3 次。

颗粒剂：开水冲服，1 次 1 袋，每日 3 次。

散剂：温开水送服，1 次 6 ～ 9g，每日 2 ～ 3 次。

【注意事项】

1. 泄泻兼有大便不通畅，肛门有下坠感者忌服。

2. 湿热内蕴所致泄泻、厌食、水肿及痰火咳嗽忌服。

黄芪片（颗粒）

【药物组成】黄芪。

【功效】补气固表，利尿，托毒排脓，生肌。

【主治】气虚所致的气短心悸，虚脱，自汗，体虚浮肿，慢性肾炎，久泻，脱肛，子宫脱垂，痈疽难溃，疮口久不愈合。

【剂型规格】

片剂：每片 0.41g 或 0.55g。

颗粒剂：每袋 15g 或 4g。

【用法用量】

片剂：温开水送服，1 次 4 片，每日 2 次。

颗粒剂：开水冲服，1 次 1 袋，每日 2 次。

【注意事项】

1. 忌辛辣、生冷、油腻食物。

2. 感冒发热患者不宜服用。

3. 实证及阴虚阳亢者忌服。

四君子丸（颗粒）

【药物组成】党参、炒白术、茯苓、炙甘草。

【功效】益气健脾。

【主治】脾胃气虚所致的胃纳不佳，食少便溏。

【剂型规格】

丸剂：每袋 6g 或 3g。

颗粒剂：每袋 15g。

【用法用量】

丸剂：温开水送服，1 次 3 ～ 6g，每日 3 次。

颗粒剂：用开水冲服，1 次 15g，每日 3 次。

【注意事项】

1.忌食辛辣、生冷、油腻食物。

2.感冒发热或实热内盛者不宜服用，阴虚内热者忌用。

六君子丸

【药物组成】党参、白术（麸炒）、茯苓、半夏（制）、陈皮、炙甘草。

【功效】补脾益气，燥湿化痰。

【主治】脾胃气虚兼痰湿所致的食量不多，腹胀便溏。

【剂型规格】每袋 9g。

【用法用量】温开水送服，1 次 9g，每日 2 次。

【注意事项】

1.忌食生冷油腻不易消化食物。

2.不适用于脾胃阴虚胃痛、痞满者，主要表现为口干，舌红少津，大便干。

健脾丸

【药物组成】党参、白术（炒）、陈皮、枳实（炒）、山楂（炒）、麦芽（炒）。

【功效】健脾消食。

【主治】脾虚食积所致的食少难消，脘腹痞闷，体倦少气，舌淡苔白，脉虚弱。

【剂型规格】小蜜丸每瓶 60g 或 120g，大蜜丸每丸 9g，浓缩丸每 8 丸相当于原生药 3g。

【用法用量】温开水送服，小蜜丸 1 次 9g，大蜜丸 1 次 1 丸，每日 2 次；浓缩丸 1 次 8 丸，每日 3 次。小儿酌减。

【注意事项】

1.忌食生冷油腻不易消化食物。

2.不适用于急性肠炎腹泻，主要表现为腹痛、水样大便频繁，或发热。

3.不适用于脾胃阴虚者，主要表现为口干，舌少津，或手足心热，脘腹作胀，不欲饮食。

第二节　补血中成药

八珍丸（片、胶囊、颗粒）

【药物组成】党参、白术（炒）、茯苓、熟地黄、当归、白芍、川芎、甘草。

【功效】补气益血。

【主治】气血两虚所致的面色萎黄，食欲不振，四肢乏力，月经过多。

【剂型规格】

丸剂：水蜜丸每袋6g；大蜜丸每丸9g；浓缩丸每8丸相当于原生药3g。

片剂：每片0.45g或0.4g。

胶囊：每粒0.4g。

颗粒剂：每袋8g或3.5g（无蔗糖）。

【用法用量】

丸剂：温开水送服，水蜜丸1次6g，大蜜丸1次1丸，每日2次。浓缩丸1次8丸，每日3次。

片剂：温开水送服，1次2～3片，每日2～3次。

胶囊：温开水送服，1次3粒，每日2次。

颗粒剂：开水冲服，1次1袋，每日2次。

【注意事项】

1.孕妇慎用。

2.不宜和感冒类药同时服用。感冒者慎用，以免表邪不解。

3.服本药时不宜同时服用藜芦或其制剂。

4.本品为气血双补之药，性质较黏腻，有碍消化，故咳嗽痰多、脘腹胀痛、纳食不消、腹胀便溏者忌服。

归脾丸（片、胶囊、颗粒）

【药物组成】党参、白术、炙黄芪、炙甘草、当归、茯苓、远志、酸枣仁、龙眼肉、木香、大枣。

【功效】益气补血，健脾养心。

【主治】心脾两虚和脾不统血所致的心悸怔忡，失眠健忘，面色萎黄，头昏头晕，肢倦乏力，食欲不振，崩漏便血。

【剂型规格】

丸剂：水蜜丸每袋6g，大蜜丸每丸9g；浓缩丸每8丸相当于原生药3g。

片剂：每片0.45g。

胶囊：每粒 0.3g（相当于约 0.77g 药材）。

颗粒剂：每袋 3g。

【用法用量】

丸剂：用温开水或生姜汤送服，水蜜丸 1 次 6g，小蜜丸 1 次 9g，大蜜丸 1 次 1 丸，每日 3 次。浓缩丸 1 次 8～9 丸，每日 3 次。

片剂：口服，1 次 4～5 片，每日 3 次。

胶囊：口服，1 次 1～2 片，每日 1～2 次，于进食或饭后即服。

颗粒剂：开水冲服，1 次 1 袋，每日 3 次。

【注意事项】

1. 服药期间，清淡饮食，忌饮辛辣烈酒、油腻、生冷食物。

2. 外感或实热内盛者不宜服用。

3. 本品宜饭前服用。

当归补血丸（胶囊、颗粒、口服液）

【药物组成】当归、黄芪。

【功效】补养气血。

【主治】身体虚弱，血虚发热所致的肌热面红，烦渴欲饮，脉洪大而虚，重按无力。亦治妇人经期、产后血虚发热头痛；或疮疡溃后，久不愈合者。

【剂型规格】

丸剂：水蜜丸每袋 6g，大蜜丸每丸 9g。

胶囊：每粒 0.4g。

颗粒剂：每袋 10g。

口服液：每支 10mL。

【用法用量】

丸剂：口服，水蜜丸 1 次 6g，大蜜丸 1 次 9g，每日 2 次。

胶囊：口服，1 次 5 粒，每日 2 次。

颗粒剂：口服，1 次 10g，每日 2～3 次。

口服液：口服，1 次 10mL，每日 2 次。

【注意事项】

1. 服药期间，清淡饮食，忌饮辛辣烈酒、油腻、生冷食物。

2. 感冒时不宜服用。高血压患者慎用。

3. 本品宜饭前服用或进食同时服。

四物膏（片、胶囊、颗粒）

【药物组成】当归、川芎、白芍、熟地黄。

【功效】调经养血。

【主治】血虚所致的月经量少，色淡，头晕乏力。

【剂型规格】

膏剂：每瓶 125g、250g、400g。

片剂：每片 0.5g。

胶囊：每粒 0.5g 或 0.58g。

颗粒剂：每袋 5g。

【用法用量】

膏剂：口服，1 次 14 ～ 21g，每日 3 次。

片剂：口服，1 次 4 ～ 6 片，每日 3 次。

胶囊：口服，1 次 4 ～ 6 粒，每日 3 次。

颗粒剂：温开水冲服，1 次 5g，每日 3 次。

【注意事项】

1. 忌食辛辣、生冷食物。

2. 孕妇禁用，糖尿病患者禁服。服本药时不宜和感冒药同时服用。

第三节 滋阴中成药

六味地黄片（丸、胶囊、颗粒、口服液）

【药物组成】熟地黄、山茱萸（制）、牡丹皮、山药、茯苓、泽泻。

【功效】滋阴补肾。

【主治】肾阴亏损，头晕耳鸣，腰膝酸软，骨蒸潮热，盗汗遗精，消渴。

【剂型规格】

片剂：每片 0.31g。

丸剂：水蜜丸；小蜜丸；大蜜丸，每丸 9g。

胶囊：每粒 0.3g。

软胶囊：每粒 0.38g。

颗粒：每袋 5g。

口服液：每支 10mL。

【用法用量】

片剂：口服，1 次 8 片，每日 2 次。

丸剂：口服，水蜜丸 1 次 6g；小蜜丸 1 次 9g；大蜜丸 1 次 1 丸，每日 2 次。

胶囊：口服，1 次 8 粒，每日 2 次。

软胶囊：口服，1 次 3 粒，每日 2 次。

颗粒：开水冲服，1 次 5g，每日 2 次。

口服液：口服，1 次 1 支，每日 2 次。

【注意事项】

1. 忌辛辣食物。

2. 不宜在服药期间服感冒药。

3. 服药期间出现食欲不振、胃脘不适、大便稀溏、腹痛等症状时，应去医院就诊。

4. 脾虚泄泻者慎用。

知柏地黄丸（片、胶囊、颗粒）

【药物组成】 知母、熟地黄、黄柏、山茱萸（制）、山药、牡丹皮、茯苓、泽泻。

【功效】 滋阴清热。

【主治】 阴虚火旺所致的潮热盗汗，口干咽痛，耳鸣遗精，小便短赤。

【剂型规格】

丸剂：浓缩丸每 8 丸相当于原生药 3g。水蜜丸每 100 粒重 20g。

片剂：每片 0.31g。

胶囊：每粒 0.4g。

颗粒剂：每袋 8g。

【用法用量】

丸剂：口服，浓缩丸 1 次 8 丸，每日 3 次。水蜜丸 1 次 30 粒（6g），每日 2 次。

片剂：口服，1 次 6 片，每日 4 次。

胶囊：口服，1 次 6g，每日 2 次。

颗粒剂：口服，1 次 8g，每日 2 次。

【注意事项】

1. 孕妇慎服。

2. 虚寒性病证患者不适用，其表现为怕冷，手足凉，喜热饮。

3. 不宜和感冒类药同时服用。

4. 本品宜空腹或饭前服，用开水或淡盐水送服。

大补阴丸

【药物组成】 熟地黄、知母（盐炒）、黄柏（盐炒）、龟甲（醋炙）、猪脊髓。

【功效】 滋阴降火。

【主治】 阴虚火旺所致的潮热盗汗，咳嗽咯血，耳鸣遗精。

【剂型规格】 水蜜丸；大蜜丸，每丸 9g。

【用法用量】 口服，水蜜丸 1 次 6g，每日 2 ~ 3 次；大蜜丸 1 次 1 丸，每日

2 次。

【注意事项】

1.脾胃虚弱、食少便溏者慎用。

2.火热属于实证者不宜使用。

麦味地黄丸（胶囊、口服液）

【药物组成】麦冬、五味子、熟地黄、山茱萸（制）、牡丹皮、山药、茯苓、泽泻。

【功效】滋肾养肺。

【主治】肺肾阴虚所致的潮热盗汗，咽干咳血，眩晕耳鸣，腰膝酸软，消渴。

【剂型规格】

丸剂：水蜜丸；小蜜丸；大蜜丸，每丸 9g；浓缩丸，每 8 丸相当于原药材 3g。

胶囊：每粒 0.35g。

口服液：每支 10mL。口服，1 次 10mL，每日 3 次。

【用法用量】

丸剂：口服，水蜜丸 1 次 6g，小蜜丸 1 次 9g，大蜜丸 1 次 1 丸，每日 2 次；浓缩丸 1 次 8 丸，每日 3 次。

胶囊：口服，1 次 3～4 粒，每日 3 次。

口服液：口服，1 次 10mL，每日 3 次。

【注意事项】

1.外感风热，喉痛，里热盛者忌服。

2.痰浊阻肺，咳嗽，痰多而白稀，便溏者忌服。

3.忌不易消化食物。

左归丸

【药物组成】熟地黄、山药、枸杞子、山茱萸、牛膝、鹿角胶、龟甲胶、菟丝子。

【功效】滋肾补阴。

【主治】真阴不足所致的腰酸膝软，盗汗遗精，神疲口燥。

【剂型规格】水蜜丸，每 10 粒重 1g。

【用法用量】口服，水蜜丸 1 次 9g，每日 2 次。

【注意事项】

1.忌油腻食物。

2.感冒患者不宜服用。

3.脾虚泄泻者慎用。

百合固金丸（片、颗粒、口服液）

【药物组成】百合、地黄、熟地黄、麦冬、玄参、川贝母、当归、白芍、桔梗、甘草。

【功效】养阴润肺，化痰止咳。

【主治】肺肾阴虚所致的燥咳痰少，痰中带血，咽干喉痛。

【剂型规格】

丸剂：水蜜丸；大蜜丸，每丸 9g；浓缩丸，每 8 丸相当于原生药 3g。

片剂：每片 0.4g。

颗粒剂：每袋 9g。

口服液：每支 10mL。

【用法用量】

丸剂：口服，水蜜丸 1 次 6g，大蜜丸 1 次 1 丸，每日 2 次；浓缩丸 1 次 8 丸，每日 3 次。

片剂：口服，1 次 5 片，每日 3 次。

颗粒剂：口服，1 次 1 袋，每日 3 次。

口服液：口服，1 次 2 支，每日 3 次。疗程两周。

【注意事项】

1. 忌烟、酒及辛辣食物。

2. 风寒咳嗽者不宜服用，其表现为咳嗽声重，鼻塞流清涕。

3. 脾胃虚弱，食少腹胀，大便稀溏者不宜服用。

4. 痰湿壅盛患者不宜服用，其表现为痰多黏稠或稠厚成块。

杞菊地黄丸（片、胶囊）

【药物组成】枸杞子、菊花、熟地黄、山茱萸（制）、牡丹皮、山药、茯苓、泽泻。

【功效】滋肾养肝。

【主治】肝肾阴虚所致的眩晕耳鸣，羞明畏光，迎风流泪，视物昏花。

【剂型规格】

丸剂：水蜜丸；小蜜丸；大蜜丸，每丸 9g。

片剂：每片 0.3g。

胶囊：每粒 0.3g。

口服液：每支 10mL。

【用法用量】

丸剂：口服，水蜜丸 1 次 6g，小蜜丸 1 次 9g，大蜜丸 1 次 1 丸，每日 2 次。

片剂：口服，1 次 3 ～ 4 片，每日 3 次。

胶囊：口服，1 次 5 ～ 6 粒，每日 3 次。

口服液：口服，1 次 10mL，每日 2 次。

【注意事项】

1.忌不易消化食物。

2.感冒发热患者不宜服用。

二至丸

【药物组成】女贞子（蒸）、墨旱莲。

【功效】补益肝肾，滋阴止血。

【主治】肝肾阴虚所致的眩晕耳鸣，咽干鼻燥，腰膝酸痛，月经量多。

【剂型规格】水蜜丸；浓缩丸，每 10 粒重 1.7g。

【用法用量】口服，水蜜丸 1 次 9g，每日 2 次；浓缩丸 1 次 20 粒，每日 1 ~ 2 次。

【注意事项】

1.忌不易消化食物。

2.感冒发热患者不宜服用。

3.脾胃虚寒、大便溏薄者慎用。

消渴丸

【药物组成】葛根、地黄、黄芪、天花粉、玉米须、南五味子、山药、格列本脲。

【功效】滋肾养阴，益气生津。

【主治】气阴两虚所致多饮，多尿，多食，消瘦，体倦乏力，眠差，腰痛。

【剂型规格】水丸，每 10 丸重 2.5g。

【用法用量】饭前用温开水送服，1 次 5 ~ 10 丸，每日 2 ~ 3 次。或遵医嘱。

【注意事项】

1.孕妇、哺乳期妇女不宜服用。

2.2 型糖尿病患者伴有酮症酸中毒、昏迷、严重烧伤、感染、严重外伤和重大手术者禁用。

3.肝肾功能不全者，对磺胺类药物过敏者，白细胞减少者禁用。

生脉颗粒

【药物组成】党参、麦冬、五味子。

【功效】益气养阴生津。

【主治】气阴两虚所致的心悸气短，自汗。

【剂型规格】每袋 10g。

【用法用量】开水冲服，1 次 10g，每日 3 次。

【注意事项】

1. 忌油腻食物。

2. 凡脾胃虚弱、呕吐泄泻、腹胀便溏、咳嗽痰多者慎用。

3. 感冒患者不宜服用。

第四节 补阳中成药

济生肾气丸（片）

【药物组成】车前子、茯苓、附子、牡丹皮、牛膝、肉桂、山药、山茱萸、熟地黄、泽泻。

【功效】温肾化水，利水消肿。

【主治】肾阳不足、水湿内停所致的肾虚水肿，腰膝酸重，小便不利，痰饮咳喘。

【剂型规格】

丸剂：大蜜丸每丸 9g。

片剂：基片重 0.3g。

【用法用量】

丸剂：口服，大蜜丸 1 次 1 丸，每日 2～3 次。

片剂：口服，1 次 6 片，每日 3 次。

【注意事项】

1. 过敏体质者慎用。

2. 年老体弱者应在医师指导下服用。

3. 饮食宜清淡，低盐饮食，忌烟酒。

金匮肾气丸（片）

【药物组成】地黄、山药、山茱萸（酒炙）、茯苓、牡丹皮、泽泻、桂枝、附子（制）、牛膝（去头）、车前子（盐炙）。辅料为蜂蜜。

【功效】温补肾阳，化气行水。

【主治】肾虚水肿所致的腰膝酸软，小便不利，畏寒肢冷。

【剂型规格】

丸剂：水蜜丸，每 100 粒重 20g；大蜜丸，每丸 6g。

片剂：每片 0.27g。

【用法用量】

丸剂：口服，水蜜丸 1 次 20～25 粒（4～5g），每日 2 次；大蜜丸 1 次 1 丸，每日 2 次。

片剂：口服，1 次 4 片，每日 2 次。

【注意事项】孕妇忌服，忌房欲、气恼。忌食生冷物。

桂附地黄丸（片、胶囊、颗粒）

【药物组成】肉桂、附子（制）、熟地黄、山茱萸（制）、牡丹皮、山药、茯苓、泽泻。辅料为蜂蜜。

【功效】温补肾阳。

【主治】肾阳不足，腰膝酸冷，肢体浮肿，小便不利或反多，痰饮喘咳，消渴。

【剂型规格】

丸剂：水蜜丸；小蜜丸；大蜜丸，每丸9g。

片剂：每片0.4g（相当于总药材1g）。

胶囊：每粒0.34g。

颗粒剂：每袋5g。

【用法用量】

丸剂：口服，水蜜丸1次6g，小蜜丸1次9g，大蜜丸1次1丸，每日2次。

片剂：口服，1次4～6片，每日2次。

胶囊：口服，1次7粒，每日2次。

颗粒剂：口服，1次5g，每日2次。

【注意事项】

1. 忌不易消化食物。

2. 感冒发热患者不宜服用。

3. 治疗期间，宜节制房事。

4. 阴虚内热者不适用。

右归丸（胶囊）

【药物组成】熟地黄、附子（炮附片）、肉桂、山药、山茱萸（酒炙）、菟丝子、鹿角胶、枸杞子、当归、杜仲（盐炒）。

【功效】温补肾阳，填精止遗。

【主治】肾阳不足，命门火衰所致的腰膝酸冷，精神不振，怯寒畏冷，阳痿遗精，大便溏薄，尿频而清。

【剂型规格】

丸剂：小蜜丸每10丸重1.8g；大蜜丸每丸9g。

胶囊：每粒0.45g。

【用法用量】

丸剂：口服，小蜜丸1次9g，大蜜丸1次1丸，每日3次。

胶囊：口服，1次4粒，每日3次。

【**注意事项**】服用前应除去蜡皮、塑料球壳。本品可嚼服，也可分份吞服。

复习思考题

1. 试列举常用补阳中成药。
2. 知柏地黄丸的功效和主治是什么？
3. 左归丸和右归丸从主治病证和功效上如何鉴别？
4. 试述补气基础方的方名、组成、功效、主治。
5. 试述补血基础方的方名、组成、功效、主治。

第三十四章　安神及开窍中成药

扫一扫，查阅本章数字资源，含PPT、音视频、图片等

第一节　安神中成药

柏子养心丸（片）

【药物组成】柏子仁、党参、炙黄芪、川芎、当归、茯苓、远志（制）、酸枣仁、肉桂、五味子（蒸）、半夏曲、炙甘草、朱砂。

【功效】补气，养血，安神。

【主治】心气虚寒所致的心悸易惊，失眠多梦，健忘，精神恍惚。

【剂型规格】

片剂：每片含生药 0.3g。

丸剂：蜜丸每丸 9g。

【用法用量】

片剂：1 次 3～4 片，每日 2 次。

丸剂：蜜丸 1 次 1 丸，每日 2 次。

【注意事项】

1. 阴虚火旺或肝阳上亢者禁用。

2. 宜饭后服用。

3. 本品处方中含朱砂，不可过服、久服；不可与溴化物、碘化物药物同服。

4. 孕妇及哺乳期妇女、儿童、老年人使用本品应遵医嘱。

天王补心丹（丸、片）

【药物组成】生地黄、五味子、当归身、天冬、麦冬、柏子仁、酸枣仁、人参、玄参、丹参、白茯苓、远志、桔梗。

【功效】滋阴清热，养血安神。

【主治】阴虚血少所致的虚烦心悸，睡眠不安，精神衰疲，梦遗健忘，不耐思虑，大便干燥，口舌生疮，舌红少苔，脉细而数。

【剂型规格】

丹剂：每瓶装 120g。

丸剂：蜜丸每丸 9g。

片剂：每片含生药 0.3g。

【用法用量】

丹剂：口服，1 次 9g，每日 2 次。

丸剂：口服，1 次 1 丸，每日 2 次。

片剂：口服，1 次 3 ～ 4 片，每日 2 次。

【注意事项】本品处方中含朱砂，不宜过量久服，肝肾功能不全者慎用。

枣仁安神胶囊（颗粒）

【药物组成】炒酸枣仁、丹参、醋五味子。

【功效】养血安神。

【主治】心血不足所致的失眠、健忘、心烦、头晕。

【剂型规格】

胶囊：每粒 0.45g。

颗粒剂：每袋 5g。

【用法用量】

胶囊：口服，1 次 3 ～ 4 片，每日 2 次。

颗粒剂：开水冲服，1 次 1 袋，每日 1 次，睡前服。

【注意事项】

1. 孕妇慎用。

2. 由于消化不良所导致的睡眠差者忌用。

养血安神丸（片、颗粒、糖浆）

【药物组成】首乌藤、鸡血藤、熟地黄、生地黄、合欢皮、墨旱莲、仙鹤草。

【功效】滋阴养血，宁心安神。

【主治】阴虚血少所致的失眠多梦、手足心热。

【剂型规格】

丸剂：每 100 粒重 12g。

片剂：基片重约 0.25g。

糖浆剂：每瓶 250mL。

颗粒剂：每袋 3g。

【用法用量】

丸剂：1 次 6g，每日 3 次。

片剂：1 次 5 片，每日 2 次。

糖浆剂：1 次 18mL，每日 3 次。或遵医嘱。

颗粒剂：1 次 1 袋，每日 3 次。

【注意事项】脾胃虚弱者宜在饭后服用，以减轻药物对肠胃的刺激。

朱砂安神丸（片）

【药物组成】朱砂（水飞）、黄连、炙甘草、生地黄、当归。

【功效】清心养血，镇惊安神。

【主治】心火亢盛、阴血不足所致的胸中烦热，心悸不宁，失眠多梦。

【剂型规格】

丸剂：每 30 粒重 6g。

片剂：每片 0.46g。

【用法用量】

丸剂：口服，1 次 6～9g，每日 1～2 次。

片剂：口服，1 次 4～5 片，每日 2 次。

【注意事项】

1. 朱砂内含硫化汞，尤忌火煅，不宜多服或久服，以防汞中毒。

2. 不宜与碘化物或溴化物同用，以防致医源性肠炎。

第二节　开窍中成药

安宫牛黄丸

【药物组成】牛黄、水牛角浓缩粉、甘草、麝香、珍珠、朱砂、雄黄、黄连、黄芩、栀子、郁金、冰片。

【功效】清热解毒，豁痰开窍。

【主治】热邪内陷心包所致的高热烦躁，神昏谵语，口渴唇燥，舌红或绛，脉数有力。

【剂型规格】①每丸 1.5g；②每丸 3g。

【用法用量】口服，1 次 2 丸或 1 次 1 丸；小儿三岁以内 1 次 1/2 丸，或 1 次 1/4 丸；四至六岁 1 次 1 丸，或 1 次 1/2 丸。每日 1 次，或遵医嘱。

【注意事项】

1. 本品为热闭神昏所设，寒闭神昏不得使用。

2. 方中含麝香，芳香走窜，有损胎气，孕妇慎用。

3. 服药期间饮食宜清淡，忌食辛辣油腻之品，以免助火生痰。

4.本品处方中含朱砂、雄黄，不宜过量或久服，肝肾功能不全者慎用。

紫雪散（胶囊、颗粒）

【药物组成】石膏、寒水石、滑石、磁石、犀角屑、羚羊角屑、沉香、青木香、玄参、升麻、甘草、丁香、芒硝、硝石、麝香、朱砂（飞研）、黄金。

【功效】清热开窍，息风止痉。

【主治】热入心包、热动肝风所致的高热烦躁，神昏谵语，惊风抽搐，斑疹吐衄，尿赤便秘。

【剂型规格】

散剂：①每瓶 1.5g；②每袋 1.5g。

胶囊：每粒 0.5g。

颗粒剂：每瓶 1.5g。

【用法用量】

散剂：口服，1 次 1.5～3g，每日 2 次；周岁小儿 1 次 0.3g，5 岁以内小儿每增 1 岁递增 0.3g，每日 1 次；5 岁以上小儿遵医嘱。

胶囊：口服，1 次 1.5～3g，每日 2 次；周岁小儿 1 次 0.3g，5 岁以内小儿每增 1 岁，递增 0.3g，每日 1 次；5 岁以上小儿酌情服用。

颗粒剂：口服，1 次 1.5～3g，每日 2 次；周岁小儿 1 次 0.3g，5 岁以内小儿每增 1 岁，递增 0.3g，每日 1 次；5 岁以上小儿酌情使用。

【注意事项】服用过量有损伤元气之弊，甚者可出现大汗、肢冷、心悸、气促等症，故中病即止。孕妇禁用。本品含朱砂，不宜过量久服。

局方至宝丸

【药物组成】水牛角浓缩粉、牛黄、生玳瑁粉（研）、琥珀粉、麝香、龙脑、安息香、朱砂（飞研）、雄黄（飞研）、金银箔。

【功效】化浊开窍，清热解毒。

【主治】热入心包、热盛动风所致的高热惊厥、烦躁不安、神昏谵语及小儿急热惊风。

【剂型规格】蜜丸每丸 3g。

【用法用量】口服，1 次 1 丸，小儿遵医嘱。

【注意事项】孕妇忌服。

苏合香丸

【药物组成】苏合香、安息香、冰片、水牛角浓缩粉、人工麝香、檀香、沉香、丁香、香附、木香、乳香（制）、荜茇、白术、诃子肉、朱砂。

【功效】芳香开窍，行气止痛。

【主治】痰迷心窍所致的痰厥昏迷、中风偏瘫、肢体不利，以及中暑、心胃气痛等。

【剂型规格】①水蜜丸，每丸 2.4g；②大蜜丸，每丸 3g。

【用法用量】口服，1 次 1 丸，每日 1 ～ 2 次。

【注意事项】

1. 孕妇禁服。

2. 热病、阳闭、脱证不宜使用。

3. 中风正气不足者慎用，或配合扶正中药服用。

复习思考题

1. 神志不安的病因主要有哪两个方面？各自的表现是什么？

2. 天王补心丹、朱砂安神丸二方在临床中如何区别运用？

3. 安宫牛黄丸的使用注意是什么？

扫一扫，查阅本章数字资源，含PPT、音视频、图片等

第三十五章　活血祛瘀中成药

复方丹参片（胶囊、颗粒、滴丸）

【**药物组成**】丹参、三七、冰片。

【**功效**】活血化瘀，理气止痛。

【**主治**】气滞血瘀所致胸前区闷痛，或卒然心痛如绞，痛有定处，甚则胸痛彻背，背痛彻胸，舌紫暗或有瘀点，脉弦涩或结代。

【**剂型规格**】

片剂：糖衣片，每片相当于饮片0.6g；薄膜衣小片，每片0.32g，相当于饮片0.6g；薄膜衣大片，每片0.8g，相当于饮片1.8g。

胶囊：每粒0.3g。

颗粒剂：每袋1g。

滴丸：每丸27mg。

【**用法用量**】

片剂：口服，糖衣片、薄膜衣小片1次3片，薄膜衣大片1次1片；每日3次。

胶囊：口服，1次3粒，每日3次。

颗粒剂：口服，1次1g，每日3次。

滴丸：口服或舌下含服，1次10丸，每日3次，28天为一个疗程；或遵医嘱。

【**注意事项**】

1.孕妇慎用。

2.寒凝血瘀胸痹心痛者不宜使用，脾胃虚寒者慎用。

3.治疗期间，如心绞痛持续发作，宜加用硝酸酯类药。如果出现剧烈心绞痛、心肌梗死等，应及时送医院救治。

4.个别患者服药后胃脘不适，宜饭后服用。

丹参片（胶囊、颗粒、口服液、合剂）

【**药物组成**】丹参。

【**功效**】活血化瘀。

【**主治**】瘀血痹阻所致的胸部疼痛，痛处固定，舌质紫暗。

【**剂型规格**】

片剂：每片 0.3g。

胶囊：每粒 0.28g。

颗粒剂：每袋 10g。

口服液：每支 10mL。

合剂：每支 10mL，或每瓶 100mL。

【**用法用量**】

片剂：口服，1 次 3 ～ 4 片，每日 3 次。

胶囊：口服，1 次 3 ～ 4 粒，每日 3 次。

颗粒剂：温开水冲服，1 次 10g，每日 3 次。

口服液：口服，1 次 10mL，每日 3 次。

合剂：口服，1 次 10mL，每日 2 次。

【**注意事项**】

1. 孕妇慎用。

2. 偶见消化道症状。

速效救心丸

【**药物组成**】川芎、冰片。

【**功效**】行气活血，祛瘀止痛。

【**主治**】气滞血瘀所致的冠心病、心绞痛。

【**剂型规格**】每粒 40mg。

【**用法用量**】含服，1 次 4 ～ 6 丸，每日 3 次；急性发作时，1 次 10 ～ 15 丸。

【**注意事项**】

1. 孕妇禁用。

2. 寒凝血瘀、阴虚血瘀胸痹心痛不宜单用。

3. 有过敏史者慎用。

4. 伴有中重度心力衰竭的心肌缺血者慎用。

5. 在治疗期间，若心绞痛持续发作，宜加用硝酸酯类药。

血府逐瘀丸（片、颗粒、胶囊）

【**药物组成**】柴胡、当归、地黄、赤芍、红花、桃仁、枳壳、甘草、川芎、牛膝、桔梗。

【功效】活血祛瘀，行气止痛。

【主治】瘀血内阻所致的头痛或胸痛，内热瞀闷，失眠多梦，心悸怔忡，急躁善怒。

【剂型规格】

丸剂：每袋 4g，每 67 丸约重 1g。

片剂：每片 0.4g。

颗粒剂：每袋 6g。

胶囊：每粒 0.4g。

【用法用量】

丸剂：空腹或红糖水送服，1 次 1 ～ 2 袋，每日 2 次。

片剂：口服，1 次 6 片，每日 2 次。

颗粒剂：开水冲服，1 次 1 袋，每日 3 次，或遵医嘱。

胶囊：口服，1 次 6 粒，每日 2 次；1 个月为一个疗程。

【注意事项】忌食辛冷；孕妇忌服。

冠心苏合丸（胶囊、软胶囊）

【药物组成】苏合香、冰片、乳香、檀香、土木香。

【功效】理气，宽胸，止痛。

【主治】寒凝气滞、心脉不通所致的胸痹，症见胸闷、心前区疼痛。

【剂型规格】

丸剂：每丸 0.85g。

胶囊：每粒 0.35g。

软胶囊：每粒 0.5g。

【用法用量】

丸剂：嚼碎服，1 次 1 丸，每日 1 ～ 3 次；或遵医嘱。

胶囊：含服或吞服，1 次 2 粒，每日 1 ～ 3 次；临睡前或发病时服用。

软胶囊：口服或急重症嚼碎服，1 次 2 粒，每日 3 次；或遵医嘱。

【注意事项】孕妇禁用。

鳖甲煎丸

【药物组成】鳖甲胶、阿胶、蜂房、鼠妇虫、土鳖虫、蜣螂、硝石、柴胡、黄芩、半夏、党参、干姜、姜厚朴、桂枝、炒白芍、射干、桃仁、牡丹皮、大黄、凌霄花、葶苈子、石韦、瞿麦。

【功效】活血化瘀，软坚散结。

【主治】胁下癥块。

【剂型规格】每瓶 50g。

【用法用量】口服，1次3g（约半瓶盖），每日2～3次。

【注意事项】孕妇忌服。

大黄䗪虫丸（片、胶囊）

【药物组成】熟大黄、土鳖虫、水蛭、虻虫、蛴螬、干漆、桃仁、苦杏仁、黄芩、地黄、白芍、甘草。

【功效】活血破瘀，通经消癥。

【主治】瘀血内停所致的癥瘕、闭经，症见腹部肿块，肌肤甲错，面色暗黑，潮热羸瘦，经闭不行。

【剂型规格】

丸剂：每100粒约重10g。

片剂：每片0.51g。

胶囊：每粒0.4g。

【用法用量】

丸剂：口服，1次30粒，每日1～2次。

片剂：口服，1次4片，每日2次；或遵医嘱。

胶囊：口服，1次4粒，每日2次；或遵医嘱。

【注意事项】孕妇禁用；皮肤过敏者停服。

大活络丸（胶囊）

【药物组成】蕲蛇、乌梢蛇、威灵仙、两头尖、麻黄、贯众、甘草、羌活、肉桂、广藿香、乌药、黄连、熟地黄、大黄、木香、沉香、细辛、赤芍、没药、丁香、乳香、僵蚕、天南星、青皮、骨碎补、豆蔻、安息香、黄芩、香附、玄参、白术、防风、龟甲、葛根、当归、血竭、地龙、水牛角浓缩粉、人工麝香、松香、体外培育牛黄、冰片、红参、制草乌、天麻、全蝎、何首乌。

【功效】祛风止痛，除湿豁痰，舒筋活络。

【主治】中风痰厥所致的瘫痪，筋脉拘急，腰腿疼痛及跌打损伤，行走不便，胸痹等证。

【剂型规格】

丸剂：每丸3.5g。

胶囊：每粒0.25g。

【用法用量】

丸剂：温黄酒或温开水送服，1次1丸，每日1～2次。

胶囊：口服，1次4粒，每日3次。

【注意事项】孕妇忌服；运动员慎用。

复习思考题

1. 试列举常用的活血化瘀中成药。
2. 血府逐瘀丸的功效和主治是什么?
3. 复方丹参片和丹参片从主治病证和功效上如何鉴别?

第三十六章　理气、消食导滞中成药

扫一扫，查阅本章数字资源，含PPT、音视频、图片等

第一节　理气中成药

丹栀逍遥丸（片、胶囊）

【药物组成】牡丹皮、焦栀子、柴胡（酒制）、酒白芍、当归、茯苓、白术（土炒）、薄荷、炙甘草。

【功效】疏肝解郁，清热调经。

【主治】肝郁化火所致的胸胁胀痛，烦闷急躁，颊赤口干，食欲不振，或有潮热，以及妇女月经先期，经行不畅，乳房与少腹胀痛。

【剂型规格】

丸剂：水丸每袋6g。

片剂：每片0.35g。

胶囊：每粒0.45g。

【用法用量】

丸剂：口服，1次1～1.5袋（6～9g），每日2次。

片剂：口服，1次6～8片，每日2次。

胶囊：口服，1次3～4粒，每日2次。

【注意事项】

1.少吃生冷及油腻难消化的食品。

2.服药期间要保持情绪乐观，切忌生气恼怒。

逍遥丸（颗粒）

【药物组成】柴胡、当归、白芍、白术（炒）、茯苓、炙甘草、薄荷、生姜。

【功效】疏肝健脾，养血调经。

【主治】肝气不舒所致的月经不调，胸胁胀痛，头晕目眩，食欲减退。

【剂型规格】

丸剂：浓缩丸每 8 丸相当于原药材 3g。

颗粒剂：每袋 8g。

【用法用量】

丸剂：口服，1 次 8 丸，每日 3 次。

颗粒剂：开水冲服，1 次 8g，每日 2 次。

【注意事项】

1.忌食寒凉、生冷食物。

2.孕妇服用时请向医师咨询。

3.感冒时不宜服用本药。

4.月经过多者不宜服用本药。

越鞠丸

【药物组成】香附（醋制）、川芎、栀子（炒）、苍术（炒）、六神曲（炒）。

【功效】理气解郁，宽中除满。

【主治】气滞所致的胸脘痞闷，腹中胀满，饮食停滞，嗳气吞酸。

【剂型规格】水丸每袋 18g 或 60g。

【用法用量】口服，1 次 6～9g，每日 2 次。

【注意事项】

1.忌生冷及油腻难消化的食物。

2.服药期间要保持情绪乐观，切忌生气恼怒。

元胡止痛片（胶囊、颗粒、滴丸）

【药物组成】延胡索（醋制）、白芷。

【功效】理气，活血，止痛。

【主治】气滞血瘀所致的胃痛、胁痛、头痛及痛经。

【剂型规格】

片剂：每片 0.25g 或 0.26g。

胶囊：每粒 0.25g 或 0.5g。

颗粒剂：每袋 5g。

滴丸：每 10 丸重 0.5g。

【用法用量】

片剂：口服，1 次 4～6 片，每日 3 次，或遵医嘱。

胶囊：口服，1 次 4～6 粒或 2 粒，每日 3 次，或遵医嘱。

颗粒剂：开水冲服，1 次 1 袋，每日 3 次。

滴丸：口服，1 次 20～30 丸，每日 3 次。

【注意事项】

1. 饮食宜清淡，忌酒及辛辣、生冷、油腻食物。

2. 忌愤怒、忧郁，保持心情舒畅。

枳术丸（颗粒）

【药物组成】枳实、白术。

【功效】健脾消食，行气化湿。

【主治】脾胃虚弱所致的食少不化，脘腹痞满。

【剂型规格】

丸剂：每 20 粒重 1g。

颗粒剂：每袋 6g。

【用法用量】

丸剂：口服，1 次 6g，每日 2 次。

颗粒剂：开水冲服，1 次 1 袋，每日 3 次，1 周为一个疗程。

【注意事项】

1. 饮食宜清淡，忌酒及辛辣、生冷、油腻食物。

2. 不宜在服药期间同时服用滋补性中药。

木香顺气丸（颗粒）

【药物组成】木香、砂仁、香附（醋制）、槟榔、甘草、陈皮、厚朴（制）、枳壳（炒）、苍术（炒）、青皮（炒）。

【功效】行气化湿，健脾和胃。

【主治】脾虚气滞所致的脘腹胀痛，恶心，嗳气。

【剂型规格】

丸剂：每 50 粒重 3g。

颗粒剂：每袋 15g。

【用法用量】

丸剂：口服，1 次 6～9g（1～1 袋半），每日 2～3 次。

颗粒剂：口服，1 次 1 袋，每日 2 次，3 天为一个疗程。

【注意事项】

1. 孕妇慎用。

2. 忌生冷油腻食物。

3. 本药宜空腹用温开水送服。

4.本药为香燥之品组成，如遇口干舌燥，手心足心发热的阴液亏损者，则应慎用。

5.本药对气机郁滞、肝气犯胃的胃痛窜走者效果好，不适用于其他证候的胃痛。

香砂枳术丸

【**药物组成**】木香、麸炒枳实、砂仁、白术（麸炒）。

【**功效**】健脾开胃，行气消痞。

【**主治**】脾虚气滞所致的脘腹痞闷，食欲不振，大便溏软。

【**剂型规格**】水丸，每袋10g。

【**用法用量**】口服，1次10g，每日2次。

【**注意事项**】

1.饮食宜清淡，忌酒及辛辣、生冷、油腻食物。

2.不宜在服药期间同时服用滋补性中药。

3.胃脘灼热、便秘口苦者不适用。

第二节　消食导滞中成药

保和丸（片、颗粒）

【**药物组成**】山楂（焦）、茯苓、半夏（制）、六神曲（炒）、莱菔子（炒）、陈皮、麦芽（炒）、连翘。

【**功效**】消食，导滞，和胃。

【**主治**】食积停滞所致的脘腹胀满，嗳腐吞酸，不欲饮食。

【**剂型规格**】

丸剂：蜜丸每丸9g；浓缩丸每8丸相当于原生药3g；水丸每20粒重3g。

片剂：每片0.4g。

颗粒剂：每袋4.5g。

【**用法用量**】

丸剂：蜜丸口服，1次1～2丸，每日2次；浓缩丸口服，1次8丸，每日2次；小儿酌减。水丸口服，1次6g，每日2次。

片剂：口服，1次4片，每日3次。

颗粒剂：开水冲服。1次4.5g，每日2次。

【**注意事项**】

1.饮食宜清淡，忌酒及辛辣、生冷、油腻食物。

2.不宜在服药期间同时服用滋补性中药。

槟榔四消丸（片）

【药物组成】槟榔、大黄（酒炒）、牵牛子（炒）、猪牙皂（炒）、香附（醋制）、五灵脂（醋炒）。

【功效】消食导滞，行气泻水。

【主治】食积痰饮，消化不良，脘腹胀满，嗳气吞酸，大便秘结。

【剂型规格】

丸剂：蜜丸每丸 9g；水丸每 100 粒重 6g。

片剂：每片 0.6g。

【用法用量】

丸剂：蜜丸口服，1 次 1 丸，每日 2 次；水丸口服，1 次 6g，每日 2 次。

片剂：口服，1 次 5 片，每日 2～3 次。

【注意事项】

1. 饮食宜清淡，忌酒及辛辣、生冷、油腻食物。

2. 不宜在服药期间同时服用滋补性中药、人参或其制剂。

木香槟榔丸

【药物组成】木香、槟榔、枳壳（炒）、陈皮、青皮（醋炒）、香附（醋制）、三棱（醋炙）、莪术（醋炙）、黄连、黄柏（酒炒）、大黄、牵牛子（炒）、芒硝。

【功效】行气导滞，泄热通便。

【主治】湿热内停所致的赤白痢疾，里急后重，胃肠积滞，脘腹胀痛，大便不通。

【剂型规格】水丸，每 100 粒重 6g。

【用法用量】口服，1 次 3～6g，每日 2～3 次。

【注意事项】

1. 寒湿内蕴胃痛、痢疾及冷积便秘者慎用。

2. 年老体弱及脾胃虚弱者慎用。

3. 忌食辛辣油腻、酸性及不易消化食物。

枳实导滞丸

【药物组成】枳实（炒）、大黄、黄连（姜汁炙）、黄芩、六神曲（炒）、白术（炒）、茯苓、泽泻。

【功效】消积导滞，清利湿热。

【主治】饮食积滞、湿热内阻所致的脘腹胀痛，不思饮食，大便秘结，痢疾里急后重。

【剂型规格】水丸，每袋 6g。

【用法用量】口服，1次6~9g，每日2次。

【注意事项】泄泻无积滞者，不可使用；孕妇不宜使用。

复习思考题

1. 丹栀逍遥丸与逍遥丸均可以疏肝解郁，如何区别应用？
2. 简述越鞠丸的药物组成、功效和主治病证。
3. 简述元胡止痛片的药物组成、功效和主治病证。
4. 枳术丸、木香顺气丸和香砂枳术丸如何区别应用？
5. 简述保和丸的药物组成、功效和主治病证。

第三十七章　治风中成药

扫一扫，查阅本章数字资源，含PPT、音视频、图片等

川芎茶调丸（散、片、颗粒、口服液）

【**药物组成**】川芎、荆芥、薄荷、白芷、羌活、细辛、防风、甘草。

【**功效**】疏风止痛。

【**主治**】外感风邪所致的偏正头痛或颠顶作痛，恶寒发热，目眩鼻涩。

【**剂型规格**】

丸剂：每8丸相当于原药材3g。

散剂：每袋6g。

片剂：每片0.48g。

颗粒剂：①每袋7.8g；②每袋4g（无蔗糖）。

【**用法用量**】

丸剂：口服，1次3～6g，每日2次。

散剂：饭后清茶冲服，1次3～6g，每日2次。

片剂：饭后清茶冲服，1次4～6片，每日3次。

颗粒剂：餐后浓茶水或温开水冲服。1次1袋，每日2次，儿童酌减。

【**注意事项**】

1.孕妇慎用。

2.气虚、血虚、肝肾阴虚、肝阳上亢、肝风内动等引起的头痛，均不宜应用。

牛黄降压丸（片、胶囊）

【**药物组成**】羚羊角、珍珠、水牛角浓缩粉、人工牛黄、冰片、白芍、党参、黄芪、决明子、川芎、黄芩提取物、甘松、薄荷、郁金。

【**功效**】清心化痰，平肝安神。

【主治】心肝火旺、痰热壅盛所致的头晕目眩，头痛失眠，烦躁不安，舌红脉弦。

【剂型规格】

丸剂：①水蜜丸，每 20 丸重 1.3g；②大蜜丸，每丸 1.6g。

片剂：每片 0.27g。

胶囊：每粒 0.4g。

【用法用量】

丸剂：口服，水蜜丸 1 次 20 ～ 40 丸，大蜜丸 1 次 1 ～ 2 丸，每日 1 次。

片剂：口服，1 次 2 片，每日 2 次。

胶囊：口服，1 次 2 ～ 4 粒，每日 1 次。

【注意事项】孕妇忌服；腹泻者忌服。

全天麻片（胶囊）

【药物组成】天麻。

【功效】平肝，息风，止痉。

【主治】肝风上扰所致的头痛眩晕，肢体麻木，癫痫抽搐。

【剂型规格】

片剂：每片 0.52g。

胶囊：每粒 0.5g。

【用法用量】

片剂：口服，1 次 2 ～ 6 片，每日 3 次。

胶囊：口服，1 次 2 ～ 6 粒，每日 3 次。

【注意事项】儿童、孕妇、哺乳期妇女、年老体弱者，应在医师指导下服用。

天麻钩藤颗粒

【药物组成】天麻、钩藤、石决明、栀子、黄芩、牛膝、杜仲、益母草、桑寄生、夜交藤、朱茯神等。

【功效】平肝息风，清热活血，补益肝肾。

【主治】肝阳偏亢、肝风上扰所致的头痛、眩晕、耳鸣、眼花、震颤、失眠、多梦，舌红苔黄，脉弦。

【剂型规格】①每袋 5g（无蔗糖）；②每袋 10g。

【用法用量】开水冲服，1 次 1 袋，每日 3 次。

【注意事项】阴虚动风证忌用。

珍菊降压片

【药物组成】珍珠层粉、野菊花膏粉、芦丁、氢氯噻嗪、盐酸可乐定。

【功效】降血压。

【主治】高血压。

【剂型规格】每片 0.27g。

【用法用量】口服，1 次 1 片，每日 3 次或遵医嘱。

【注意事项】

1. 对本品或其他磺胺类药物过敏者禁用。

2. 孕妇及过敏体质者慎用。

3. 运动员慎用。

半夏天麻丸

【药物组成】法半夏、天麻、黄芪（蜜炙）、人参、苍术（米泔炙）、白术（麸炒）、茯苓、陈皮、泽泻、六神曲（麸炒）、麦芽（炒）、黄柏。

【功效】健脾祛湿，化痰息风。

【主治】脾虚聚湿生痰所致的眩晕，头痛，如蒙如裹，胸脘满闷。

【剂型规格】每 100 丸重 6g。

【用法用量】口服，1 次 1 袋（6g），每日 2 ～ 3 次。

【注意事项】

1. 肝肾阴虚、肝阳上亢所致的头痛、眩晕忌用。

2. 服药期间忌食生冷油腻及海鲜类食物。

3. 平素大便干燥者慎服。

复习思考题

1. 试述珍菊降压片适用范围及使用注意。

2. 试述川芎茶调丸、川芎茶调散、川芎茶调片、川芎茶调颗粒、川芎茶调口服液的用法与用量。

3. 试述牛黄降压丸的主治病证及使用注意。

第三十八章　祛湿中成药

扫一扫，查阅本章数字资源，含PPT、音视频、图片等

四妙丸

【**药物组成**】苍术、薏苡仁、牛膝、黄柏。

【**功效**】清热祛湿，通筋利痹。

【**主治**】湿热下注所致的足膝红肿热痛，下肢沉重，小便黄少。

【**剂型规格**】水丸，15粒重1g。

【**用法用量**】口服，成人1次6g，每日3次。小儿用量酌减。

【**注意事项**】

1.本品清热燥湿，故寒湿痹阻、脾胃虚寒者忌用。

2.方中牛膝活血通经，故孕妇慎用。

3.服药期间，宜食用清淡易消化之品，忌食辛辣油腻之品，以免助湿生热。

八正合剂

【**药物组成**】瞿麦、萹蓄、川木通、车前子、滑石、栀子、大黄、灯心草、甘草。

【**功效**】清热，利尿，通淋。

【**主治**】湿热下注所致的小便短赤，淋沥涩痛，口燥咽干等。

【**剂型规格**】每瓶100mL、120mL、200mL。

【**用法用量**】口服，1次15～20mL，每日3次。

【**注意事项**】

1.孕妇慎用。

2.肾虚淋证者不宜使用。

导赤丸

【药物组成】连翘、栀子（姜炒）、黄芩、玄参、天花粉、滑石、黄连、木通、赤芍、大黄。

【功效】清热泻火，利尿通便。

【主治】火热内盛所致的口舌生疮、咽喉疼痛、心胸烦热、小便短赤、大便秘结。

【剂型规格】蜜丸，每丸 3g。

【用法用量】口服，1 次 1 丸，每日 2 次。

【注意事项】周岁以内小儿慎服；脾胃虚寒者不宜。

尪痹颗粒（片、胶囊）

【药物组成】地黄、熟地黄、续断、骨碎补、狗脊（制）、羊骨、附子（制）、淫羊藿、独活、桂枝、防风、威灵仙、红花、皂角刺、伸筋草、知母、白芍。

【功效】补肝肾，强筋骨，祛风湿，通经络。

【主治】肝肾不足、风湿阻络所致的尪痹，症见肌肉、关节疼痛，局部肿大，僵硬畸形，屈伸不利，腰膝酸软，畏寒乏力。

【剂型规格】

颗粒剂：每袋 3g 或 6g。

片剂：每片 0.25g。

胶囊：每粒 0.55g。

【用法用量】

颗粒剂：开水冲服，1 次 6g，每日 3 次。

片剂：口服，1 次 7 ～ 8 片，每日 3 次。

胶囊：口服，1 次 5 粒，每日 3 次。

【注意事项】

1.本品补肝肾，祛风湿，若痹证属湿热实证者慎用。

2.方中有活血药，有碍胎气，并含有毒药材附子，孕妇忌用。

3.服药期间，忌食生冷。

独活寄生合剂

【药物组成】独活、桑寄生、川牛膝、杜仲（盐炙）、秦艽、防风、细辛、川芎、当归、熟地黄、白芍、党参、茯苓、甘草。

【功效】养血舒筋，祛风除湿。

【主治】风寒湿所致的腰膝冷痛，屈伸不利。

【剂型规格】100mL/ 瓶。

【用法用量】口服，1 次 15 ～ 20mL，每日 3 次。

【**注意事项**】孕妇忌服。

复习思考题

1. 试述四妙丸的组成与主治。
2. 八正合剂与导赤丸应用于泌尿系感染的区别点是什么?
3. 简述尪痹颗粒与独活寄生合剂的区别与联系。

第三十九章　其他类中成药（妇、外、五官）

扫一扫，查阅本章数字资源，含PPT、音视频、图片等

桂枝茯苓丸（片、胶囊）

【**药物组成**】桂枝、茯苓、桃仁、赤芍、牡丹皮。

【**功效**】活血化瘀，缓消癥块。

【**主治**】妇人宿有癥块，或血瘀经闭，行经腹痛，产后恶露不尽。

【**剂型规格**】

丸剂：大蜜丸，每丸 6g；浓缩丸每袋 18g。

片剂：每片含生药 0.32g。

胶囊：每粒 0.31g。

【**用法用量**】

丸剂：温开水送服，1 次 6 ~ 9g，每日 1 ~ 2 次。

片剂：温开水送服，1 次 3 片，每日 3 次。

胶囊：温开水送服，1 次 3 粒，每日 3 次。

【**注意事项**】

1. 月经先期或量多无瘀滞者，禁用。

2. 孕妇慎用。

3. 经期停服。

4. 下血过多者禁用。

5. 中病即止，不可过用。

生化丸

【**药物组成**】当归、川芎、桃仁、干姜（炒炭）、甘草。

【**功效**】养血活血，温经止痛。

【**主治**】产后受寒恶露不行或行而不畅，夹有血块，小腹冷痛。

【剂型规格】浓缩丸，每袋 9g。

【用法用量】温开水送服，1 次 9g，每日 3 次。

【注意事项】

1. 产后血热有瘀滞者，或恶露过多、出血不止者禁用。

2. 产后气血两虚、恶露不净者禁用。

3. 中病即止，不可过用。

艾附暖宫丸

【药物组成】艾叶（炭）、香附（醋炙）、吴茱萸（制）、肉桂、当归、川芎、白芍（酒炒）、地黄、黄芪（蜜炙）、续断。

【功效】理气补血，暖宫调经。

【主治】血虚气滞、下焦虚寒所致的月经不调，痛经，症见行经后错，经量少，有血块，小腹疼痛，经行小腹冷痛喜热，腰膝酸痛。

【剂型规格】大蜜丸，每丸 9g。

【用法用量】温开水送服，1 次 9g，每日 2～3 次。

【注意事项】

1. 忌食生冷，注意保暖。

2. 服本药时不宜和感冒药同时服用。

3. 月经先期量多属血热者，禁用。

4. 中病即止，不可过用。

固经丸

【药物组成】黄芩、白芍、龟甲、黄柏、椿树根皮、香附子。

【功效】滋阴清热，固经止血。

【主治】阴虚血热所致的月经先期，量多，色紫黑，赤白带下。

【剂型规格】水蜜丸，每袋 6g。

【用法用量】温开水送服，1 次 6g，每日 2 次。

【注意事项】

1. 血热所致月经先期者禁用。

2. 湿热下注所致，赤白带下亦不宜。

3. 中病即止，不可过用。

乌鸡白凤丸（片、胶囊）

【药物组成】乌鸡（去毛爪肠）、鹿角胶、鳖甲（制）、牡蛎（煅）、桑螵蛸、人参、黄芪、当归、白芍、香附（醋制）、天冬、甘草、地黄、熟地黄、川芎、银柴胡、丹参、山药、芡实（炒）、鹿角霜。

【功效】补气养血，调经止带。

【主治】气血两虚，身体瘦弱，腰膝酸软，月经不调，崩漏带下。

【剂型规格】

丸剂：大蜜丸，每丸 9g。

片剂：每片含生药 0.5g。

胶囊：每粒 0.3g。

【用法用量】

丸剂：温黄酒或温开水送服，1 次 9g，每日 2 次。

片剂：温黄酒或温开水送服，1 次 2 片，每日 2 次。

胶囊：温黄酒或温开水送服，1 次 2～3 粒，每日 3 次。

【注意事项】

1. 忌辛辣、生冷食物。

2. 外感发热，不宜服用。

3. 凡邪实所致月经失常者，皆禁用。

4. 中病即止，不可过用。

八珍益母丸（片、胶囊）

【药物组成】益母草、党参、白术（炒）、茯苓、甘草、当归、白芍（酒炒）、川芎、熟地黄。

【功效】益气养血，活血调经。

【主治】气血两虚兼有血瘀所致的月经不调，症见月经周期错后，行经量少，精神不振，肢体乏力。

【剂型规格】

丸剂：大蜜丸，每丸 9g。

片剂：每片含生药 0.5g。

胶囊：每粒 0.28g。

【用法用量】

丸剂：姜葱汤或温开水送服，1 次 6g，每日 2 次。

片剂：姜葱汤、姜汤或温开水送服，1 次 2～3 片，每日 2 次。

胶囊：温开水送服，1 次 3 粒，每日 3 次。

【注意事项】

1. 忌辛辣、生冷食物。

2. 外感发热患者不宜服用。

3. 月经失常，非气血两虚兼有血瘀所致者，皆禁用。

4. 中病即止，不可过用。

益母草膏（颗粒、胶囊、片剂）

【**药物组成**】益母草。

【**功效**】活血调经。

【**主治**】血瘀所致的月经不调、产后恶露不绝，症见月经量少、淋沥不净、产后出血时间过长；产后子宫复旧不全。

【**剂型规格**】

膏剂：每瓶 100g。

颗粒剂：每袋 15g。

胶囊：每粒 0.4g。

片剂：每片含盐酸水苏碱 15mg。

【**用法用量**】

膏剂：口服，1 次 10 ～ 20g，每日 2 ～ 3 次。

颗粒剂：开水冲服，1 次 1 袋，每日 2 次。

胶囊：温开水送服，1 次 2 ～ 4 粒，每日 3 次。

片剂：温开水送服，1 次 3 ～ 4 片，每日 2 ～ 3 次。

【**注意事项**】

1. 孕妇禁用。

2. 忌食生冷食物。

3. 气血两虚引起的月经量少，色淡质稀，伴有头晕心悸、疲乏无力等，不宜选用本药。

4. 中病即止，不可过用。

排石颗粒

【**药物组成**】车前子、甘草、木通、滑石、瞿麦、金钱草、苘麻子、忍冬藤、石韦、徐长卿。

【**功效**】清热利水，通淋排石。

【**主治**】下焦湿热所致的石淋，症见腰腹疼痛、排尿不畅或伴有血尿。

【**剂型规格**】每袋 20g 或 5g（无蔗糖）。

【**用法用量**】开水冲服，1 次 20g；1 次 5g（无蔗糖），每日 3 次。或遵医嘱。

【**注意事项**】

1. 脾虚便溏者慎用。

2. 服药期间应多饮水并适当活动，忌油腻食物。

3. 孕妇禁用。

4. 双肾结石，或结石直径 >1.5cm，或结石嵌顿时间长伴肾积水者禁用。

生肌散

【药物组成】象皮（滑石烫）、龙骨（煅）、没药（醋炙）、儿茶、血竭、冰片、赤石脂、乳香（醋炙）。

【功效】解毒，生肌。

【主治】疮疡久溃，肌肉不生，久不收口。

【剂型规格】每瓶 3g。

【用法用量】患部用温开水洗净后，撒药少许，或用温开水调敷。

【注意事项】外用药，不可入口。溃烂初期禁用。

云南白药气雾剂

【药物组成】三七、重楼、雪上一枝蒿、披麻草、冰片、麝香等。

【功效】活血散瘀，消肿止痛。

【主治】跌打损伤，风湿麻木，筋骨及关节疼痛，肌肉酸痛及冻伤等。

【剂型规格】每瓶 50g 或 85g。保险液：每瓶 30g、60g、100g。

【用法用量】外用，喷于伤患处，每日 3～5 次。凡遇较重闭合性跌打损伤者，先喷云南白药气雾剂保险液，若剧烈疼痛仍不缓解，可间隔 1～2 分钟重复给药，一天使用不得超过 3 次。喷云南白药气雾剂保险液间隔 3 分钟后，再喷云南白药气雾剂。

【注意事项】

1. 气雾剂只限于外用，切勿喷入口、眼、鼻。

2. 皮肤过敏者停用。

3. 皮肤破损处不宜用。

4. 使用云南白药气雾剂保险液时，先振摇，喷嘴离皮肤 5～10cm，喷射时间应限制在 3～5 秒钟，以防止局部冻伤。

5. 小儿、年老患者应在医师指导下使用。

6. 使用时勿近明火，切勿受热，应置于阴凉处保存。

如意金黄散

【药物组成】黄柏、大黄、姜黄、白芷、天花粉、陈皮、厚朴、苍术、生天南星、甘草。

【功效】清热解毒，消肿止痛。

【主治】热毒所致的疮疡肿痛，丹毒流注，跌仆损伤。

【剂型规格】每袋 15g。

【用法用量】外用红肿疼痛处，清茶调敷。

【注意事项】

1. 孕妇慎用。

2. 皮肤过敏者慎用。

3. 忌辛辣、油腻、海鲜等食品。

明目地黄丸

【**药物组成**】熟地黄、山茱萸（制）、牡丹皮、山药、茯苓、泽泻、枸杞子、菊花、当归、白芍、蒺藜、石决明（煅）。辅料：蜂蜜。

【**功效**】滋肾，养肝，明目。

【**主治**】肝肾阴虚所致的目涩畏光，视物模糊，迎风流泪。

【**剂型规格**】大蜜丸，每丸 9g。浓缩丸，每 8 丸相当于原生药 3g。

【**用法用量**】口服，水蜜丸 1 次 6g，小蜜丸 1 次 9g，大蜜丸 1 次 1 丸，每日 2 次。浓缩丸 1 次 8 丸，每日 3 次。

【**注意事项**】

1. 肝经风热、肝火上扰者不宜用。

2. 脾胃虚弱、运化失调者宜慎用。

3. 服药期间忌辛辣、油腻食物。

4. 如有迎风流泪，又有视力急剧下降，应去医院就诊。

石斛夜光丸

【**药物组成**】石斛、人参、川芎、地黄、防风、茯苓、甘草、枸杞子、黄连、蒺藜、菊花、决明子、苦杏仁、羚羊角、麦冬、牛膝、青葙子、肉苁蓉、山药、熟地黄、水牛角浓缩粉、天冬、菟丝子、五味子、枳壳。

【**功效**】滋阴补肾，清肝明目。

【**主治**】肝肾两虚、阴虚火旺所致的内障目暗，视物昏花。

【**剂型规格**】每丸 9g。

【**用法用量**】口服，1 次 1 丸，每日 2 次。

【**注意事项**】

1. 忌烟、酒、辛辣刺激性食物。

2. 本品适用于早期圆翳内障（老年性白内障）。

3. 对本品过敏者禁用，过敏体质者慎用。

耳聋左慈丸

【**药物组成**】熟地黄、山茱萸（制）、山药、泽泻、茯苓、牡丹皮、竹叶柴胡、磁石（煅）。

【**功效**】滋肾平肝。

【**主治**】阴虚阳亢所致的耳鸣耳聋，头晕目眩。

【**剂型规格**】大蜜丸每丸 9g。浓缩丸每 8 丸相当于原生药 3g。

【用法用量】口服，水蜜丸1次6粒，小蜜丸1次9粒，大蜜丸1次1丸，每日2次。浓缩丸1次8丸，每日3次。

【注意事项】

1.肝火上炎、痰瘀阻滞实证不宜用。

2.注意饮食调理，忌辛辣刺激及油腻食物。

3.伴有头痛头晕、血压偏高者，应同时配合服用降压药物。

4.本品只用于肝肾阴虚证之听力逐渐减退，耳鸣如蝉声者，凡属外耳、中耳病变而出现的耳鸣，如外耳道异物等，应去医院就诊。

藿胆丸（滴丸）

【药物组成】广藿香叶、猪胆粉。

【功效】清热化浊，宣通鼻窍。

【主治】风寒化热、胆火上攻引起的鼻塞欠通，鼻渊头痛。

【剂型规格】

丸剂：每袋6g。

滴丸剂：每丸50mg。

【用法用量】

丸剂：口服，1次3～6g，每日2次。

滴丸剂：口服，1次4～6粒，每日2次。

【注意事项】

1.慢性鼻炎属虚寒证者不宜用。

2.脾虚大便溏者慎用。

3.孕妇慎用。

4.忌烟酒、辛辣、油腻食物。

5.不宜在服药期间同时服用温补性中药。

6.儿童应在医师指导下服用。

六神丸

【药物组成】珍珠、牛黄、麝香、雄黄、冰片、蟾酥。

【功效】清凉解毒，消炎止痛。

【主治】热毒所致的咽喉肿痛，喉风喉痛，单双乳蛾，小儿热疖，痈疡疔疮，乳痈发背，无名肿毒。

【剂型规格】每1000粒重3.125g。

【用法用量】口服，每日3次，温开水吞服；1岁1次服1粒，2岁1次服2粒，3岁1次服3～4粒，4至8岁1次服5～6粒，9至10岁1次服8～9粒，成年人1次服10粒。另可外敷在皮肤红肿处，取丸数十粒，用冷开水或米醋少许，盛食匙中化散，敷搽四周，每日数次常保潮润，直至肿退为止。如红肿已将出脓或已穿烂，切勿再敷。

【注意事项】

1. 过敏体质者慎用。

2. 药品性状发生改变时，禁止使用。

3. 儿童应遵医嘱，且必须在成人监护下使用。

4. 请将此药品放在儿童不能接触的地方。

5. 本品含有麝香，运动员慎用。

黄氏响声丸

【药物组成】桔梗、薄荷、薄荷脑、蝉蜕、诃子肉、胖大海、浙贝母、儿茶、川芎、大黄（酒制）、连翘、甘草。

【功效】疏风清热，化痰散结，利咽开音。

【主治】风热外束、痰热内盛所致的急慢性喉瘖，症见声音嘶哑，咽喉肿痛，咽干灼热，咽中有痰，或寒热头痛，或便秘尿赤。

【剂型规格】①糖衣丸每瓶 400 丸；②炭衣丸每丸 0.1g；③炭衣丸每丸 0.133g。

【用法用量】口服，炭衣丸 1 次 8 丸（每丸 0.1g）或 6 丸（每丸 0.133g）；糖衣丸 1 次 20 粒，每日 3 次，饭后服用；儿童减半。

【注意事项】

1. 阴虚火旺所致急慢性喉瘖者慎用。

2. 声嘶、咽痛，兼见恶寒发热、鼻流清涕等外感风寒者慎用。

3. 胃寒便溏者慎用。

4. 孕妇慎用。

5. 服药期间饮食宜清淡，忌辛辣、油腻食物，戒烟酒。

6. 不宜在服药期间同时服用温补性中成药。

复习思考题

1. 试列举常用的妇科疾病中成药。

2. 桂枝茯苓丸的功效和主治是什么？

3. 排石颗粒的功效和主治是什么？

附录一　方剂索引

附录二　中成药索引

主要参考书目

［1］张仲景.伤寒论.重庆：重庆市人民出版社，1955.

［2］许叔微.普济本事方.上海：上海科学技术出版社，1959.

［3］傅山.傅青主女科.上海：上海科学技术出版社，1959.

［4］余霖.疫疹一得.南京：江苏科学技术出版社，1985.

［5］周扬俊.温热暑疫全书.上海：上海中医药大学出版社，1993.

［6］张璐.张氏医通.北京：中国中医药出版社，1995.

［7］陶华.伤寒六书.上海：上海古籍出版社，1996.

［8］王清任.医林改错.北京：人民卫生出版社，2005.

［9］张仲景.金匮要略.北京：人民卫生出版社，2005.

［10］朱震亨.丹溪心法.北京：人民卫生出版社，2005.

［11］李东垣.脾胃论.北京：人民卫生出版社，2005.

［12］危亦林.世医得效方.北京：人民卫生出版社，2006.

［13］钱乙.小儿药证真诀.北京：人民卫生出版社，2006.

［14］汪昂.医方集解.北京：人民卫生出版社，2006.

［15］张介宾.景岳全书.上海：第二军医大学出版社，2006.

［16］陈士铎.石室秘录.北京：人民卫生出版社，2006.

［17］吴谦.医宗金鉴.北京：人民卫生出版社，2006.

［18］喻昌.医门法律.北京：人民卫生出版社，2006.

［19］吴有性.温疫论.北京：人民卫生出版社，2007.

［20］王肯堂.证治准绳集要.沈阳：辽宁科学技术出版社，2007.

［21］太平惠民和剂局.太平惠民和剂局方.北京：人民卫生出版社，2007.

［22］李冀.方剂学.北京：高等教育出版社，2009.

［23］吴鞠通.温病条辨.北京：中国医药科技出版社，2011.

［24］王士雄.温热经纬.北京：中国医药科技出版社，2011.

［25］李冀.方剂学.北京：中国中医药出版社，2012.